Elisabeth Kübler-Ross Interviews mit Sterbenden

Elisabeth Kübler-Ross

Interviews mit Sterbenden

Kreuz-Verlag

Dem Andenken
an meinen Vater und
an Seppli Bucher

22 23 24 02 01 00 99

Die Originalausgabe ist unter dem Titel „On Death and Dying"
im Verlag The Macmillan Company, New York/Collier-Macmillan Ltd.,
London 1969 erschienen.
Die Übertragung aus dem Amerikanischen besorgte Ulla Leippe

Ein Unternehmen der Dornier Medienholding
Umschlaggestaltung: Atelier Reichert, Stuttgart
Autorenfoto: Jasper Dijohn, Bern
Gesamtherstellung: Kieser Druckerei GmbH & Co KG, 86356 Neusäß
ISBN 3 7831 1493 4

Inhalt

Vorwort

Von dem Auftrag, ein Buch über Tod und Sterben zu schreiben, war ich im ersten Augenblick sehr angetan, doch sobald ich mir überlegte, auf was ich mich damit eingelassen hatte, sah es schon anders aus: Wo sollte ich anfangen, was einbeziehen? Was ließ sich dem unbekannten Leser überhaupt mitteilen, wieviel von dem, was ich mit sterbenden Patienten erlebt hatte, konnte ich weitergeben? Seit zweieinhalb Jahren arbeite ich mit sterbenden Patienten; das Buch soll vom Beginn dieses Versuchs berichten, der sich später als sinnvoll und aufschlußreich für alle Beteiligten erwies. Ich will weder ein Lehrbuch für den Umgang mit sterbenden Patienten noch eine umfassende Psychologie Sterbender verfassen, sondern einfach über eine neue und wichtige Möglichkeit berichten, den Patienten als menschliches Wesen im Blickfeld zu behalten, ihn ins Gespräch zu ziehen und von ihm zu erfahren, wo die Vorzüge oder die Schwächen unseres klinischen Systems liegen. Wir haben den Patienten gebeten, unser Lehrer zu werden, damit wir mehr als bisher über die Endstation des Lebens wissen, über seine Ängste, Sorgen und Hoffnungen. Ich berichte hier einfach die Geschichte der Patienten, die ihre Kämpfe, Erwartungen und Enttäuschungen mit uns teilten, und ich hoffe, daß es andere ermutigt, den „Hoffnungslosen" nicht aus dem Wege zu gehen, sondern sie im Gegenteil aufzusuchen, weil man ihnen in den letzten Stunden des Lebens viel helfen kann. Die wenigen Menschen, die dazu imstande sind, werden merken, daß es beiden Seiten hilft; sie werden manches über die Funktionsweise des menschlichen Geistes erfahren, über die besonderen humanen Aspekte der menschlichen Existenz, sie werden bereichert aus dem Versuch hervorgehen und vielleicht auch etwas von der eigenen Todesfurcht verloren haben.

E.K.-R.

Die Angst vor dem Tod

Laß mich nicht bitten, vor Gefahr bewahrt zu werden, sondern ihr furchtlos zu begegnen, laß mich nicht das Ende der Schmerzen erflehen, sondern das Herz, das sie besiegt, laß mich auf dem Kampffeld des Lebens nicht nach Verbündeten suchen, sondern nach meiner eigenen Stärke,
laß mich nicht in Sorge und Furcht nach Rettung rufen, sondern hoffen, daß ich Geduld habe, bis meine Freiheit errungen ist, gewähre mir, daß ich kein Feigling sei, der deine Gnade nur im Erfolg erkennt; laß mich aber den Halt deiner Hand fühlen, wenn ich versage.

Tagore

In der Vergangenheit haben Epidemien ihren Tribut an Menschenleben gefordert; die Sterblichkeit von Säuglingen und Kleinkindern war so hoch, daß kaum eine Familie davon verschont blieb. Doch in den letzten Jahrzehnten hat sich die Medizin gewandelt; umfassende Impfungen haben viele Krankheiten praktisch ausgerottet, jedenfalls in Westeuropa und den Vereinigten Staaten. Die Chemotherapie hat vor allem durch die Antibiotica die Todesfälle bei Infektionskrankheiten entscheidend vermindert. Dank besserer Kinderpflege und -erziehung erkranken und sterben weniger Kinder. Die vielen Krankheiten, denen früher so viele Menschen in der Jugend und in mittleren Jahren erlagen, sind besiegt worden. Die Zahl alter Menschen steigt und damit auch die Anzahl alter Leute mit bösartigen oder chronischen Leiden.
Heute sind es weniger die akuten und lebensbedrohenden Situationen, die dem Kinderarzt Sorge bereiten, sondern die wachsende Zahl von Patienten mit psychosomatischen Störungen und Schwierigkeiten in Anpassung und allgemeinem Verhalten. In den Wartezimmern sitzen mehr Menschen mit seelischen Problemen als je zuvor, aber auch immer mehr ältere Menschen, die nicht nur versuchen müssen, sich mit ihren schwindenden körperlichen Kräften abzufinden, sondern auch mit bedrückender, von Ängsten erfüllter Einsamkeit. Da die meisten von ihnen nie zum Psychiater kommen, müssen sich andere Berufsgruppen ihrer annehmen, etwa kirchliche Seelsorger oder Fürsorger. Diesen Helfern vor allem möchte ich zunächst anschaulich machen, wie sehr sich das Leben seit einigen Jahrzehnten gewandelt hat, denn gerade diese Veränderungen führen zu steigender Angst vor dem Tod, zu immer neuen psychischen Problemen und einem wachsenden Bedürfnis nach

Verständnis und Anteilnahme, wenn es um Sterben und Tod geht. Schon die ältesten Kulturen lassen erkennen, daß der Mensch den Tod immer gefürchtet hat – und das wird sich vermutlich auch nie ändern. Der Psychiater kann es am einfachsten damit erklären, daß wir im tiefsten Grunde unseres Herzens, im Unterbewußtsein davon überzeugt sind, daß wir selbst unmöglich vom Tode betroffen werden können. Unbewußt sträuben wir uns gegen die Vorstellung, daß unser Leben auf der Erde ein Ende haben könnte; und wenn wir einsehen müssen, daß uns eine Grenze gesetzt ist, schieben wir das auf irgendeine böse Einwirkung von außen, auf einen anderen. Mit anderen Worten: In unserem Unterbewußtsein können wir nur getötet werden; es ist uns unvorstellbar, daß wir an einer natürlichen Ursache, daß wir einfach am Alter sterben könnten. Tod verbindet sich in unserem Unterbewußtsein mit einer furchtbaren Untat, die nach Vergeltung und Strafe schreit.

Diese psychologische Gegebenheit darf man nicht außer acht lassen, weil sie für das Verständnis der wichtigsten und sonst kaum begreiflichen Mitteilungen unserer Patienten sehr wesentlich ist.

Zum Verständnis der Zusammenhänge müssen wir ferner wissen, daß unser Unterbewußtsein nicht zwischen einem Wunsch und einer Tat unterscheiden kann. Wir alle kennen die alogischen Träume, in denen zwei einander sonst aufhebende Tatbestände nebeneinander existieren; was sich im Traum überzeugend und anschaulich vollzieht, ist für unser waches Bewußtsein unvorstellbar und widerspricht jeder Logik. Unser Unterbewußtsein, das nicht zwischen dem Wunsch, jemanden umzubringen, und der vollbrachten Tat unterscheiden kann, verhält sich wie das kleine Kind, das zu solcher Unterscheidung ebenfalls nicht imstande ist: Wenn es eines Tages wünscht, die Mutter solle tot umfallen, weil sie seine Wünsche nicht erfüllt hat, wird es von einem schweren Trauma betroffen, falls die Mutter wirklich stirbt – selbst wenn inzwischen viel Zeit vergangen ist. Es fühlt sich mehr oder weniger schuld an ihrem Tod und gesteht sich selbst – in seltenen Fällen auch anderen – ein: „Ich bin schuld, ich war böse, und deshalb hat meine Mutter mich verlassen."

Ähnlich reagiert ein Kind übrigens auch auf den Verlust, wenn die Ehe der Eltern aufgehoben wird; Kinder halten oft den Tod für einen vorübergehenden Zustand, der ihnen genau wie eine Scheidung immer noch die Hoffnung läßt, den verlorenen Vater oder die Mutter doch wiederzusehen.

Viele Eltern erinnern sich gewiß an Bemerkungen ihrer kleinen Kinder wie: „Ich will meinen Hund jetzt begraben. Im Frühling, wenn die Blumen wiederkommen, kommt er auch wieder raus." Vielleicht steckt eine ähnliche Vorstellung hinter dem Brauch der alten Ägypter, ihre Toten mit Nahrung und anderen Dingen zu versorgen, oder dem der Indianer, die ihre verstorbenen Angehörigen mit allem Hab und Gut beerdigten.

Wenn wir heranwachsen und erkennen, daß es mit unserer Machtvollkommenheit nicht weit her ist und daß auch unsere stärksten Wünsche nicht die Kraft haben, Unmögliches möglich zu machen, dann verblaßt die Angst, daß wir am Tode eines geliebten Menschen schuld sein könnten; und mit der Angst verliert sich das Schuldgefühl. Doch die Angst verschwindet nicht völlig und darf nicht zu sehr herausgefordert werden, denn sonst stellen sich Folgen ein, die wir täglich in den Wartezimmern der Krankenhäuser und bei den Hinterbliebenen beobachten können.

So mag sich ein Ehepaar zwar ein Leben lang gestritten haben, doch wenn einer von beiden stirbt, kann es durchaus sein, daß der Überlebende jammert und klagt, sich das Haar rauft und reuevoll an die Brust schlägt, von Qual und Angst und wachsender Furcht vor dem eigenen Ende gepeinigt. Denn nach dem Gesetz „Auge um Auge, Zahn um Zahn" glaubt er: „Ich bin an ihrem – seinem – Tod schuld, und zur Strafe werde ich elend zugrunde gehen."

Von hier aus erklären sich die uralten Bräuche und Riten, die den Zorn der Götter – manchmal auch der Menschen – beschwichtigen und die unvermeidliche Strafe wenigstens mildern sollten: Asche auf Haar und Gesicht, zerrissene Kleider, dichte Schleier, das Jammern der Klageweiber – alles soll Mitleid mit den Trauernden wecken und Schmerz und Reue sichtbar zum Ausdruck bringen. Der Trauernde, der sich an die Brust schlägt und sich das Haar rauft, versucht in einer Art Selbstbestrafung die Strafe, die er für seinen Anteil am Tode des geliebten Wesens zu erwarten hat, aufzuheben oder doch zu mildern.

Dieser Schmerz, diese Reue und das Schuldgefühl sind den Gefühlen von Zorn und Wut nah benachbart – im Klagen liegt immer auch etwas von Zorn. Und da keiner von uns den Zorn auf einen Verstorbenen eingestehen möchte, werden solche Emotionen oft getarnt oder unterdrückt, oder sie verlängern die Trauerzeit und machen sich auf andere Weise bemerkbar. Es sind natürliche und durchaus menschliche Reaktionen, und sie sollten nicht als schlecht

oder beschämend bewertet, sondern einfach zur Kenntnis genommen werden.
Zur Verdeutlichung wieder das Kind – sagen wir, das Kind in uns selbst: Der Fünfjährige, der seine Mutter verliert, gibt sich selbst die Schuld an ihrem Verschwinden, aber er ist auch aufgebracht, weil die Mutter ihn verlassen hat und nicht mehr für ihn sorgt. Das Kind sehnt sich nach der Verstorbenen, aber da sie ihm einen so schweren Verlust zugefügt hat, haßt es sie mit der gleichen Gefühlsstärke.
Für die alten Hebräer war ein Leichnam unrein und durfte nicht berührt werden; die Indianer glaubten an böse Geister, die sie mit Pfeilen zu vertreiben suchten, andere Kulturen haben andere Riten entwickelt, um sich gegen den „bösen" Toten zu wehren: Dahinter steht der Zorn, der immer noch jeden von uns antreibt, auch wenn wir es nicht wahrhaben wollen. Vermutlich sollten Grabsteine ursprünglich die bösen Geister tief im Boden festhalten; Kiesel, die manche Trauernde auf die Grabstätten legen, erinnern jetzt noch an diese uralte Vorstellung. Gewiß empfinden wir heute die Salve bei einem militärischen Begräbnis als letzte Ehrung, doch der Brauch deutet auf das symbolische Ritual, das der Indianer vollzog, wenn er die Luft mit Speeren und Pfeilen durchbohrte.
Die Beispiele sollten zeigen, daß sich der Mensch kaum gewandelt hat – immer noch ist der Tod ein Schrecknis und die Angst vor ihm allgegenwärtig, selbst wenn wir glauben, sie auf manchen Kulturstufen überwunden zu haben.
Ich erinnere mich an den Tod eines Bauern in meiner Kindheit. Er fiel vom Baum und wurde tödlich verletzt. Seine einzige Bitte, daheim sterben zu dürfen, erfüllte man sofort. Nacheinander rief er jede Tochter ans Bett, um ein paar Minuten mit ihr allein zu sprechen. Trotz großer Schmerzen ordnete er ruhig seine Angelegenheiten und verfügte über das Hab und Gut, das zu Lebzeiten seiner Witwe nicht aufgeteilt werden sollte; er bat jedes Kind, die Arbeiten und Pflichten auf sich zu nehmen, die er bis zu seinem Unfall selbst geleistet hatte. Seine Freunde wurden gebeten, ihn noch einmal zu besuchen, und obwohl ich damals noch klein war, nahm er mich und meine Geschwister von diesem Abschiedsbesuch nicht aus. Wir durften an den Vorbereitungen der Familie und an ihrer Trauer teilnehmen. Als der Bauer gestorben war, blieb er bis zur Beerdigung in dem Haus, das er selbst gebaut und sehr geliebt hatte, blieb unter Freunden und Nachbarn. Man kennt dort nicht die Aufbahrungsräume, die wie ein Schlafzimmer aufgemacht sind,

nicht das Make-up, das friedlichen Schlaf vortäuscht. Nur die Spuren sehr entstellender Leiden werden mit Binden verhüllt, und nur bei ansteckenden Krankheiten holt man die Leiche vor der Bestattung aus dem Trauerhaus.

Ich berichte so ausführlich von dieser „altmodischen" Sitte, weil sie nach meiner Ansicht zeigt, wie man das unausweichliche Ende des Lebens würdig annehmen kann; sie hilft dem Sterbenden und seiner Familie, die sich mit seinem Verlust abfinden muß. Der Patient, der in der vertrauten Umgebung sterben darf, braucht sich weniger anzupassen, denn die Familie kennt ihn gut genug, um auch einmal ein beruhigendes Medikament durch ein Glas Wein zu ersetzen; der Duft der im Hause bereiteten Suppe regt ihn vielleicht an, ein paar Löffel Flüssigkeit zu sich zu nehmen, was auf jeden Fall angenehmer als eine Infusion ist. Nichts gegen Beruhigungsmittel und Infusionen! Aus meiner Erfahrung als Ärztin auf dem Lande weiß ich, daß sie oft ein Leben retten und daß sie unvermeidlich sind. Aber ich weiß genau so gut, daß Geduld, eine vertraute Hand und gewohnte Speisen viele Flaschen intravenöser Flüssigkeiten ersetzen können, die nur verabreicht werden, weil sie physiologisch notwendig sind und nicht zu viel Personal und keine individuelle Pflege voraussetzen.

Wenn man den Kindern gestattet, in dem von einem Unglück getroffenen Haus zu bleiben und sich an Gesprächen und Sorgen zu beteiligen, läßt man sie in ihren Ängsten nicht allein, sondern gewährt ihnen den Trost, daß sie an der gemeinsamen Verantwortung und Trauer teilhaben. Es bereitet sie darauf vor, den Tod als Teil des Lebens aufzufassen, und läßt sie an dem Erlebnis wachsen und reifen.

Völlig anders verhält sich die Gesellschaft, für die der Tod tabu ist, die Gespräche über das Sterben als morbid ablehnt. Man hält die Kinder fern, weil es für sie „zuviel" sein könnte, schickt sie zu Verwandten, speist sie mit ungeschickten Lügen wie „Mutter macht eine lange Reise" ab. Das Kind fühlt, daß etwas nicht stimmt, und sein Mißtrauen gegen die Erwachsenen vertieft sich, wenn von allen Seiten neue Varianten der Lüge hinzukommen. Seine Fragen werden überhört, sein ängstlicher Verdacht wird nicht zur Kenntnis genommen, Geschenke sollen dürftigen Ersatz für den Verlust bieten, mit dem sich das Kind nicht auseinandersetzen darf. Früher oder später erkennt es die veränderte Familiensituation und empfindet, je nach Alter und Persönlichkeit, in unbewältigtem Kummer

das Ereignis als Schrecken oder Geheimnis, auf jeden Fall aber als ein traumatisches Erlebnis, das ihm die unzuverlässigen Erwachsenen aufgebürdet haben.
Es ist um kein Haar besser, ein kleines Kind über den Verlust eines Bruders mit der Behauptung zu „trösten", der liebe Gott habe die kleinen Jungen so lieb, daß er Johnny zu sich geholt habe. Noch die erwachsene Frau, die man als kleines Mädchen damit abgespeist hatte, konnte den Groll gegen Gott nicht verwinden, und als sie selbst ihren kleinen Sohn verlor, reagierte sie mit einer krankhaften Depression.
Man sollte ja eigentlich annehmen, daß unsere Emanzipation, unsere Naturwissenschaft und die neuen Erkenntnisse über die menschliche Natur uns bessere Wege und Mittel gewiesen hätten, uns selbst und unsere Angehörigen auf das unvermeidliche Ereignis vorzubereiten. Doch im Gegenteil: Die Zeiten sind vorbei, in denen ein Mensch in Frieden und Würde sterben durfte.
Je tiefer wir in die Naturwissenschaften eindringen, um so mehr scheinen wir die Realität des Todes zu fürchten und zu verleugnen. Wie ist das möglich?
So wie wir von Tod und Sterben in beschönigenden Umschreibungen zu reden pflegen, richten wir – in Amerika – die Toten so her, daß sie wie sanft Schlummernde aussehen. Falls wir einem Sterbenden gönnen, sein Ende zu Hause abzuwarten, schicken wir die Kinder fort, um sie vor Sorge und Unruhe zu schützen, und wir erlauben ihnen auch nicht, die sterbenden Eltern im Krankenhaus zu besuchen. Wir führen ausgiebige Diskussionen, ob man einem Patienten die Wahrheit über seinen Zustand mitteilen sollte – ein Problem, das sich kaum stellt, wenn der Kranke vom Hausarzt betreut wird, der ihn und die Schwächen und Stärken aller Angehörigen seit Jahren kennt.

Sicher gibt es mehrere Motive für die Flucht vor der Realität des Todes, doch das wichtigste liegt vielleicht in der Tatsache, daß Sterben heute grausamer als früher ist, so einsam, so mechanisiert und unpersönlich, daß man zuweilen nicht mehr angeben kann, in welchem Augenblick der Tod eintritt.
Die Einsamkeit, die unpersönliche Behandlung setzen schon ein, wenn der Kranke aus der gewohnten Umgebung herausgerissen und hastig ins Krankenhaus geschafft wird. Wer sich jemals in solchem Augenblick nach Ruhe und Trost gesehnt hat, vergißt

niemals, wie man ihn auf die Trage packte und mit heulenden Sirenen ins Krankenhaus transportierte: Der Transport ist der Beginn einer langen Leidenszeit. Schon der Gesunde erträgt kaum die Geräusche, das Licht, die Pumpen, die vielen Stimmen, die den Kranken im Notaufnahmeraum überfallen. Vielleicht sollten wir mehr an den Patienten unter seinen Decken und Laken denken, sollten unsere gutgemeinte Tüchtigkeit und Hast einen Augenblick vergessen, dem Kranken die Hand halten, ihm zulächeln und seine Frage beantworten. In vielen Fällen ist der Transport ins Krankenhaus schlicht die erste Phase des Sterbens. Wenn ich in diesem Zusammenhang immer wieder an den Gegensatz zu dem Kranken erinnere, der in seiner gewohnten Umgebung bleiben darf, will ich damit natürlich nicht sagen, daß man ein Leben aufgeben sollte, das in der Klinik vielleicht noch gerettet werden könnte: Ich möchte nur dazu auffordern, mehr als zur Zeit an die Situation des Kranken und seine Reaktionen zu denken. Häufig scheint man dem schwerkranken Patienten das Recht auf eine eigene Meinung abzusprechen, wenn man bestimmt, ob er ins Krankenhaus gebracht werden soll. Aber es kann ja schließlich nicht so schwierig sein, sich daran zu erinnern, daß der Kranke selbst Gefühle, Meinungen und vor allem das Recht hat, gehört zu werden.

Im Notaufnahmeraum der Klinik entfaltet sich sofort die Geschäftigkeit von Schwestern, Pflegern, Assistenzärzten; vielleicht stellt sich eine Laborantin zur Blutabnahme ein, ein Spezialist, der das Elektrokardiogramm machen will; vielleicht packt man den Kranken auf den Röntgentisch. Jedenfalls fängt er hier und da eine Bemerkung über seinen Zustand oder entsprechende Fragen an seine Angehörigen auf. Langsam, unausweichlich beginnt man ihn als Gegenstand zu behandeln, er hört auf, eine Person zu sein. Oft entscheidet man gegen seine Wünsche, und wenn er sich dagegen aufzulehnen versucht, verabreicht man ihm ein Beruhigungsmittel. Nach langen Erörterungen rollt man ihn vielleicht in den Operationssaal oder in eine Station für Intensivbehandlung, wo er zum Gegenstand intensiver Bemühungen und großer finanzieller Investitionen wird.

Er mag um Ruhe, Frieden und Würde flehen – man wird ihm Infusionen, Transfusionen, die Herz-Lungen-Maschine, eine Tracheotomie (Luftröhrenschnitt) verordnen – was eben medizinisch notwendig erscheint. Vielleicht sehnt er sich nur danach, daß ein einziger Mensch einmal einen Augenblick bei ihm stillhält, damit er ihm eine einzige Frage stellen kann – doch ein Dutzend Leute macht sich rund um die Uhr an ihm zu schaffen, kümmert sich um seine Herz- und Pulsfrequenz, um Elektrokardiogramm und Lungenfunktionen, um seine Sekrete und Exkremente – nur nicht um ihn als Persönlichkeit. Auflehnung hilft nichts, denn alles wird ja nur getan, um sein Leben zu erhalten – und wenn man es retten kann, ist ja später immer noch Zeit, an ihn als Individuum zu denken. Wer zuerst den gesamten Menschen in Betracht zieht, könnte darüber wertvolle Zeit zu seiner Rettung verlieren! Das jedenfalls scheint die Begründung oder Rechtfertigung der ganzen Betriebsamkeit zu sein – oder ist es ganz anders? Liegt die Ursache dieser immer mehr mechanischen, unpersönlichen Behandlung in uns selbst, in unserer eigenen Abwehrhaltung? Können wir vielleicht nur auf diese Weise mit den Ängsten fertig werden, die ein schwer oder hoffnungslos Erkrankter in uns selbst auslöst? Konzentrieren wir uns auf Blutdruckmesser und andere Instrumente, weil wir den drohenden Tod nicht sehen wollen, der so furchtbar und erschreckend ist, daß wir unser ganzes Wissen auf Apparaturen übertragen? Denn Instrumente bedrücken uns weniger als die leidenden Züge eines menschlichen Wesens, das uns wieder einmal an die eigene Ohnmacht erinnert, an unsere Grenzen, unser Versagen, unsere eigene Sterblichkeit.

Vielleicht müßte die Frage lauten: Werden wir menschlicher oder unmenschlicher? Dieses Buch will nicht die Antwort geben; doch wie sie auch immer ausfallen würde, steht eines doch fest: Der Patient leidet mehr, und wenn nicht körperlich, so doch in seinem Gefühlsleben. Seine Bedürfnisse haben sich im Laufe von Jahrhunderten nicht geändert, wohl aber unsere Fähigkeit, ihnen nachzukommen.

Verhaltensweisen gegenüber Tod und Sterben

Menschen sind grausam, doch der Mensch ist gütig.
Tagore

Der Anteil der Gesellschaft an der Abwehrhaltung

Im folgenden geht es nicht mehr um die individuelle Reaktion auf Tod und Sterben, sondern um die Frage, was mit dem Menschen in einer Gesellschaft geschieht, die dazu neigt, den Tod zu ignorieren und den Gedanken an ihn zu vermeiden. Auf welche Weise trägt sie dazu bei, die allgemeine Angst vor dem Tod zu steigern? Was vor allem geht in der Medizin vor sich, wenn man sich tatsächlich fragen muß, ob sie überhaupt noch ein humanes und achtbares Arbeitsfeld bietet oder ob sie nicht zu einer neuen, von der Persönlichkeit abgelösten Wissenschaft geworden ist, die sich eher um Verlängerung von Leben als um die Milderung menschlicher Leiden bemüht? Wenn Studenten zwar unter einem Dutzend Vorlesungen über Ribonukleinsäuren und Desoxyribonukleinsäuren wählen, aber keine Erfahrungen im Umgang des Arztes mit dem Patienten sammeln können – was früher schließlich zum ABC jedes Hausarztes gehörte? Was geht in einer Gesellschaft vor, die mehr Wert auf den Intelligenzquotienten und den sozialen Status legt als auf so einfache Voraussetzungen wie Takt, Einfühlungsvermögen, Einsicht und Zurückhaltung im Umgang mit Kranken? In einer Gesellschaft der Professionellen, die den jungen Mediziner wegen seiner Forschungs- und Laborarbeit in seinen ersten Ausbildungsjahren bewundert, obwohl ihm die Worte fehlen, wenn er einem Kranken eine Frage beantworten soll? Von Fortschritt könnte man überhaupt erst dann sprechen, wenn wir die Ausbildung in den neuen technischen und wissenschaftlichen Bereichen mit einer ebenso gründlichen über die Art und die Herstellung der Beziehung von Mensch zu Mensch verbinden würden – aber gewiß nicht, wenn der junge Mediziner die neuesten Erkenntnisse um den Preis von Menschenkenntnis und Kunst der Menschenbehandlung erwirbt. Wohin treibt eine Gesellschaft, die den Akzent auf Zahlen und Massen statt auf den einzelnen legt? Zur Zeit rechnet jede medizinische Fakultät mit steigenden Studentenzahlen; der Trend strebt fort von der alten Lehrer-Schüler-Beziehung zum unpersönlichen Unterricht durch Fernsehen, Filme und Tonbänder.

Diese Akzentverschiebung vom einzelnen auf die Masse hat sich auf anderen Gebieten noch dramatischer vollzogen – man bemerkt sie überall, wenn man die Wandlungen der letzten Jahrzehnte überdenkt. In alter Zeit konnte der Mann seinem Gegner ins Auge sehen und hatte eine faire Chance, wenn er auf seinen persönlichen Feind stieß. Heute werden Soldaten wie Zivilisten von Massenvernichtungsmitteln bedroht, die ihnen keine Chance mehr lassen – nicht einmal die, daß man die Gefahr kommen sieht. Die Vernichtung kann aus blauem Himmel heraus Tausende töten wie in Hiroshima; sie kann als Gas oder als eine andere Spezialität der chemischen Kriegführung kommen, unsichtbar, schleichend und alles zerstörend. Es ist nicht mehr der Mann, der für seine Rechte und Überzeugungen, die Sicherheit und Ehre seiner Familie kämpft – heute gerät die ganze Nation mit Frauen und Kindern in die Gewalt des Krieges, und jedermann wird mittelbar oder unmittelbar bedroht: Wissenschaft und Technik haben dazu beigetragen, daß die Furcht vor der Vernichtung und damit die Angst vor dem Tod immer noch ansteigt.

Also muß der Mensch mehr Abwehrkräfte mobilisieren, und wenn es keine physische Verteidigung sein kann, müssen sich seine psychologischen Kniffe vervielfachen. Er kann ja nicht in alle Ewigkeit den Kopf in den Sand stecken, kann nicht ausdauernd und mit Erfolg behaupten, er sei sicher. Doch wenn wir den Tod nicht leugnen können, müssen wir versuchen, ihm anders beizukommen: Wir rasen über die Autostraßen, lesen dann, wie viele Menschen bei Verkehrsunfällen umgekommen sind, und stellen schaudernd, doch erleichtert fest: „Es war der andere, ich bin es nicht, ich hab' es überstanden."

Von der Gangsterbande bis hin zu gesamten Nationen können Gruppen ihre Gruppenidentität dazu verwenden, die Angst vor der Vernichtung in Angriff und Zerstörung anderer umzusetzen. Ist vielleicht der Krieg nichts anderes als das Bedürfnis, dem Tod entgegenzutreten, ihn zu bezwingen – also eine besondere Form für

die Ableugnung der eigenen Sterblichkeit? Ein Patient, der an Leukämie starb, sagte fassungslos: „Aber das kann doch gar nicht sein, daß ich jetzt sterbe! Das kann doch Gott nicht wollen! Er hat mich ja am Leben gelassen, als mir im Krieg die Kugeln um die Ohren pfiffen!"
Empörung und fassungslose Verwunderung klangen auch aus den Worten einer Frau, als sie vom „unfairen Tod" eines jungen Mannes sprach, der heil aus Vietnam zurückgekommen war und bei einem Autounfall den Tod fand – als ob er für alle Zeiten gegen den Tod gefeit sein müßte, weil er auf dem Schlachtfeld überlebt hatte.

Vielleicht wäre es für den Weltfrieden gut, wenn man einmal die Einstellung der führenden Männer zum Tode untersuchen würde, jener Leute, die unwiderrufliche Entscheidungen über Krieg und Frieden zwischen den Nationen treffen. Wenn wir uns alle bemühten, den eigenen Tod ins Auge zu fassen, unsere Ängste anderen mitzuteilen und ihnen dadurch zu helfen, sich mit solchen Gedanken vertraut zu machen, dann würden vielleicht um uns herum nicht so viele zerstörerische Kräfte am Werk sein.
Die Nachrichtenagenturen könnten den Lesern die Realitäten des Todes ganz anders vor Augen führen: Was will eine allgemeine Wendung wie „Lösung der Judenfrage" besagen, wo es um den Mord an Millionen von Männern, Frauen und Kindern ging! Oder, um ein Beispiel aus der Gegenwart anzuführen: Statt von der Rückeroberung eines Hügels in Vietnam durch Zerstörung eines Maschinengewehrnestes und von den hohen Verlusten des Vietkong zu reden, sollte man das Ereignis als menschliche Tragödie und eben als Vernichtung menschlicher Wesen auf beiden Seiten schildern. Die Zeitungen und andere Nachrichtenträger bieten so viele Beispiele, bei denen eine andere Wortwahl die Realität anschaulich machen würde, daß hier keine weiteren angeführt zu werden brauchen.
Auf verschlungenen Wegen findet der Mensch seine psychologischen Abwehrkräfte gegen die steigende Angst und das Gefühl, die Gefahr nicht rechtzeitig erkennen zu können.
In unserem Unterbewußtsein können wir den eigenen Tod nicht begreifen, sondern halten uns für unsterblich, doch den Tod des Nachbarn erkennen wir durchaus: Informationen über Massen von Menschen, die im Krieg oder durch Autounfälle ums Leben gekommen sind, vermögen deshalb den unbewußten Glauben an

die eigene Unsterblichkeit zu stützen und lassen es zu, daß wir uns im tiefsten Winkel des Unterbewußtseins ganz im geheimen freuen, „weil es der andere ist, nicht ich".

Wenn Leugnen sinnlos wird, können wir versuchen, den Tod herauszufordern: Wer rasend schnell fährt, wer heil aus Vietnam zurückkommt, muß sich wohl wirklich für gefeit halten. Fast täglich meldet der Nachrichtendienst, daß wir zehnmal mehr Feinde getötet als selbst Verluste erlitten haben. Steckt unser Wunschdenken dahinter, handelt es sich um eine Projizierung unserer infantilen Wünsche nach Allmacht und Unsterblichkeit? Eine ganze Nation, eine ganze Gesellschaft, die an der Furcht und der Verleugnung des Todes leidet, kann sich offenbar nur noch durch Vernichtung wehren: Kriege, Aufstände, immer neue Morde und andere Verbrechen könnten durchaus auf unsere schwindende Fähigkeit deuten, dem Tod mit Würde und Bejahung ins Gesicht zu sehen. Vielleicht müssen wir uns wieder dem einzelnen menschlichen Wesen zuwenden, ganz von vorn anfangen und dann versuchen, den eigenen Tod zu fassen und zu lernen, diesem tragischen, doch unausweichlichen Geschehen mit weniger Verwirrung und Angst entgegenzusehen.
Welche Rolle hat die Religion in dieser Epoche der großen Veränderungen gespielt? Sicherlich haben früher mehr Menschen als heute an Gott geglaubt; sie vertrauten auf ein Jenseits, das von Qual und Schmerz erlösen sollte; der Himmel hielt den Lohn bereit, und wenn wir hier auf Erden viel gelitten hatten, sollten wir nach unserem Tode so belohnt werden, wie es die Geduld, Tapferkeit und Würde, mit der wir unsere Bürde getragen hatten, verdienten. Dieser Glaube führte zu einer völlig anderen Einstellung zum Leiden: Schmerz war etwas Alltägliches, eine Entbindung ein natürlicher, langer und schmerzvoller Vorgang – doch die Mutter sah mit wachen Augen auf das Neugeborene. Leiden hatte Sinn und wurde belohnt. Heute geben wir den Gebärenden Sedativa, um Angst und Schmerz zu verscheuchen; man kann sich sogar bemühen, die Geburt am Geburtstag eines Verwandten oder auf keinen Fall an einem bestimmten Datum stattfinden zu lassen. Viele Mütter, die viel zu sehr unter Mitteln stehen, erleben die Geburt ihres Kindes im Grunde gar nicht, sondern wachen erst Stunden später auf. Wozu denn auch leiden, wenn es Medikamente gegen den Schmerz wie gegen das Hautjucken gibt! Da der Glaube dahin ist,

daß irdisches Leiden im Himmel belohnt wird, ist auch das Leiden an sich zwecklos geworden.

Immer weniger Menschen glauben ja auch an ein Leben nach dem Tode, das an sich vielleicht schon zu den Vorstellungen gehört, mit denen wir unsere Sterblichkeit leugnen. Wenn wir uns aber kein Leben nach dem Tode vorstellen können, haben wir uns mit dem Tode abzufinden; und wenn Leiden zwecklos geworden ist, weil es nicht mehr im Himmel belohnt wird, können wir auch mit der alten Funktion der Kirche nichts mehr anfangen, die uns tröstete, uns Hoffnung gab und Tragödien und unerträglich schmerzlichen Ereignissen unseres Lebens einen Sinn verlieh.

Man muß sich eigentlich wundern, daß bei der wachsenden Neigung unserer Gesellschaft, den Tod zu verleugnen, die Religion trotzdem so viele ihrer Anhänger verloren hat, die an ein Leben nach dem Tode – also tatsächlich an den Nicht-Tod – geglaubt haben. Der Leidende selbst hat aus diesem Verzicht nichts gewonnen: Wer die Sterblichkeit aus religiösen Gründen nicht wahrhaben wollte, konnte Hoffnung aus seinem Glauben schöpfen, doch die Verleugnung des Todes, wie sie von unserer Gesellschaft geübt wird, bietet weder Hoffnung noch überhaupt einen Sinn, sondern steigert nur unsere Angst und unseren Vernichtungswillen, unsere Aggressivität: Wir töten – auch –, um der Wirklichkeit aus dem Wege zu gehen und nicht unserem eigenen Tod ins Gesicht blicken zu müssen.

In der Gesellschaft der Zukunft werden vielleicht immer mehr Menschen „am Leben erhalten", wobei Maschinen lebenswichtige Organe ersetzen und Computer von Zeit zu Zeit feststellen, ob weitere physiologische Funktionen von einer elektronischen Apparatur übernommen werden müssen; vermutlich wird es immer neue Zentren geben, die alle technischen Daten sammeln, bis ein Lichtsignal anzeigt, daß der Patient tot und die Apparatur ausgeschaltet worden ist.

Vielleicht werden ja auch die Institute populär werden, in denen man Verstorbene rasch einfriert und sie so lange bei niedrigen Temperaturen aufbewahrt, bis Wissenschaft und Technik imstande sind, sie aufzutauen und der Gesellschaft und dem Leben zurückzugeben. Allerdings wird man bei der entsetzlichen Übervölkerung der Erde dann wahrscheinlich durch besondere Gremien beschließen lassen, wie viele Leichen aufgetaut werden dürfen – so wie heute Ausschüsse darüber entscheiden, wer ein lebenswichtiges Ersatzorgan erhalten soll und wer sterben muß.

Das mag grauenhaft und unwahrscheinlich klingen, doch leider gibt es das alles bereits in Anfängen. In Amerika hindert kein Gesetz die Geschäftemacher, aus der Angst vor dem Tode Kapital zu schlagen; wer sich davon Gewinn verspricht, kann ungehindert das Wiederaufleben nach Jahren der Vereisung versprechen und „verkaufen". Es gibt bereits solche Unternehmen, wenn wir heute auch noch über die Fragen lächeln, ob die Witwe eines Tiefgekühlten soziale Versorgung in Anspruch nehmen oder wieder heiraten darf. Man sollte diese Dinge schon deshalb nicht einfach ignorieren, weil sie zeigen, wohin sich der Mensch versteigen kann, um nur nicht seine Sterblichkeit zugeben zu müssen. Es wird Zeit, daß sich einsichtige Vertreter aller religiösen Richtungen und vieler Berufe zusammensetzen, ehe unsere Gesellschaft so erstarrt, daß sie sich selbst zerstört.

Nach diesem Blick in die Vergangenheit, auf den Menschen, der seinem Tod gelassen entgegensah, und voraus in eine grauenhafte Zukunft, wenden wir uns wieder der Gegenwart zu: Was können wir als einzelne gegen solche Erscheinungen tun? Dem Trend zur Masse können wir uns nicht entgegenstemmen, denn wir leben tatsächlich in einer Massen-, nicht in einer Individualgesellschaft, und die Studentenzahlen der medizinischen Fakultäten werden weiter anschwellen, ob wir es wollen oder nicht, die Zahl der Autos auf den Straßen wird wachsen, aber auch die Zahl der Menschen, die am Leben erhalten werden können – wir brauchen nur an die ständigen Fortschritte in der Kardiologie und der Behandlung der Herzkranken zu denken.

Wir können nicht das Rad zurückdrehen und jedem Kind die Umwelt des einfachen Bauernhofes mit seiner Nähe zu Natur, Geburt und Tod verschaffen. Und vermutlich wird es den Vertretern der Kirche auch kaum gelingen, den Glauben an das Leben nach dem Tode wieder zum Allgemeingut und damit auch das Sterben hoffnungsvoller zu machen.

Die Existenz von Massenvernichtungsmitteln können wir ebensowenig aus der Welt schaffen wie die Tatsache, daß Wissenschaft und Technik uns künftig gestatten werden, immer mehr lebenswichtige Organe zu ersetzen, so daß die Entscheidungen über Krieg und Frieden auf der einen Seite, über Leben und Tod, Spender und Empfänger auf der anderen immer schwerer wiegen, beziehungsweise immer häufiger getroffen werden müssen. Bis die Computer uns die Arbeit abnehmen – was sie ja sicherlich eines Tages tun werden –, müssen sich die gegenwärtigen und künftigen Generationen mit den rechtlichen und ethischen Konsequenzen ihrer Entscheidungen herumschlagen.

Wenn auch jeder von uns seine eigene Methode hat, diese Probleme vor sich her zu schieben, bis er ihnen nicht mehr ausweichen kann, so vermag er sie doch nur zu lösen, wenn er bei sich selbst anfängt und seinen eigenen Tod akzeptiert. Das ist natürlich kein Vorgang, der in Massen zu absolvieren oder von Computern zu steuern wäre – hier muß jedes einzelne menschliche Wesen seinen Weg allein finden. Aber wenn auch jeder das Bedürfnis hat, das Thema so lange wie möglich auszusparen, wäre es fruchtbar, wenn wir endlich anfangen wollten, der Möglichkeit unseres eigenen Todes ins Auge zu sehen – zum Wohl unserer Patienten, unserer Familien und schließlich auch der Nation. Wenn wir unseren Studenten mit dem Gefühl für den Wert der Wissenschaft und der Technologie auch einen Sinn für den Wert der zwischenmenschlichen Beziehungen und der humanen, umfassenden Fürsorge für den Patienten beibringen könnten, wäre viel gewonnen, wäre es ein echter Fortschritt. Wenn Wissenschaft und Technik nicht dazu mißbraucht würden, einerseits das Vernichtungspotential zu steigern und andererseits das Leben zu verlängern, statt es humaner zu machen, wenn Wissenschaft und Technik dafür sorgen könnten, daß wir mehr und nicht weniger Zeit für die individuellen Beziehungen von Mensch zu Mensch frei halten, dann könnten wir tatsächlich von einer großartigen Gesellschaft sprechen.

Und schließlich kämen wir auch dem Frieden, unserem persönlichen und dem unter den Völkern, einen Schritt näher, wenn wir der Realität unseres eigenen Todes ins Auge sähen und ihn annähmen.

Ein Beispiel für die Verbindung von medizinischer Wissenschaft mit menschlicher Anteilnahme bietet der Fall von Herrn P.

Der einundfünfzigjährige Patient lag mit amyotropher Lateralsklerose mit Bulbär-Symptom (einer Systemerkrankung des Rückenmarks) in der Klinik, konnte nur mit dem Beatmungsapparat atmen und bekam schließlich, da er den Schleim nicht auszuhusten vermochte, eine Lungenentzündung und eine Infektion an der Stelle der Tracheotomie (Luftröhrenschnitt). Da ihn die Tracheotomie am Sprechen hinderte, mußte er unbeweglich daliegen, auf die beängstigenden Geräusche des Apparates horchen; er konnte nichts von seinen Wünschen, Gedanken und Gefühlen mitteilen. Wir hätten

uns mit unserem Versuch nie an ihn gewandt, wenn uns nicht einer seiner Ärzte um Hilfe gebeten hätte; er kam eines Abends und bat um Unterstützung weniger für den Patienten als für sich selbst; sein Bericht konfrontierte uns mit Empfindungen, die nur selten geäußert werden. Die Leiden des Patienten, der ihm zugewiesen worden war, machten ihm großen Eindruck; die neurologische Erkrankung des noch verhältnismäßig jungen Mannes erforderte intensivste Behandlung und Pflege, wenn das Leben auch nur für eine kurze Spanne verlängert werden sollte. Der Kranke selbst hoffte, in der Klinik zu sterben, weil seine Frau an multipler Sklerose litt und seit drei Jahren an allen Gliedern gelähmt war; die Situation, in der sie beide zu Hause liegen würden und einander nicht helfen könnten, schien ihm unerträglich.
Doch den jungen Arzt veranlaßte die zweifache Tragödie zu dem übersteigerten Versuch, das Leben des Mannes „gleichgültig unter welchen Bedingungen" zu verlängern, wobei er durchaus wußte, daß er gegen den Wunsch des Kranken handelte. Nachdem er neben der Lungenentzündung und der Infektion auch noch einen Verschluß der Herzgefäße erfolgreich bekämpft hatte und der Patient sich zu erholen begann, stellte sich die Frage, wie es nun weitergehen sollte. Der Kranke konnte nur mit dem Beatmungsapparat und bei einer Pflege rund um die Uhr existieren, war unfähig zu sprechen oder auch nur einen Finger zu rühren – dabei aber geistig völlig intakt und sich seiner Situation bewußt. Der Arzt spürte die unausgesprochene Kritik der Umgebung an seiner Therapie und merkte auch, daß der Kranke enttäuscht und zornig war. Doch was sollte er tun? Es war zu spät, um die medizinischen Bemühungen einfach abzubrechen. Er hatte als Arzt sein Bestes tun und Leben verlängern wollen, und nun erntete er nichts als Kritik und (wirklichen oder eingebildeten) Zorn von seiten des Kranken.
Wir beschlossen, den Konflikt in Gegenwart des Kranken, der wichtigsten Person also, zu lösen. Er sah uns interessiert an, als wir ihm mitteilten, was wir wollten, und schien befriedigt, weil wir ihn in unsere Überlegungen einbezogen und ihn als Persönlichkeit behandelten, wenn er sich auch nicht mitteilen konnte. Ich erklärte ihm, was wir vorhatten, und schlug vor, er solle nicken und ein anderes Zeichen geben, wenn er nicht darüber diskutieren wolle. Seine Augen sagten uns mehr als Worte, doch er bemühte sich offensichtlich, sich deutlicher auszudrücken; wir suchten nach einer Möglichkeit. Der Arzt, erleichtert, weil wir die Last mit ihm teilten,

zeigte sich sehr erfinderisch und lockerte die Manschette um den Tubus, so daß der Patient beim Ausatmen ein paar Wörter sprechen konnte. Eine Flut von Empfindungen brach sich Bahn in diesen Interviews. Der Patient wies darauf hin, daß er sich nicht vor dem Sterben, sondern vor dem Weiterleben fürchtete, dankte dem Arzt, forderte ihn aber auf, „mir nun auch leben zu helfen, wo Sie sich so viele Mühe gegeben haben, mich durchzubringen". Der Patient lächelte, der Arzt lächelte.
Man spürte die Erleichterung auf beiden Seiten, weil sie sich verständigen konnten. Ich erklärte dem Patienten den inneren Zwiespalt des Arztes, den der Kranke durchaus verstand, und fragte dann, auf welche Weise wir ihm am besten helfen könnten. Der Kranke schilderte uns die wachsende Panik, als er sich weder durch Sprechen noch durch Schreiben oder andere Zeichen mitteilen konnte. Für die wenigen Minuten gemeinsamer Bemühungen und Mitteilungen war er so dankbar, daß ihm die kommenden Wochen weniger unerträglich schienen. Ich stellte bei einer späteren Sitzung sogar mit Freude fest, daß er an die Möglichkeit einer Entlassung oder eines Transportes an die Westküste dachte, „falls ich dort den Beatmungsapparat und eine Pflege wie hier haben kann".

Das Beispiel zeigt, in welche Konflikte junge Ärzte geraten können, wenn sie zwar gelernt haben, Leben zu verlängern, aber wenig darüber hören und erfahren, was „Leben" denn eigentlich ist. Der betreffende Patient bezeichnete sich zutreffend als „tot bis auf den Kopf", und seine eigentliche Tragödie lag darin, daß er geistig völlig normal und sich seiner Lage bewußt war, ohne auch nur einen Finger rühren zu können. Wenn ihn der Tubus drückte oder scheuerte, konnte er es der Schwester nicht begreiflich machen, denn obwohl sie den ganzen Tag mit ihm beschäftigt war, lernte sie es nicht, sich mit ihm zu verständigen. Oft finden wir uns damit ab, daß „nichts getan werden kann", und richten unser Interesse mehr auf die instrumentale Ausrüstung als auf den Gesichtsausdruck des Kranken, dem wir immer noch mehr entnehmen können als der leistungsfähigsten Maschine. Als unser Patient von Jucken gequält wurde und sich weder kratzen noch scheuern oder pusten konnte, peinigte ihn seine Hilflosigkeit bis zur Panik, und er war „dem Wahnsinn nahe". Die Einführung unserer Fünfminuten-Sitzungen machte ihn ruhiger, so daß er seine Leiden besser ertragen konnte. Das wiederum löste die Konflikte des Arztes und befreite sein

Verhältnis zu dem Kranken von Schuldgefühlen oder Mitleid. Sobald er merkte, wieviel Erleichterung und Trost aus solchen unmittelbaren Gesprächen hervorgingen, setzte er sie von sich aus fort, so daß wir im Grunde nur als eine Art Katalysator zur Herstellung der Kommunikation gewirkt hatten.

Darin sehe ich auch die eigentliche Aufgabe. Ich glaube nicht, daß man jedesmal den Psychiater bemühen sollte, wenn eine Beziehung zwischen Patient und Arzt in Gefahr oder der Arzt nicht imstande und nicht willens ist, wichtige Angelegenheiten mit dem Patienten zu besprechen. In unserem Fall war der junge Doktor reif und mutig genug, um seine Grenzen und Schwierigkeiten zu erkennen und Hilfe zu suchen, statt nun das Thema und den Kranken zu meiden. Wir wollen ja keineswegs eine Art Fachärzte für Sterbende ausbilden, sondern unser Krankenhauspersonal so fördern, daß alle sich solchen Schwierigkeiten gewachsen fühlen und selbst nach Lösungen suchen. Künftigen Tragödien dieser Art wird unser junger Arzt vermutlich weniger ratlos gegenüberstehen, und wenn er sich weiter bemüht, Leben zu verlängern, wird er mehr als bisher an die Probleme des Kranken denken und sie offen mit ihm besprechen. Für diesen Patienten war die Situation so unerträglich, weil er von den ihm belassenen Fähigkeiten keinen Gebrauch machen konnte. Man muß dem Patienten ermöglichen, alle Kräfte auszunutzen. Das allerdings kann nur dann gelingen, wenn man sich nicht durch den Anblick eines so schrecklich leidenden Menschen abschrecken läßt. Dem Todkranken wird das Sterben leichter, wenn man ihm hilft, den Rest Leben zu ertragen, wenn man ihn also nicht auf so unmenschliche Weise hinsiechen läßt.

Der Beginn eines interdisziplinären Studienseminars über Tod und Sterben

Im Herbst 1965 baten mich vier Studenten des Chikagoer Theologischen Seminars um Unterstützung bei einem besonderen Vorhaben: Ihr Jahrgang hatte Arbeiten über das Thema „Krisen im Menschenleben" zu schreiben, und die vier wollten sich mit Tod und Sterben als der schwersten Krise für den Menschen beschäftigen. Allerdings standen sie dabei sofort vor der Frage, wie sie die Unterlagen für ihre Untersuchungen bekommen und wie sie ihre eigenen Überlegungen erhärten sollten, wenn doch Experimente von vornherein ausgeschlossen schienen. Nach einiger Beratung beschlossen wir, uns an die Patienten selbst zu wenden und sie zu bitten, unser Lehrer zu werden. Wir wollten Schwerkranke beobachten, ihre Reaktionen und Bedürfnisse feststellen, die Einstellung der Umgebung untersuchen und den Sterbenden bei allem so nahe sein, wie sie es uns gestatten würden.

Der Anfang sollte in der folgenden Woche mit einem sterbenden Patienten gemacht werden; wir setzten schon Zeit und Ort fest und rechneten mit glatter, unkomplizierter Durchführung unseres Planes. Da die Studenten nie in einer Klinik gearbeitet und keine Erfahrung im Umgang mit Sterbenden hatten, war vorauszusehen, daß sie vielleicht mit Gefühlsausbrüchen reagieren würden; deshalb wollte ich selbst die Befragung vornehmen, während die Studenten nur zuhören und beobachten sollten. Anschließend wollten wir in meinem Arbeitszimmer über die Antworten der Patienten und unsere eigenen Reaktionen sprechen. Wir rechneten damit, daß eine ganze Reihe solcher Befragungen unser Verständnis für Schwerkranke stärken würde, was wir dann nach Kräften zu ihrem Besten nutzen wollten.

Im übrigen gingen wir absichtlich ohne weitere Vorbereitungen an die Sache heran – wir befaßten uns weder mit einschlägiger Literatur noch mit den Krankengeschichten, um vor allem unvoreingenommen zu beobachten. Wir vermieden es sogar, irgendwelche Erwartungen zu äußern. Sobald wir aber unsere eigenen Beobachtungen zu Papier gebracht hatten, wollten wir alles Material heranziehen, das wir bekommen konnten. Der ganze Versuch sollte also unsere Aufnahmefähigkeit für die Bedürfnisse Todkranker verbessern und die zunächst etwas erschrockenen Studenten dadurch abhärten, daß sie nun mit Todkranken aller Altersstufen und jeder Herkunft zu tun bekämen.

Unsere Pläne gefielen uns. Erst ein paar Tage später entdeckten wir, daß wir die Rechnung ohne den Wirt gemacht hatten.

Ich bat Ärzte verschiedener Abteilungen und Stationen um Erlaubnis zum Besuch schwerkranker Patienten, stieß aber auf ablehnende Reaktionen auf allen Seiten, von ungläubiger Verblüffung bis zu abruptem Themawechsel. Und schließlich erhielt ich nicht ein einziges Mal die Genehmigung, mich auch nur in die Nähe eines solchen Patienten zu wagen. Manche Ärzte „schützten“ ihre Kranken mit der Auskunft, daß sie zu krank, zu müde, zu schwach oder zu einsilbig seien; andere erklärten unumwunden, sie möchten mit solchen Experimenten nichts zu tun haben. Allerdings muß ich zu ihrer Rechtfertigung anführen, daß ich gerade erst mit der Arbeit in diesem Krankenhaus begonnen hatte und niemand mich, meinen Stil und meine Arbeitsweise bis dahin kennengelernt hatte. Ich konnte nichts tun, als ihnen versichern, daß die Patienten nicht beunruhigt werden sollten und daß keiner, der bis dahin die Wahrheit über seinen Zustand nicht kannte, sie durch mich erfahren würde. Ich hatte bereits in anderen Krankenhäusern Erfahrungen im Umgang mit Sterbenden gesammelt, was die Ärzte hier allerdings nicht wußten.

Die Ärzte waren nicht geneigt, selbst über Tod und Sterben zu sprechen, und wollten andererseits ihre Patienten vor der schockierenden Begegnung mit einem noch unbekannten, gerade erst aufgenommenen Mitglied der Fakultät schützen. Plötzlich schien es im ganzen großen Haus keinen sterbenden Patienten zu geben – meine Anrufe und Besuche auf den Stationen blieben völlig umsonst. Einige Kollegen meinten höflich, daß sie die Sache noch einmal überlegen wollten, andere erklärten rundheraus, die Befragung würde die Kranken zu sehr aufregen; eine Krankenschwester fragte mich empört, ob es mir etwa Spaß machte, einem Zwanzigjährigen zu erklären, daß er nur noch ein paar Wochen zu leben habe. Sie ging, ehe ich sie über unser Vorhaben informieren konnte.

Als wir dann schließlich einen Patienten bekamen, freute er sich sichtlich über die Gelegenheit, sich auszusprechen. Doch als er mich bat, Platz zu nehmen, erklärte ich ihm, daß ich am nächsten Tag mit dem Interview beginnen wolle, und zwar in Gegenwart meiner Studenten; ich merkte leider nicht, daß ich einen Fehler beging, als ich seine Bereitschaft nicht richtig zu würdigen verstand: Schon dieser erste Fall zeigte mir, daß man die Stunde nutzen muß, wenn der Patient sagt: „Bitte, nehmen Sie *jetzt* bei mir Platz“ – am nächsten Tag kann es zu spät sein. Als wir den Kranken am Tag darauf aufsuchten, war er zu schwach zum Sprechen, hob nur kraftlos die Hand und flüsterte: „Vielen Dank, daß Sie versucht haben...“ Er starb noch vor Ablauf einer Stunde und nahm mit sich, was er uns mitteilen wollte und was wir doch so brennend gern von ihm gehört hätten. Es war unsere erste und schmerzlichste Lektion, aber es war ein Anfang, der Anfang eines Experimentes, das für viele zu einem Erlebnis wurde.

Nach diesem Besuch am Krankenbett kamen die Studenten zu mir in mein Arbeitszimmer. Wir hatten das Bedürfnis, über die Reaktionen jedes einzelnen zu sprechen, um sie verständlich zu

machen; daraus entwickelte sich ein Verfahren, das wir bis heute nicht aufgegeben haben. Äußerlich hat sich also wenig verändert. Wir besuchen einmal in der Woche einen kritisch Erkrankten, bitten ihn um Erlaubnis, das Gespräch auf Tonband aufzunehmen, und überlassen es ihm, wie lange er sich mit uns unterhalten will. Für diese Gespräche steht uns jetzt ein besonderer Raum zur Verfügung, in dem wir von den Teilnehmern des Seminars gehört und gesehen werden können, selbst aber nichts von ihnen merken. Da aus vier Studenten nach und nach fünfzig Teilnehmer geworden sind, brauchten wir eine entsprechende Einrichtung.
Wenn uns ein Patient genannt wird, der für unser Seminar in Frage kommen könnte, gehen wir allein – oder in Begleitung des Stationsarztes, eines Studenten, des Anstaltsgeistlichen – zu ihm und erklären ihm nach kurzer Vorbereitung klar und konkret den Zweck und den Zeitplan unserer Arbeit. Ich sage jedem Kranken, daß eine Gruppe von Angehörigen verschiedener Berufe, die aber alle mit dem Krankenhaus in Verbindung stehen, vom Patienten lernen möchte; daß es sehr wichtig sei, mehr über die Gedanken schwerkranker und todkranker Patienten zu wissen. Falls wir merken, daß der Patient überhaupt bereit ist, sich mit uns zu unterhalten, warten wir ab, wie er mit Worten oder schweigend auf unsere Erklärung reagiert. Ein typischer Dialog ist der folgende:

Ärztin: „Guten Tag. Ich bin Dr. R., und das ist Pfarrer N.; fühlen Sie sich kräftig genug zu einer Unterhaltung?"
Patient: „Setzen Sie sich doch bitte erst einmal hin."
Ärztin: „Wir haben ein besonderes Anliegen. Pfarrer N. und ich arbeiten mit einer Gruppe in der Klinik zusammen, die sich über schwerkranke oder sterbende Patienten informieren möchte. Wären Sie wohl imstande und bereit, uns ein paar Fragen zu beantworten?"
Patient: „Fragen Sie – dann wird man ja sehen, ob ich antworten kann."
Ärztin: „Wie krank sind Sie?"
Patient: „Ich bin voll von Metastasen . . ."
(Gelegentlich heißt es auch: „Wollen Sie sich denn wirklich mit einer sterbenden alten Frau unterhalten, wo Sie noch so jung und so gesund sind?")

Natürlich gehen nicht alle Patienten sofort auf unser Thema ein, sondern beginnen mit Klagen über Unbehagen, Schmerzen und

Ärger – bis sie mitten drin sind, ihren Kampf gegen den Tod zu schildern. Dann machen wir sie darauf aufmerksam, daß wir gerade diese Dinge hören und den anderen auch zugänglich machen möchten; wir bitten sie also, die Mitteilungen später zu wiederholen.

Wenn der Kranke bereit und der Arzt einverstanden ist, bringen wir selbst den Patienten in das zum Interview vorbereitete Zimmer. Die meisten können nicht gehen, sondern werden im Rollstuhl geschoben oder auf der Trage transportiert; notwendige Infusionen oder Transfusionen werden nicht unterbrochen. Wir beziehen übrigens die Angehörigen nicht in das Gespräch ein, haben uns aber öfter anschließend mit ihnen unterhalten.

Unsere Interviews gehen davon aus, daß sämtliche Teilnehmer des Seminars wenig oder gar nichts über den Kranken wissen. Meistens sprechen wir auf dem Wege zu unserem Sonderraum noch einmal über Sinn und Zweck des Gesprächs und weisen darauf hin, daß der Patient es jederzeit ohne weiteres abbrechen kann. Wir beschreiben eingehend die Funktion des Einweg-Spiegels, hinter dem uns die Zuhörer sehen können. Oft benutzen die Kranken diese wenigen Minuten des Alleinseins mit uns, um letzte Bedenken zu äußern.

Das Gespräch im Interview-Zimmer verläuft rasch und leicht, beginnt mit allgemeinen Informationen und geht bald zu sehr persönlichen Fragen über, wie aus den auf Tonband aufgezeichneten Interviews, von denen dieses Buch ein paar wiedergibt, hervorgeht. Nach jeder Sitzung wird der Patient sofort in sein Krankenzimmer zurückgebracht – wir würden ihn niemals im Flur warten lassen. Dann schließt sich die Diskussion aller Studenten im Seminarraum an, wobei jeder seine eigenen Reaktionen schildert, ob sie nun angemessen oder sinnlos zu sein scheinen, emotional oder vom Verstand her bedingt sind; alles wird ausgiebig erörtert. Danach erst besprechen wir die Haltung des Patienten, seine Antworten im einzelnen und die Zweckmäßigkeit der ihm gestellten Fragen. Zum Schluß bemühen wir uns gemeinsam um ein psychodynamisches Verständnis seiner Mitteilungen, stellen fest, wo seine Stärken und Schwächen liegen, wie weit unsere Methode zum Ziel geführt hat, und formulieren schließlich ein paar Ratschläge, wie man dem Patienten seine letzten Lebenstage erleichtern könnte.

Während einer Befragung ist uns niemals ein Patient gestorben; sie haben sie um eine Zeitspanne von zwölf Stunden bis zu mehreren Monaten überlebt, einige sind noch am Leben. Mehrere haben sich so weit erholt, daß sie vorübergehend nach Hause zurückkehren konnten, einige davon sind sogar von Rückfällen verschont geblieben und fühlen sich verhältnismäßig wohl. Das heißt also, daß wir keineswegs nur mit Patienten gesprochen haben, die im eigentlichen Wortsinne „im Sterben lagen“, sondern es handelte sich um Patienten, die nach der Art ihrer Erkrankung mit einem tödlichen Ausgang rechnen mußten, und irgendwann zwischen Diagnose und Tod haben wir unsere Gespräche mit ihnen geführt.

Die anschließenden Erörterungen wurden in mehrfacher Beziehung wichtig. Einmal erkannten die Studenten, daß sie den Tod als reale Möglichkeit, und zwar als eigene, nicht nur die der anderen, akzeptieren mußten; das half ihnen bei der langsamen und oft qualvollen Abhärtung. Viele Studenten verließen beim ersten Mal den Interview-Raum; andere konnten schließlich die ganze Sitzung ertragen, waren aber zunächst nicht fähig, in der Diskussion ihre Eindrücke zu formulieren. Manche leiteten ihre zornige und verärgerte Reaktion auf andere Kursusteilnehmer, auf den Interviewer und sogar auf den Patienten selbst ab, was besonders dann vorkam, wenn der Kranke dem Tod offensichtlich gelassen und gleichmütig entgegensah, während der betreffende Student tief erregt war. In der Diskussion stellte sich dann heraus, daß der Student dem Patienten unrealistische Einstellung oder gar Heuchelei unterstellte, weil es ihm selbst eben unfaßbar erschien, daß man in seiner Situation so viel Würde bewahren konnte.

Andere Seminarteilnehmer begannen sich mit den Kranken zu identifizieren, besonders mit gleichaltrigen; das stellte sich bei der Diskussion rasch heraus und hielt noch lange an. Als die Studenten einander erst einmal kennengelernt und begriffen hatten, daß es in diesem Kreise keine Tabus gab, wurde die Diskussion zu einer Art Gruppentherapie mit offenen Konfrontationen, wechselseitiger Hilfe und manchmal auch schmerzlichen Einsichten und Enthüllungen. Die Patienten ahnten nicht, wie tief und nachhaltig ihre Mitteilungen auf den vielfältigen Kreis der Teilnehmer einwirkten. Zwei Jahre nach diesem Anfang wurde unser Seminar zum anerkannten Kursus für Medizin- und Theologiestudenten; oft nehmen auch Ärzte als Gäste teil, Schwestern, Schwesternschülerinnen, Pfleger, Sozialfürsorger, Priester und Rabbiner; nur die Fakultätsmitglieder an unserer eigenen Klinik halten sich fern. Für die Medizin- und Theologiestudenten des Seminars gehört auch die

Teilnahme an theoretischen Stunden dazu, in denen philosophische, moralische, ethische und religiöse Fragen unter meiner Leitung oder der eines Krankenhausseelsorgers besprochen werden.
Alle Gespräche mit den Kranken werden auf Tonband festgehalten und stehen sämtlichen Teilnehmern zur Verfügung. Am Ende jedes Quartals schreiben die Studenten eine Arbeit über ein Thema eigener Wahl aus dem Kontext des Seminars. Die Arbeiten, die von sehr privaten Auseinandersetzungen mit dem Tod bis zu philosophischen, religiösen und soziologischen Abhandlungen über Tod und Sterben reichen, sollen später einmal veröffentlicht werden.
Um die notwendige Vertraulichkeit der Gespräche zu sichern, werden Teilnehmerlisten geführt und Namen oder zur Identifizierung geeignete Daten der Kranken geändert.
So hat sich also in zwei Jahren aus der zwanglosen Gruppe von vier Studenten ein Seminar entwickelt, an dem bis zu fünfzig Leute aus verschiedenen Berufssparten teilnehmen, und während wir zuerst etwa zehn Stunden aufwenden mußten, bis ein Patient zur Verfügung stand, brauchen wir jetzt kaum je nach einem Patienten zu suchen. Die Hinweise erhalten wir von Ärzten, Schwestern, Fürsorgern und – was uns natürlich sehr ermutigt – von Patienten, die bereits mit uns zusammengearbeitet haben; andere Schwerkranke, denen sie davon berichten, bitten uns um unseren Besuch, manchmal, um uns gefällig zu sein, oft aber auch, um sich aussprechen zu können.

Sterbende als Lehrer

Informieren oder nicht – das ist die Frage.
In Unterhaltungen mit Ärzten, Anstaltsgeistlichen und Pflegern und Schwestern fällt uns immer wieder auf, daß sie den Patienten nicht ohne weiteres „die Wahrheit" mitzuteilen wagen. „Welche Wahrheit?" fragen wir dann. Natürlich geht man mit großer innerer Überwindung zu einem Patienten, bei dem sich eine bösartige Erkrankung herausgestellt hat. Manche Ärzte ziehen es vor, die Angehörigen zu unterrichten, doch dem Kranken selbst die Tatsache vorzuenthalten; andere haben ein Fingerspitzengefühl für die Seelenlage des Patienten und können ihm den Ernst der Krankheit klarmachen, ohne ihm jede Hoffnung zu nehmen.
Ich selbst glaube, daß diese Frage niemals zu einem wirklichen Konflikt werden darf; es kann nicht heißen: „Können wir es

wagen?", sondern nur: „Wie kann ich mein Wissen dem Patienten mitteilen?" Um meine Ansicht näher zu begründen, muß ich die unterschiedlichen Erfahrungen erwähnen, die ein Kranker macht, wenn er plötzlich mit seinem eigenen Ende konfrontiert wird. Wie bereits gesagt, ist der Mensch ja nicht freiweg bereit, das Ende seiner Lebenstage ins Auge zu fassen, und wirft nur, wenn es unbedingt sein muß, einen scheuen Blick auf die Möglichkeit seines eigenen Todes. Ein solcher Augenblick kommt sicherlich, wenn man sich über eine lebensbedrohende Krankheit klarwerden muß: Wer erfährt, daß er Krebs hat, sieht sich plötzlich mit der Möglichkeit seines Todes konfrontiert.

Oft wird darauf hingewiesen, daß die Patienten eine bösartige Geschwulst mit tödlicher Erkrankung gleichsetzen und beide sozusagen als Synonyme ansehen. Das trifft sicher zu und kann günstig oder auch entsetzlich sein, je nachdem, wie man in diesem entscheidenden Augenblick mit dem Patienten und seiner Familie umgeht. Immer noch führt ein Karzinom in den meisten Fällen zum Tode, obwohl die Zahl echter Heilungen und anhaltender Besserungen ansteigt. Wir sollten ab und zu an Tod und Sterben denken, ehe uns das Leben damit konfrontiert und eine Krebsdiagnose in der Familie uns brutal an die eigene Sterblichkeit erinnert. Es kann sehr heilsam sein, eine Krankheitsperiode zum Nachdenken über den eigenen Tod zu nutzen.

Ein Arzt, der mit seinen Patienten offen über einen Karzinombefund reden kann, ohne damit sozusagen ein Todesurteil auszusprechen, erweist ihm einen großen Dienst. Es ist wichtig, die Tür zur Hoffnung nicht zuzuschlagen: Hinweise auf die Möglichkeit neuer Medikamente, Techniken, Behandlungen und Forschungsergebnisse helfen, den Patienten zu beruhigen; er darf sich nicht gleich für verloren halten, weil die Diagnose auf Krebs lautet, er muß wissen, daß Arzt, Familie und Patient gemeinsam den Kampf aufnehmen werden. Damit mindert sich die Angst vor der Isolierung, Täuschung und Ablehnung, er vertraut auf die Aufrichtigkeit seines Arztes und weiß, daß alles getan wird, was nur möglich ist. Für die Familie ist eine solche verständige Haltung des Arztes ebenso wichtig, weil sich die Angehörigen meistens völlig hilflos fühlen und ängstlich auf den Trost warten, den ihnen der Arzt auf die eine oder andere Weise geben kann; auch die Familie muß überzeugt sein, daß alles getan wird, selbst wenn es das Leben nicht verlängern kann, sondern nur das Leiden mildert.

Ein verständiger Arzt wird eine Patientin, die mit einem Knoten in der Brust zu ihm kommt, auf die Möglichkeit einer bösartigen Geschwulst vorbereiten und ihr erklären, daß sich die Diagnose nach einer Probeexzision stellen läßt – er sollte sie aber auch gleich auf den größeren chirurgischen Eingriff vorbereiten, der bei einem Karzinom notwendig würde. Die Patientin hat dann Zeit, sich auf die Möglichkeit der bösartigen Erkrankung einzustellen, und wird eher bereit sein, sich auf die größere Operation einzulassen. Wenn sie nach der Probeexzision erwacht, könnte ihr der Arzt erklären: „Wir müssen allerdings nun leider doch noch die größere Operation vornehmen."
Sollte sie darauf mit „Gott sei Dank, daß es gutartig ist!" reagieren, genügt vielleicht schon die Antwort: „Ich wollte, Sie hätten recht." Der Arzt sollte dann aber eine Weile ruhig bei ihr sitzenbleiben. Vielleicht gibt die Patientin noch ein paar Tage lang vor, daß sie den Ernst nicht begriffen hat, und es wäre grausam, sie zu zwingen, sich mit den Tatsachen abzufinden, solange ihr Verhalten erkennen läßt, daß sie dazu noch nicht fähig ist. Den Arzt, der ihr zu Beginn die Wahrheit nicht verschwiegen hat, wird sie später, wenn sie dem tödlichen Ernst der Erkrankung nicht mehr ausweichen kann, vertrauensvoll wieder aufsuchen.
Vielleicht reagiert eine andere Patientin auf die Diagnose mit der Frage: „Herr Doktor, wie schrecklich – wie lange habe ich denn noch zu leben?" Die Antwort kann nur in einem Hinweis auf die Fortschritte der Medizin liegen, die auch beim Krebs die Lebenserwartung erhöht haben. Nach meiner Meinung ist es völlig falsch, auch dem gelassensten Patienten eine konkrete Zahl von Monaten und Jahren zu nennen; einmal stimmt sie doch nicht, außerdem sind Ausnahmen nach oben und unten die Regel. Natürlich ist es manchmal notwendig, einen Patienten, der umfangreiche Angelegenheiten zu ordnen hat, von seiner ernsten Lage zu informieren. Mir scheint, es dürfte einem taktvollen Arzt nicht sehr schwerfallen, ihm anzudeuten, daß er wohl seine Dinge ordnen sollte, solange er noch bei Kräften ist. Der Kranke wird den Wink verstehen, den er zu einem Zeitpunkt erhält, wo er noch Hoffnung haben darf, denn Hoffnung brauchen alle Patienten, auch diejenigen, die nach ihren Worten zum Sterben bereit sind. Unsere Interviews haben ergeben, daß alle Kranken an der Hoffnung auf eine verlängerte Lebenszeit festhalten und daß niemand in jedem Augenblick der Krankheit die Hoffnung von sich weist.

Auf Befragen stellten wir fest, daß alle Patienten über den Grad ihrer Krankheit Bescheid wußten, ob man es ihnen nun ausdrücklich mitgeteilt hatte oder nicht; ihre Reaktion hing aber von der Form ab, die der Arzt für die Mitteilung wählte.
Welche Form der Mitteilung ist hier annehmbar? Woher kann der Arzt überhaupt wissen, ob sein Patient eine kurze Mitteilung oder eine lange wissenschaftliche Erklärung hören oder das Thema lieber ganz umgehen möchte – wenn er zu diesem entscheidenden Zeitpunkt den Kranken kaum kennt?

Um die richtige Form zu finden, sind zwei Voraussetzungen nötig: vor allem die Fähigkeit des Arztes, dem eigenen Tod ins Auge zu sehen. Falls das für ihn schwierig ist und er den Tod für ein furchtbares Ereignis und für tabu hält, kann er nicht ruhig und hilfreich mit seinen Patienten darüber reden. Ich spreche hier absichtlich vom „Tod", auch wenn es zunächst nur um die Diagnose der gutartigen oder bösartigen Geschwulst geht, da sich ja mit dem Begriff Karzinom sofort die Vorstellung von tödlicher Krankheit einstellt. Wenn wir selbst dem Tode nicht gelassen gegenüberstehen, wie könnten wir dann unseren Patienten helfen? Wir können nur hoffen, daß sie uns die entscheidende Frage ersparen; wir machen Visite, reden über allerlei Banalitäten, über das herrliche Wetter und so fort; der sensible Patient spielt mit und spricht vom nächsten Frühling, obwohl er genau weiß, daß er ihn nicht erleben wird. Ärzte, die so verfahren, behaupten immer wieder, daß ihre Patienten die Wahrheit nicht wissen möchten, nie danach fragen und glauben, alles sei in Ordnung: In diesen Fällen hat der Arzt, erleichtert, weil man ihn nicht fragt, dem Patienten die Reaktion sozusagen in den Mund gelegt.
Andere Ärzte, die dem Thema gern aus dem Wege gehen, überlassen es dem Kaplan oder Pfarrer, mit dem Kranken zu sprechen; das kann natürlich besser sein, als die Wahrheit ganz zu verschweigen. Es kommt aber auch vor, daß der Seelsorger oder die Pfleger und Schwestern dem Patienten die Wahrheit auf ausdrückliche Anweisung des Arztes vorenthalten müssen; je mehr Nachdruck der Arzt auf diese Anordnung gelegt hat, um so deutlicher enthüllt sie seine eigene Todesangst, vermutlich eindeutiger, als ihm lieb ist.
Ärzte, die nicht so viele Vorbehalte gegen das Thema Tod und Sterben haben, nennen auch weniger Patienten, die nicht über den Grad ihrer Erkrankung sprechen wollen; das bestärkt mich in

meiner Auffassung, daß die eigene Einstellung des Arztes zum Tode ihr unmittelbares Echo in der Haltung des Patienten findet. Allerdings ist das erst die eine Seite des Problems.
Wir haben festgestellt, daß die Kranken auf die Konfrontation mit dem Ernst ihrer Krankheit so reagieren, wie sie ihr Leben lang Bedrohungen aufgenommen haben, daß sie also ihren persönlichen Stil, ihre gewohnte Verhaltensweise auch hier nicht aufgeben. Wer gewohnt ist, den Kopf in den Sand zu stecken, tut es auch hier, während Kranke, die sich sonst schwierigen Situationen offen gestellt haben, jetzt auch volle Klarheit bevorzugen. Schon deshalb ist es wichtig, einen neuen Patienten nach seinen Schwächen und Stärken abzutasten. Hier ein Beispiel:

Frau A., eine dreißigjährige Weiße, bat um unseren Besuch in der Klinik. Wir fanden eine kleine, gedunsene Frau mit übertriebener Munterkeit vor, die uns lächelnd von ihrer „gutartigen Lymphknotengeschwulst" berichtete. Sie hatte sich eingehend über die Krankheit informiert, hatte einschlägige Literatur gelesen und erzählte uns sofort, daß sie mit Kobalt und Lost behandelt worden sei – zwei Stichwörter, die jeder Insasse der Klinik sofort mit bösartigem Tumor in Verbindung brachte. Plötzlich wurde ihr Ton weinerlich, und sie erzählte eine recht klägliche Geschichte von ihrem Hausarzt, der ihr nach der Probeexzision ein „gutartiges Lymphadenom" bescheinigt hatte. „Ein gutartiges Lymphadenom?" wiederholte ich zweifelnd und wartete auf ihre Antwort. Sie bat sofort: „Bitte, Frau Doktor, sagen Sie mir, ob es bösartig oder gutartig ist!", wartete aber meine Antwort nicht ab, sondern begann, mir von ihren erfolglosen Bemühungen um eine Schwangerschaft zu berichten. Neun Jahre lang hatte sie auf ein Kind gehofft, alle erdenklichen Untersuchungen über sich ergehen lassen, sich dann aber um die Adoption eines Kindes bemüht. Auch das war ihr nicht gelungen; zuerst hatte man es ihr abgeschlagen, weil sie nur zweieinhalb Jahre verheiratet gewesen war, später vermutlich wegen emotioneller Störungen. Sie hatte sich mit der Tatsache, daß man ihr die Adoption abschlug, nie abfinden können. Nun, als sie einen Revers unterschrieben hatte, daß sie mit einer Radiumbehandlung trotz der damit verbundenen Sterilisation einverstanden sei, sah sie sich unwiderruflich zur Kinderlosigkeit verurteilt. Das war eine Tatsache, die sie nicht wahrhaben wollte, obwohl schon die erste Bestrahlung vorbereitet worden war.

Ich merkte an unserem Gespräch, daß sie sich immer noch nicht damit abfand. Sie fragte mich, ob ihr Tumor bösartig sei, wartete die Antwort nicht ab, gestand, daß sie sich mit der Kinderlosigkeit nicht abfinden könne, und verbreitete sich ausführlich über ihre große Enttäuschung, während ihre Augen unentwegt den ängstlich fragenden Ausdruck behielten. Ich erklärte ihr, ich könne sie gut verstehen, aber es sei vielleicht richtiger, daß sie versuche, sich mit ihrer Krankheit und weniger mit ihrer Kinderlosigkeit auseinanderzusetzen. Beide Situationen seien sehr schwer zu ertragen, aber nicht hoffnungslos. Ich versprach ihr, am nächsten Tag, nach der Bestrahlung, wiederzukommen.

Auf dem Weg zur ersten Bestrahlung gab sie dann zu, daß sie sich über die Bösartigkeit des Tumors im klaren war, aber noch auf Heilung hoffte. Bei den folgenden, ganz zwanglosen, fast gesellschaftlich betonten Besuchen redete sie abwechselnd von Babys und von ihrer Krankheit, wobei sie immer häufiger weinte und die anfängliche Munterkeit fallenließ. Sie wünschte sich eine „Zauberkugel", die ihr alle Furcht und die schwere Last in ihrer Brust nehmen sollte. Besondere Angst hatte sie vor einer neuen Zimmergenossin; sie würde „sich zu Tode ängstigen", wenn es sich um eine Todkranke handeln sollte. Da die Stationsschwestern sehr verständnisvoll waren, legte man eine fröhliche junge Frau zu ihr ins Zimmer, eine große Hilfe für sie. Die Schwestern redeten ihr auch zu, ruhig zu weinen, wenn es ihr danach zumute sei: Es sei nicht nötig, daß sie unentwegt lächelte. Sie war dankbar für den Rat. Mit unfehlbarer Sicherheit fand sie heraus, mit wem sie über den Ernst ihrer Erkrankung sprechen konnte; mit allen anderen unterhielt sie sich über Babys. Erstaunt stellte ihre Umgebung fest, daß sie jetzt bereit und fähig war, realistisch über ihre Aussichten zu sprechen. Dann aber fragte sie mich nach einigen sehr fruchtbaren Besuchen plötzlich, ob ich Kinder habe. Als ich bejahte, wollte sie die Sitzung sofort abbrechen, weil sie müde sei. In den folgenden Gesprächen brachte sie immer wieder ärgerliche Seitenhiebe gegen Schwestern, gegen Psychiater und alle möglichen Leute an, bis sie dann schließlich zugeben konnte, daß sie die Jungen und Gesunden beneidete, vor allem aber mich, die ich anscheinend alles besaß. Erst als sie spürte, daß man sie auch in dieser schwierigen Verfassung nicht ablehnte, erkannte sie den Ursprung ihres Zorns und Ärgers: Sie formulierte es als Zorn auf Gott, der es zuließ, daß sie so jung und unerfüllt sterben mußte. Zum Glück war der Seelsorger der Klinik

kein Eiferer, sondern ein verständnisvoller Mann, der im gleichen Ton wie ich mit ihr über ihren Zorn auf Gott sprach. Da endlich wich die Verbitterung einer Periode neuer Depression, die sie hoffentlich mit einer endgültigen Hinnahme ihres Schicksals überwinden wird.
Sie beharrt bis heute bei dieser zweigleisigen Reaktion auf ihre Situation, beklagt sich bei den meisten Menschen als die von Kinderlosigkeit heimgesuchte Frau, spricht aber mit dem Seelsorger und mir über den Sinn ihres kurzen Lebens und (ganz zu Recht) über ihre Hoffnung, es noch auszudehnen. Zur Zeit, wo ich an diesem Buch schreibe, fürchtet sie am meisten, daß ihr Mann wieder heiraten und Kinder bekommen werde, fügt dann aber lachend hinzu: „Na, der Schah von Persien ist er nicht gerade, aber ein großartiger Mann." Ihre Sehnsucht nach dem Leben hat sie noch nicht überwunden, doch da sie den Tod nicht mehr verleugnet und ihre Ängste nicht mehr auf ein anderes, weniger lebensbedrohendes Problem zu übertragen braucht, kann sie mit ihrer Krankheit besser fertig werden.

Auch im Fall von Herrn D. schien es schwierig, den Patienten mit der Wahrheit zu konfrontieren. Niemand wußte, ob er sich über die Art seiner Erkrankung klar sei, und da er keinen Menschen an sich herankommen ließ, nie eine Frage stellte und offenbar vom Pflegepersonal sogar etwas gefürchtet wurde, waren alle davon überzeugt, daß er sich über seine Situation täuschte. Die Schwestern wetteten, er würde sich nicht auf ein Gespräch mit mir einlassen, so daß ich etwas zögernd zu ihm ging. Auf meine einfache Frage: „Wie krank sind Sie?" kam die Antwort: „Ich bin voll von Krebs." Alle hatten seine mürrische Miene als Abwehr gedeutet; tatsächlich aber waren die Menschen seiner Umgebung durch ihre eigene Scheu vor dem Thema davon abgehalten worden, mit ihm über das zu reden, was er doch brennend gern besprechen wollte.
Wenn man allerdings die Diagnose einer bösartigen Erkrankung mit dem Unterton vorbringt, daß der Fall hoffnungslos sei – „es ist alles zwecklos, man kann gar nichts mehr tun" –, dann beginnt für den Patienten und seine Umgebung eine sehr schwierige Zeit. Er fühlt sich zunehmend isoliert, hat den Eindruck, daß sein Fall den Arzt nicht mehr interessiert, daß alles absolut hoffnungslos ist. Oft tritt dann eine rasche Verschlimmerung des Zustandes oder eine Depression ein, die er vielleicht erst dann wieder überwindet, wenn es

irgend jemandem gelingt, ihm einen Schimmer von Hoffnung zu zeigen.
Wenn sich dann noch die Familie, der kein Arzt verständnisvoll zu Hilfe kommt, der Verzweiflung und Hoffnungslosigkeit überläßt, kann sie wenig für den Kranken tun; die kurze verbleibende Zeit vergeht in Depressionen, statt zu einem bereichernden Erlebnis zu werden, wie es durchaus der Fall sein kann.
Natürlich hängt die Reaktion des Patienten nicht nur von der Form ab, in der ihm der Arzt die Diagnose mitteilt; doch da sie so sehr wichtig ist, sollte man in der Ausbildung der Medizinstudenten und der Anleitung junger Ärzte mehr Gewicht auf diese Zusammenhänge legen.

Um es zusammenzufassen: Es geht nicht um die Frage, ob, sondern *wie* man einen Patienten über seine schlechten Aussichten aufklärt. Der Arzt muß zunächst seine eigene Einstellung zum Thema Tod und Sterben überprüfen, um ohne Scheu darüber sprechen zu können, sollte aber auch sorgfältig auf die Hinweise achten, denen er entnehmen kann, in welcher Form der Patient die Mitteilung am besten verträgt. Je mehr Menschen in der Umgebung des Kranken die Diagnose kennen, um so eher wird er ohnehin die Wahrheit ahnen, denn nur wenige Leute können mit solchem Wissen längere Zeit hindurch Unbefangenheit heucheln. Die meisten Patienten lesen die Wahrheit schon aus dem Benehmen der Umgebung, aus der veränderten Behandlung, der ungewohnten Art, wie man sich ihnen nähert, die Stimme senkt, Visiten vermeidet; sie erkennen sie aus den verweinten oder den übertrieben lächelnden Mienen der Angehörigen. Wenn der Kranke merkt, daß Arzt oder Familie nicht imstande sind, darüber zu sprechen, wird er sein Wissen verschweigen, aber er ist dankbar, wenn sich jemand zu einem aufrichtigen Gespräch bereitfindet, ohne ihm gleichzeitig die Möglichkeit zu rauben, sich so lange gegen die Resignation zu stemmen, wie es für ihn notwendig ist.
Ein Kranker, der die Wahrheit erkannt hat, verliert das Vertrauen zu dem Arzt, der sie ihm vorenthalten oder ihn mit einer Lüge abgespeist hat, als es noch Zeit gewesen wäre, alle irdischen Angelegenheiten gründlich zu ordnen.
Es ist eine Kunst, schlimme Nachrichten zu übermitteln. Je einfacher es getan wird, um so leichter macht man es dem Kranken; er ruft sich den Inhalt der Mitteilung später ins Bewußtsein, falls er sie im selben

Augenblick noch nicht „hören kann". Unsere Patienten wollten die Diagnose übrigens lieber im privaten kleinen Raum als in den großen Sälen der Klinik entgegennehmen.

Alle Patienten erklären, daß der Ausdruck von Mitgefühl die Tragik der Mitteilung durchaus überdeckt: Die Versicherung, daß alles getan wird, daß man niemanden „fallenläßt", daß es noch Reserven in der Behandlungsmethode gibt, daß auch ein weit fortgeschrittenes Krankheitsstadium immer noch einen Schimmer Hoffnung übrigläßt – das alles ist hilfreich. Der Patient, der seinem Arzt vertraut, hat nun die Zeit, die verschiedenen Reaktionsphasen zu durchlaufen, die ihm helfen, sich mit der schwierigen neuen Lebenslage abzufinden.

Auf den folgenden Seiten fasse ich zusammen, was wir von unseren sterbenden Patienten über die seelischen Mechanismen zur Bewältigung einer Periode tödlicher Erkrankung gelernt haben.

Die erste Phase: Nichtwahrhabenwollen und Isolierung

Der Mensch verschanzt sich gegen sich selbst.
Tagore

Die meisten der über zweihundert Patienten, die wir befragt haben, hatten auf die Erkenntnis ihrer bösartigen Erkrankung zunächst mit „ich doch nicht, das ist ja gar nicht möglich!“ reagiert, und zwar diejenigen, denen man die Wahrheit sofort mitteilte, wie auch die anderen, die nach und nach selbst dahinterkamen. Eine Patientin hat uns das lange, aufwendige Ritual – wie sie selbst es nannte – geschildert, mit dem sie die Erkenntnis von sich abzuwehren suchte. Überzeugt, daß die „Röntgenaufnahme irgendwie vertauscht worden“ sei, verlangte sie die Bestätigung, daß ihr Name versehentlich auf einen anderen Befund geraten sei; als man ihr den Gefallen nicht tun konnte, verließ sie sofort die Klinik und suchte einen Arzt nach dem anderen auf, erhielt bald bestätigende, bald beruhigende Auskünfte, verlangte immer neue Untersuchungen und wußte insgeheim doch nur zu gut, daß die erste Diagnose stimmte. Nun hoffte sie, daß man falsche Rückschlüsse daraus gezogen habe, hielt aber ständigen Kontakt mit einem Arzt aufrecht, um „jederzeit“ wie sie sagte, Hilfe zur Hand zu haben.

Mit solchem gequälten Nichtwahrhabenwollen reagiert ein Patient besonders dann, wenn er unvermittelt und zu früh durch jemanden informiert wird, der ihn und seine Aufnahmebereitschaft nicht wirklich kennt oder „es schnell hinter sich haben“ will. Fast alle Patienten versuchen, die Krankheit vor sich selbst abzuleugnen, und nicht nur im ersten Augenblick, sondern auch später immer wieder einmal. Jemand hat gesagt: „Wir können nicht lange in die Sonne blicken, und wir können dem Tod nicht immer ins Auge sehen“: Auch der Kranke, der sein Ende als Möglichkeit erkannt hat, muß sie ab und zu doch leugnen, um das Leben überhaupt fortsetzen zu können.

Dieses Verhalten hilft sicher einem Patienten, mit einer quälenden, von Schmerzen beherrschten Situation fertig zu werden, die mancher lange Zeit ertragen muß: Das Nichtwahrhabenwollen schiebt sich wie ein Puffer zwischen den Kranken und sein Entsetzen über die Diagnose; er kann sich wieder fangen und andere, weniger radikale Wege zur inneren Verteidigung suchen. Trotzdem ist er vielleicht bereit, ja erleichtert und befriedigt, wenn er mit einem anderen Menschen über sein bevorstehendes Ende sprechen kann; freilich muß die Unterhaltung dann stattfinden, wenn er selbst, nicht der Gesprächspartner, dazu bereit ist, und es muß abgebrochen werden, sobald der Patient zu erkennen gibt, daß er die Tatsachen nicht mehr erträgt und sie wieder abstreiten möchte. Der Zeitpunkt für ein solches Gespräch ist weniger wichtig; man wirft uns oft vor, daß wir uns mit Kranken schon dann über Tod und Sterben unterhalten, wenn der Arzt mit gutem Grund dem Patienten noch eine längere Frist einräumt. Doch ich ziehe es vor – immer unter der Voraussetzung, daß der Kranke selbst es wünscht –, mit ihm darüber zu sprechen, solange er noch bei Kräften ist. Wie ein Patient es formulierte, droht der Tod weniger erschreckend, wenn er noch „meilenfern" ist, als wenn er „vor der Tür" steht. Natürlich ist es auch für die Familie ein Vorteil, wenn die Gespräche über notwendige Umstellungen, finanzielle Sicherungen und so fort mit dem Kranken geführt werden können, solange er noch bei Kräften ist. Meistens werden die Unterhaltungen nicht im Interesse des Patienten hinausgeschoben, sondern weil wir selbst in unserer eigenen Einstellung unsicher sind.

Das Nichtwahrhabenwollen ist meistens nur eine vorübergehende Phase, die bald durch wenigstens teilweise Akzeptierung abgelöst wird. Die meiner Meinung nach seltenen Fälle, in denen der Kranke seine Krankheit bis zum Tode leugnen kann, müssen nicht unbedingt durch solches Ausweichen verschlimmert werden. Ich habe bei unseren zweihundert Todkranken nur drei Patienten erlebt, die bis in den Tod seine Drohung nicht wahrhaben wollten. Zwei Frauen darunter sprachen zwar einmal kurz vom Sterben als „unvermeidlichem Übel, das sich hoffentlich im Schlaf ereignet", oder „ich hoffe, daß er ohne Schmerzen kommt", dann aber nahmen sie ihre frühere Haltung wieder ein und wichen dem Bewußtsein ihrer Krankheit aus.

Die dritte Patientin, wie die beiden anderen eine unverheiratete Frau in mittleren Jahren, hatte offensichtlich ihr Leben lang die unangenehmen Dinge verdrängt. Sie weigerte sich standhaft, ihre sichtbare, geschwürige Brustkrebsgeschwulst behandeln zu lassen. Bis zur letzten Stunde bewahrte sie sich ihren Glauben; sie gehörte zur Christian Science. Ein Teil von ihr muß trotz der beharrlichen Leugnung aber doch die Realität anerkannt haben, denn kurz vor ihrem Tode war sie mit Einweisung in die Klinik und Behandlung einverstanden. Als ich sie vor dem geplanten Eingriff besuchte, sprach sie davon, daß man ihr „einen Teil der Wunde ausschneiden" wolle, „damit sie besser heilt". Bei wiederholten Besuchen wurde mir klar, daß sie sich vor allen Äußerungen von Ärzten und Pflegepersonal fürchtete, die ihr das Nichtwahrhabenwollen unmöglich gemacht hätten; sie wollte also nichts über Krebs hören. Je schwächer sie wurde, um so grotesker machte sie sich zurecht. Der sonst diskret verwendete Lippenstift wurde dick aufgetragen, sie wählte immer leuchtenderes Rot, bis sie schließlich wie ein Clown wirkte. Ebenso leuchtend und farbenfroh wurde auch ihre Kleidung. Sie vermied es zuletzt, in den Spiegel zu blicken, versuchte aber immer noch, mit bunter Maskerade den Verfall und die Verzweiflung zu verdecken. Wenn man sie fragte, ob man etwas für sie tun könne, antwortete sie: „Kommen Sie morgen." Sie sagte niemals „Gehen Sie bitte", oder „Lassen Sie mich in Ruhe", sondern deutete die Möglichkeit an, daß ihre Reserven an Abwehr am nächsten Tag erschöpft sein könnten, so daß sie dringend Beistand brauchte. Ihre letzte Bemerkung lautete: „Ich glaube, ich kann nicht mehr." Sie starb knapp eine Stunde danach.

Die meisten Patienten bleiben nicht so lange bei der Taktik des Ausweichens; sie sprechen ab und zu völlig realistisch über ihre Krankheit, geben dann aber oft plötzlich zu erkennen, daß sie nicht länger imstande sind, die Dinge beim Namen zu nennen. Diesen Augenblick, in dem sich der Kranke der Wahrheit wieder entziehen möchte, gilt es zu erkennen. Vielleicht unterhält er sich eine ganze Weile über wesentliche Lebensfragen, bringt vielleicht auch einige Gedanken über das Sterben und das Leben nach dem Tode vor, um dann unvermittelt das Thema zu wechseln oder fast alles zurückzunehmen, was er bis dahin gesagt hat. Wer ihm in diesem Augenblick zuhört, würde ihn nicht für einen Schwerkranken halten. Für uns ist der Themawechsel ein Zeichen dafür, daß sich der Kranke jetzt angenehmeren Vorstellungen hingeben möchte, und wir überlassen ihn seinen Tagträumen von erfreulichen Situationen, wenn sie auch

in der seinen absurd wirken mögen. (Mehrmals haben wir festgestellt, daß Patienten sich in scheinbar völlig unmögliche Situationen hineinträumen, die sich zu unserer Verwunderung dann doch verwirklichen!)
Alle Kranken haben also im Anfang und später immer wieder einmal das Bedürfnis, dem Ernst ihrer Lage auszuweichen; der mitfühlende und aufmerksame Beobachter muß die jeweilige Stimmung erkennen und dem Patienten überlassen, wie er sich von Stunde zu Stunde verteidigen will – er darf ihn nicht auf die Widersprüche aufmerksam machen. Meistens greift der Kranke in einer späteren Phase eher zur Isolierung als zur Leugnung; dann redet er über seine Gesundheit und seine Krankheit, seinen Tod und seine Unsterblichkeit, als wären es Geschwisterpaare, die getrost nebeneinander existieren können – so wie er dem Tod entgegensieht und doch die Hoffnung nicht aufgibt.
Wir haben aber festgestellt, daß viele unserer Patienten dem Ernst ihrer Erkrankung vor allem dann auswichen, wenn sie mit Menschen zu tun hatten, die für sich selbst auch keinen anderen Weg kannten, mit den Gedanken an Tod und Sterben fertig zu werden. Die Kranken stellen oft sehr rasch fest, mit welcher Schwester oder welchem Angehörigen sie realistisch über ihre Krankheit und das drohende Ende sprechen können; alle anderen, die den Gedanken an ihr eigenes Ende nicht ertragen, verschonen sie mit diesen Themen. Das kann natürlich dazu führen, daß die Umgebung die Fähigkeit eines Kranken, sich mit seinen traurigen Aussichten abzufinden, sehr unterschiedlich beurteilt.

Der Bericht über Frau K., die lange Zeit hindurch ihre bösartige Erkrankung nicht wahrhaben wollte, zeigt, wie wir sie von ihrer Einweisung ins Krankenhaus bis zu ihrem Tode, der ein paar Monate später eintrat, behandelten.
Sie war eine achtundzwanzigjährige Katholikin, Mutter zweier noch nicht schulpflichtiger Kinder, und wurde mit einer bösartigen Lebererkrankung eingeliefert; nur überaus genaue Diät und tägliche Laboratoriumsuntersuchungen konnten sie noch am Leben erhalten.
Zwei Tage, bevor sie in die Klinik kam, erfuhr sie die Diagnose ihrer unheilbaren Krankheit. Nach Auskunft der Familie „spielte sie verrückt", bis sich eine Nachbarin ihrer annahm und ihr versicherte, daß es doch immer noch Hoffnung gäbe. Sie riet ihr, zu einem

Gesundbeter zu gehen, doch ihr Priester, den sie um Rat bat, untersagte es ihr.

Trotzdem suchte sie am nächsten Tag den Gesundbeter auf und „fühlte sich sofort wunderbar", wie sie sagte. Ihre Schwiegermutter fand sie am Tage darauf in einer Art Trancezustand auf; der Ehemann ging seiner Arbeit nach, die beiden kleinen Kinder wurden nicht versorgt. Ehemann und Schwiegermutter brachten Frau K. ins Krankenhaus, verschwanden aber wieder, ehe der Arzt mit ihnen sprechen konnte.

Die Patientin fragte sofort nach dem Kaplan des Krankenhauses, um ihm „die frohe Botschaft" zu überbringen. Als er ins Zimmer trat, begrüßte sie ihn in überschwenglicher Begeisterung: „O Father, es war so wunderbar. Mir ist geholfen worden. Ich werde den Ärzten jetzt zeigen, daß Gott mich heilt. Es geht mir jetzt schon gut." Sie bedauerte, „daß nicht einmal meine eigene Kirche versteht, wie Gott wirkt", da man ihr ja nicht erlaubt habe, zum Gesundbeter zu gehen.

Die Patientin war schwierig zu behandeln, weil sie ihre Krankheit zu leugnen versuchte und sich nicht an die Diät hielt. Gelegentlich stopfte sie sich so voll, daß sie in eine Art Koma fiel; dann wieder hielt sie sich gehorsam an die Vorschriften. Eben wegen dieser Unzuverlässigkeit rief man den Psychiater zu Hilfe.

Als wir die Patientin zum ersten Mal aufsuchten, war sie erstaunlich lustig, lachte und kicherte und versicherte uns, es gehe ihr ausgezeichnet. Sie machte Besuche in anderen Krankenzimmern und versuchte, Geld zu einem Geschenk für einen Arzt zu sammeln, in den sie unbegrenztes Vertrauen setzte – was ja immerhin darauf schließen ließ, daß sie sich doch der Einsicht in ihren wahren Zustand nicht ganz entziehen konnte. Aber ihr Glaube an ihr gutes Befinden schien unerschütterlich, und sie verlangte, daß man ihn bestätigte; da sie sich weder an Diät noch an Medikamente hielt, „benahm sie sich nicht wie eine Patientin".

Wir unterhielten uns mit ihrem Mann, der einen sehr einfachen und gefühlsarmen Eindruck machte und tatsächlich anzunehmen schien, es sei für seine Frau besser, wenn sie die kurze Frist ihres Lebens zu Hause mit ihren kleinen Kindern verbringen könnte, statt im Krankenhaus nur noch länger gequält zu werden, bei wachsenden finanziellen Kosten und Aufregungen durch das Auf und Ab ihres Zustandes. Er zeigte wenig Mitgefühl mit seiner Frau und verstand es, seine Gefühle säuberlich aus seinen Überlegungen auszuklammern. Nach seiner Meinung, die er kurz und bündig darlegte, sei kein geregeltes Zuhause möglich, da er arbeiten müsse und die Kinder anderswo versorgt werden sollten. Als wir ihm zuhörten und uns an seine Stelle zu versetzen versuchten, wurde uns klar, daß er mit dieser Situation nur auf diese unpersönliche Art fertig werden konnte. Wir hofften vergeblich, sein Mitgefühl für seine Frau zu wecken. Seine Anteilnahme hätte ihr wahrscheinlich geholfen, die ausweichende Haltung fallenzulassen, so daß sie wirksamer zu behandeln gewesen wäre. Der Mann verließ die Klinik, als habe er eine unangenehme Pflicht erledigt, und war offenbar nicht imstande, sein Verhalten zu ändern.

Frau K. freute sich über unsere regelmäßigen Besuche, bei denen wir über die täglichen Vorkommnisse in der Klinik plauderten, aber auch ihre Bedürfnisse zu erforschen versuchten. Allmählich wurde sie schwächer, döste wochenlang vor sich hin und hielt unsere Hand, ohne viel zu sprechen. Danach setzte eine Phase zunehmender Verwirrung ein; sie glaubte sich in einem wunderschönen Schlafzimmer mit duftenden Blumen, die ihr Mann ihr gebracht habe. Als es ihr wieder besser ging, versuchten wir, ihr mit kleinen Basteleien über die Zeit hinwegzuhelfen. Meistens lag sie einsam bei verschlossenen Türen. Die Schwestern mieden sie in dem Gefühl, daß sie doch nichts für sie tun könnten, und begründeten es mit Bemerkungen wie: „Sie ist so verwirrt, sie merkt gar nichts", oder: „Ich weiß überhaupt nicht, was ich mit ihr reden soll, sie hat so verrückte Ideen."

Doch sie fühlte Isolierung und Einsamkeit. Manchmal wurde sie beobachtet, wie sie den Telefonhörer aufnahm, „nur um mal eine Stimme zu hören".

Schließlich verordnete man ihr proteinfreie Kost, wobei sie von Hunger gequält wurde und stark abnahm. Einmal saß sie auf der Bettkante, drehte ein Zuckerpäckchen zwischen den Fingern und meinte: „Dieser Zucker wird mich schließlich fertigmachen." Dann nahm sie meine Hand und sagte: „Sie haben so warme Hände. Ich hoffe, daß Sie bei mir sind, wenn ich kälter und kälter werde." Dabei lächelte sie wissend. Es war ein entscheidender Augenblick: Sie wußte, und ich wußte es auch, daß sie in diesem Augenblick auf die Flucht vor der Wirklichkeit verzichtete und imstande war, an ihren Tod zu denken und darüber zu sprechen.

Wir sprachen kein Wort mehr, sondern saßen nur schweigend beieinander. Als ich ging, fragte sie, ob ich ganz gewiß wiederkäme und auch das „prächtige Mädchen" mitbrächte, die Beschäftigungstherapeutin, die ihr helfen sollte, ein paar Lederbasteleien für die Familie anzufertigen, „damit sie etwas zur Erinnerung an mich haben".

Wer im Krankenhaus arbeitet – Arzt, Schwester, Geistlicher –, ahnt gar nicht, um was er sich selbst bringt, wenn er solchen Patienten aus dem Wege geht. Wenn er sich überhaupt für menschliches Verhalten interessiert, für Anpassung oder Abwehr, mit denen sich der Mensch in solchem Elend zu helfen versucht, dann ist hier der Platz, wo er lernen kann, wenn er sich nur ruhig dazusetzt und zuhört. Er muß allerdings auch bereit sein, ein zweites oder drittes Mal den Versuch zu machen, wenn der Patient zuerst für ein Gespräch zu elend ist. Der Kranke wird bald Vertrauen fassen, weil er hier den Partner findet, der sich um ihn sorgt, mit ihm fühlt und ihn nicht im Stich läßt; das geht nicht nur aus Worten, sondern auch aus vielen kleinen Gesten hervor.

Wir versuchten niemals, die ausweichende Haltung von Frau K. zu durchbrechen oder ihr zu widersprechen, wenn sie von ihrem guten Zustand sprach, rieten ihr aber, die Medikamente zu nehmen und sich streng an die Diät zu halten, wenn sie zu ihren kleinen Kindern nach Hause wolle. Eines allerdings war unerträglich, so daß wir hier nicht mehr mit ihr die Wirklichkeit einfach übersehen konnten: wenn sie an einem Tag so viel verbotene Sachen gegessen hatte, daß sie an den kommenden doppelt leiden mußte. Unseren Ermahnungen konnte sie entnehmen, daß es sehr schlecht um sie stand; die mit dürren Worten mitgeteilte Wahrheit hätte sie bei ihrem Zustand nicht ertragen. Erst viel später, nach den koma-ähnlichen Zuständen und den Stadien der Verwirrung und der erfreulichen Illusionen, fand sie die Kraft, die Realität ihrer Situation anzuerkennen; und dann war es nur noch etwas schmackhaftes Essen und Beistand in der letzten Stunde, den sie von *uns* erbat – weil sie wußte, daß von ihrer Familie keine Hilfe zu erwarten war.

Ich meine, daß diese lange und sehr fruchtbare Beziehung nur möglich wurde, weil wir ihr Bedürfnis, das bevorstehende Ende so lange wie möglich zu leugnen, respektierten und ihr auch dann, wenn sie sich als sehr schwierige Patientin zeigte, nie Vorwürfe machten (was natürlich für uns verhältnismäßig einfach war, weil wir nicht den täglichen Kleinkrieg gegen ihre Verstöße führen mußten). Wir besuchten sie ja auch, wenn sie völlig verwirrt war und sich weder an uns noch an unsere berufliche Rolle erinnerte. Der Therapeut, der für sich selbst mit dem Komplex von Tod und Sterben ins reine gekommen ist, kann auf die Dauer dem Patienten am besten helfen, sich mit seinem bevorstehenden Ende abzufinden und die Todesangst zu überwinden. In den letzten Lebenstagen wünschte Frau K. die Gegenwart von zwei Menschen; der eine war ich, die Psychotherapeutin; sie hielt ruhig meine Hand, schwieg meistens und machte immer seltener eine Bemerkung über Essen, über Unbehagen oder Schmerzen. Die zweite Person war die Beschäftigungstherapeutin, in deren Anwesenheit sie die Wirklichkeit eine Zeitlang vergessen konnte und die ihr half, sich noch einmal als brauchbarer Mensch zu fühlen und kleine Dinge herzustellen, die für sie vielleicht ein wenig Unsterblichkeit bedeuteten.

Das Beispiel soll auch zeigen, daß wir keineswegs den Patienten immer mit seinem unheilbaren Zustand bekanntmachen, sondern zu erkennen versuchen, welche Schutzwehr er sich aufgerichtet hat. Frau K. hätte den Verstand verloren, wenn sie die Wahrheit zugegeben hätte. Wenn ihre Umgebung sie auch für geistesgestört hielt, zeigte ein Test doch, daß ihr Beurteilungsvermögen für die Dinge der realen Welt völlig intakt war – sie konnte sich jedoch nicht damit abfinden, daß ihre Familie ihren Tod „je eher, desto besser" herbeiwünschen mußte und daß sie schon sterben sollte, obwohl sie gerade erst begonnen hatte, sich an ihren Kindern zu freuen – daher die Begeisterung über den Gesundbeter.

Doch ein Teil ihrer Persönlichkeit ließ sich nichts vormachen und „wußte Bescheid": Sie versuchte nie, wieder entlassen zu werden, sondern richtete sich wohnlich ein (sie hat die Klinik auch nicht mehr verlassen). Schließlich gab sie sich mit den Vorschriften zufrieden und verstieß nur noch selten gegen die Diät. Doch sie gestand, daß ein Dasein in solchen Grenzen unerträglich und der Tod besser als dieses Leiden sei. Man könnte in ihren exzessiven Diätverstößen eine Form des Selbstmords sehen; sie wäre auch sehr schnell daran zugrunde gegangen, wenn die Schwestern nicht rigoros eingegriffen hätten. Zwischen totalem Nichtwahrhabenwollen und dem wiederholten Versuch, sich mit der Wahrheit abzufinden, wurde sie zu einer mitleiderregenden Gestalt; eine ungepflegte junge Frau, die auf dem Bettrand kauerte und den Telefonhörer umklammerte, um einen Ton zu hören. Nach Wochen und Monaten unserer schweigenden Anteilnahme war sie endlich fähig, ohne Irrsinn und Selbstmordversuche dem Tod ins Auge zu sehen.

Wir reagierten sehr unterschiedlich auf die Patientin. Das erste war die ungläubige Verwunderung: Wie konnte sie so tun, als sei sie gesund, wenn sie kaum noch etwas essen durfte? Warum wollte sie denn in der Klinik bleiben und alle Untersuchungen über sich ergehen lassen, wenn sie tatsächlich von ihrem guten Gesundheitszustand überzeugt war? Wir merkten rasch, daß sie solche Fragen nicht ertrug, und versuchten sie durch Unterhaltung über angenehmere Dinge besser kennenzulernen, wobei es half, wenn wir sie als fröhliche junge Frau mit kleinen Kindern und einer Familie (die in Wahrheit nichts für sie tat) ansprachen.

Als wir merkten, daß das Pflegepersonal sie immer mehr links liegen ließ, wurden wir ärgerlich. Wir machten uns zur Gewohnheit, die Tür zu ihrem Zimmer offenzulassen, fanden sie beim nächsten Mal aber wieder abgeschlossen. Je mehr wir mit ihren Eigenheiten vertraut wurden, um so weniger sonderbar fanden wir sie – und um so mehr stieg unser Zorn auf die Schwestern. Zum Schluß war ihr Fall zu unserer ureigenen Angelegenheit geworden; wir hatten das Gefühl, eine fremde Sprache mit jemandem zu sprechen, der sich anderen nicht mitteilen konnte.

Es steht außer Frage, daß wir uns tief in diesen Fall verstrickten, weit mehr, als es sonst zwischen im Krankenhaus Tätigen und den Kranken üblich ist. Wenn man dieses persönliche Engagement verstehen will, darf man nicht übersehen, daß auch unsere Unfähigkeit daran beteiligt war, die Familie zu wirklicher Hilfe für die Kranke zu bewegen. Unser Zorn drückte sich darin aus, daß wir ihr gegenüber die Rolle des tröstenden Besuchers annahmen, die eigentlich dem Ehemann zugefallen wäre. Und wer weiß, ob hinter unserem Bedürfnis, uns für sie einzusetzen, nicht auch unsere eigene, unausgesprochene Hoffnung stand, nicht zurückgewiesen zu werden, wenn wir einmal ein ähnliches Schicksal auf uns nehmen müßten! Schließlich war sie eine junge Frau mit zwei kleinen Kindern – rückblickend frage ich mich, ob ich nicht doch reichlich schnell bereit war, ihr Nichtwahrhabenwollen zu unterstützen.

Das zeigt, daß wir im Umgang mit Patienten die eigenen Reaktionen genau klären müssen; sie spiegeln sich stets im Verhalten des Kranken und beeinflussen sein Befinden sehr stark. Wir selbst entwickeln uns und reifen, wenn wir bereit sind, uns ehrlich zu prüfen. Dazu eignet sich kaum etwas so gut wie der Umgang mit schwerkranken, alten oder sterbenden Patienten.

Die zweite Phase: Zorn

Wir interpretieren die Welt falsch und behaupten dann, sie täusche uns.
Tagore

Auf unsere erste Reaktion „Nein, nein, mit mir kann es nichts zu tun haben!" folgt die zweite, in der uns aufgeht: „O doch, es betrifft mich, ich bin es selbst." Zum Glück oder Unglück sind nur wenige Patienten imstande, bis zu ihrem Tode die Illusion von Gesundheit und Wohlbefinden aufrechtzuerhalten.
Auf das Nichtwahrhabenwollen folgen meistens Zorn, Groll, Wut, Neid. Dahinter steht die Frage: „Warum denn gerade ich?" Unser Patient Dr. G. formulierte es in einem Gespräch: „Ich nehme an, daß fast jeder in meiner Lage irgendeinen anderen Menschen im Sinn hat und sich fragt: ‚Warum denn nicht der?' Mir ist das mehrmals durch den Kopf geschossen. Da ist zum Beispiel ein Mann, den ich seit meiner Kindheit kenne, er ist zweiundachtzig und, soweit es ein Sterblicher beurteilen kann, zu nichts in der Welt mehr nütze – rheumatisch, verkrüppelt, schmutzig, keiner möchte an seiner Stelle sein. Und ich mußte mir immer wieder sagen: ‚Warum trifft es denn nicht den alten George?'"
In dieser Phase haben es die Familie und das Krankenhauspersonal sehr schwer mit dem Kranken, denn sein Zorn ergießt sich ohne sichtbaren Anlaß in alle Richtungen: Die Ärzte taugen einfach nichts, sie wissen nicht, welche Untersuchungen sie vornehmen und welche Diät sie verschreiben sollen; sie halten die Patienten im Krankenhaus fest und nehmen keine Rücksicht auf Sonderwünsche; sie lassen es zu, daß man einen hinfälligen Zimmergenossen bekommt, obwohl man so viel Geld für ein klein wenig Ruhe und Ungestörtheit ausgibt – und so geht es weiter. Die Schwestern werden erst recht zum Ziel des Zorns; was sie nur anfassen, ist falsch. Sobald sie das Zimmer verlassen haben, schrillt die Klingel schon wieder; das Signallicht flammt gerade dann auf, wenn die Schwester

ihre Freizeit antreten und ihrer Nachfolgerin noch ein paar Instruktionen übermitteln will. Will sie die Kissen aufschütteln und die Laken glattstreichen, heißt es, daß sie aber auch niemals Ruhe gibt; läßt sie den Kranken allein, wird sie sofort wieder alarmiert: das Bett soll gemacht werden . . .

Die Besuche der Familie, ohne Vorfreude und Begeisterung entgegengenommen, werden zu einem Alpdruck, auf den die Angehörigen mit Tränen, mit Schuld- und Schamgefühlen reagieren, den sie nach Möglichkeit vermeiden, so daß sie Unbehagen und Groll des Patienten noch vermehren.

Die Situation wäre weniger bedrückend, wenn wir uns mehr in die Lage des Kranken versetzen und uns fragen würden, woher sein Zorn stammt. Vermutlich wäre jeder von uns voller Groll, wenn er sich plötzlich vom vitalen Dasein ausgeschlossen sähe. Andere Leute bauen jetzt unsere Häuser fertig; unser schwer erarbeitetes Geld kann uns nicht mehr die paar Jahre Ruhe und Vergnügen verschaffen, die wir uns davon versprochen haben. Wie würde sich unser Zorn in solchem Fall auswirken? Wir würden ihn vermutlich ebenso an den Leuten auslassen, die alles noch genießen können, die so betriebsam herumlaufen, während wir uns nicht mehr auf den Füßen halten können; die unangenehme Untersuchungen und langwierigen Krankenhausaufenthalt mit vielen Einschränkungen unserer Freiheit anordnen – selbst aber am Abend das Haus verlassen und ihr Leben genießen. Wir würden genauso voller Groll und Abneigung auf die Leute sehen, die uns stillzuliegen befehlen, damit die Infusion oder die Transfusion nicht noch einmal angelegt zu werden braucht – obwohl wir aus der Haut fahren könnten und irgend etwas tun möchten, um nur zu spüren, daß wir noch „funktionieren", daß wir noch leben!

Wohin der Patient auch blickt, findet er Anlaß zum Zorn. Im Fernsehen sieht er junge Leute bei ihren wilden Tänzen, während er im Bett liegen muß und sich kaum rühren kann; er sieht einen Westernfilm, in dem Männer kalten Blutes umgebracht werden vor den Augen anderer, die seelenruhig ihr Bier trinken – und sofort fällt ihm ein, wie herzlos sich seine Angehörigen und die Schwestern benehmen! Der Nachrichtendienst quillt über von Katastrophen, Kriegen und Zerstörungen, und alles ist doch so weit entfernt – aber seine Tragödie hier wird rasch vergessen sein. Doch das will er nicht, dagegen wehrt er sich, ihn soll man so rasch nicht vergessen! Und er wird laut, er stellt immer neue Ansprüche, beklagt sich, will beachtet werden: „Ich bin noch am Leben, vergeßt das nur nicht! Ihr könnt meine Stimme noch hören, ich bin noch nicht tot!“

Wenn der Patient Verständnis findet, wenn man ihm Zeit und Aufmerksamkeit widmet, wird er bald wieder ruhiger werden und weniger fordern. Er weiß, daß man noch mit ihm rechnet, sich um ihn sorgt und ihm ermöglicht, alle noch verbliebenen Fähigkeiten einzusetzen. Er weiß auch, daß er seine Wünsche nicht mit einem Wutausbruch durchsetzen und nicht ständig klingeln muß, weil man gern zu ihm hereinschaut.

Doch leider reagieren wir oft auf den Zorn des Kranken, als sei er gegen uns persönlich gerichtet; dabei bestimmt meistens der Zufall, gegen wen er sich entlädt. Wenn die Schwestern oder die Angehörigen aber verärgert reagieren, geben sie nur seinem Groll neue Nahrung. Immer seltener werden die Besuche, immer kürzer auch die Visiten des Arztes, denn jeder scheut sich, in einen hitzigen Streit zu geraten, um seinen Standpunkt in völlig nebensächlichen Dingen gegen den Patienten zu verteidigen.

Durchaus „vernünftig“ war dagegen der von der Krankenschwester provozierte Zornausbruch von Herrn X. Seit Monaten lag er, der früher besonders aktiv gewesen war, fast völlig gelähmt und konnte nur stundenweise vom Beatmungsgerät befreit werden. Er wußte, daß seine Tage gezählt waren, und hatte kaum noch Wünsche; er wollte gern ab und zu in eine andere Lage gebettet werden, und er bat die Krankenschwester, niemals die Seitengitter des Betts hochzuklappen, weil er sich sonst wie in einem Sarg fühlte. Ihr merkte man eine geradezu feindselige Haltung gegen den Patienten an, obwohl sie immerhin privat für ihn engagiert worden war. Sie versprach ihm, die Gitter nie hochzuklappen, weil sie wußte, daß er sich dann vollkommen still verhielt und sie in ihrer Lektüre nicht störte.

Bei meinem letzten Besuch traf ich den sonst so disziplinierten Herrn X. in heftigem Zorn an, der sich in bösen Blicken und heftigen Vorwürfen gegen die Schwester Luft machte. Immer wieder rief er: „Sie haben mich angelogen!“ Ich fragte ihn nach dem Anlaß für diesen Ausbruch, und er versuchte mir zu erklären, daß die Schwester die Seitengitter hochgeklappt hatte, sobald er sie bat, ihn im Bett aufzurichten, damit er „noch einmal“ die Beine über den Bettrand hängen könne. Die Schwester unterbrach ihn immer wieder mit ihren Erklärungen: Sie habe die Gitter hochgeklappt, um ihn aufrichten zu können. Für mich war ihre Bemerkung: „Sonst wären Sie nämlich aus dem Bett gefallen und hätten sich den Kopf aufgeschlagen“ sehr aufschlußreich.

Betrachtet man den Vorfall objektiv, dann wird es ganz klar, daß die Krankenschwester ihrer eigentlichen Aufgabe auswich, indem sie sich in die Ecke setzte, Taschenbücher las und den Patienten „um jeden Preis“ ruhig zu halten versuchte. Offenbar sträubte sie sich innerlich gegen die Pflege des Todkranken; sie sah ihn nie an, sie versuchte nie, ein Gespräch zu beginnen, sie war einfach nur physisch anwesend – innerlich aber meilenweit von ihrem Patienten entfernt. Die junge Frau war offenbar nur auf diese Weise imstande, ihre berufliche Pflicht zu erfüllen, und im Unterbewußtsein wünschte sie seinen Tod herbei, wie ihr Ausspruch „ . . . sonst hätten Sie sich den Kopf aufgeschlagen“ ungewollt verriet. Er sollte ruhig, wie im Sarg, liegenbleiben. Wenn er anders gebettet werden wollte, reagierte sie empört auf dieses unerwünschte Zeichen von Leben. Gewiß, es war die Nähe des Todes, die sie maßlos erschreckte; doch ihre Forderung, daß er so unbeweglich liegen sollte, steigerte seine Angst vor der Starre, vor dem Tod. Er konnte sich nicht mitteilen, er war stumm, isoliert und hilflos der Agonie und dem aufgestauten Zorn ausgeliefert.

Aber als sie dann seinen Wunsch, aufgesetzt zu werden, mit einer weiteren Einschränkung beantwortete, ihn sozusagen zwischen Gittern einsperrte, machte sich sein Zorn Luft. Wenn sie sich nicht wegen ihrer destruktiven Wünsche schuldig gefühlt hätte, wäre sie vermutlich nicht auf den Streit eingegangen, und die Szene hätte nicht stattgefunden. Dann hätte der Patient nicht mehr die Möglichkeit gehabt, sich einmal seinen Zorn vom Herzen zu reden – so aber war es ihm gegönnt, ein paar Stunden danach etwas erleichtert zu sterben.

Mit diesen Beispielen möchte ich nur zeigen, wie notwendig es ist, daß wir den begründeten oder den unbegründeten Zorn des Patienten tolerieren. Dazu sind wir natürlich nur imstande, wenn wir uns nicht fürchten und nicht innerlich wehren. Wir müssen lernen, unserem Patienten zuzuhören und manchmal auch unbegründeten Ärger hinzunehmen, weil wir wissen, daß es ihn erleichtert, den Groll einmal auszusprechen, daß es ihm hilft, die letzten Stunden des Lebens gelassener hinzunehmen. Wir sind nur dann dazu imstande, wenn wir unsere eigene Angst vor dem Tode und auch unsere destruktiven Wünsche erkannt haben und wissen, welche unserer Abwehrhaltungen mit unserer Sorge für den Patienten in Widerspruch geraten könnten.

Vor andere Schwierigkeiten stellt uns der Mann, der sein Leben lang geherrscht hat und mit Zorn und Wut reagiert, wenn er gezwungen wird, andere über sich bestimmen zu lassen. Ich denke da an Herrn O., der mit einer Lymphogranulomatose, der Hodgkinschen Krankheit, ins Krankenhaus kam und behauptete, er sei nur krank, weil er so wenig esse. Er war ein reicher und erfolgreicher Geschäftsmann, der nie Schwierigkeiten mit dem Essen gehabt hatte und nie Diät halten mußte, um etwa an Gewicht zu verlieren. Seine Mitteilungen über die Krankheit waren durchaus unrealistisch, aber er bestand darauf, daß er selbst, und ausschließlich er, „diese Schwäche" verursacht habe. Dabei blieb er, obwohl er als gebildeter und intelligenter Mann wissen mußte, warum er mit Radium behandelt wurde. Er behauptete nach wie vor, er brauche nur aufzustehen und die Klinik zu verlassen – er müßte eben nur einmal wieder essen.

Seine Frau kam eines Tages mit Tränen in den Augen in mein Arbeitszimmer, kaum noch imstande, die Situation zu ertragen. Herr O. war immer ein Tyrann gewesen, er hatte sein Unternehmen und seine Familie streng regiert. Jetzt, im Krankenhaus, weigerte er sich, irgend jemanden über die fälligen geschäftlichen Transaktionen zu informieren. Er war unfreundlich, wenn sie ihn besuchte, und reagierte übertrieben scharf auf ihre Fragen nach seinem Befinden und auf ihre Ratschläge. Nun bat sie um Rat, wie sie den herrschsüchtigen, selbstbewußten und anspruchsvollen Mann behandeln sollte, der seine Grenzen nicht erkennen und keinen Zipfel von seiner gewohnten Haltung aufgeben konnte.

Wir machten ihr klar, daß sein Drang, sich selbst die Schuld an „seiner Schwäche" zu geben, zeigte, wie notwendig es für ihn war, in jeder Situation selbst zu bestimmen; wir rieten ihr, ihm möglichst das Gefühl zu geben, daß er immer noch Herr seiner selbst sei, wenn er auch die Herrschaft über die Umgebung verloren habe. Sie verstand, besuchte ihn täglich wie bisher, fragte aber vorher immer an, welche Zeit ihm gelegen sei und wie lange sie bleiben dürfe. Sobald er Zeitpunkt und Dauer der Besuche festsetzen konnte, wurden es sehr angenehme Stunden. Sie verzichtete nun auch darauf, ihm Ratschläge für Essen und Aufstehen zu geben, sondern erfand Formulierungen wie: „Ich glaube tatsächlich, daß nur du

selbst entscheiden kannst, was du essen willst." Er konnte tatsächlich wieder essen – aber erst, nachdem auch das Pflegepersonal aufgehört hatte, ihm Vorschriften zu machen.
Die Schwestern und Ärzte übernahmen also die Taktik; man ließ den Patienten selbst bestimmen, wann Bettwäsche gewechselt oder Infusionen vorgenommen werden sollten; dabei hielt er sich, wie vorauszusehen, ungefähr an die alten Zeiten. Jetzt ging es aber ohne Zorn und Kampf ab, Frau und Tochter besuchten ihn gern und überwanden das Gefühl von Schuld oder Scham gegen den todkranken Patienten, der ja schon als gesunder Mann schwierig im Umgang gewesen war.
Für den Anwalt, den Seelsorger, den Psychiater und auch das Pflegepersonal stellen diese Patienten ein besonderes Problem dar, weil ihre Zeit begrenzt und ohnehin stark beansprucht ist. Hat man sich etwa mühsam für ihn freigehalten, heißt es wohl: „Nicht jetzt, kommen Sie später wieder." Dann liegt es nahe, ihn zu vergessen – schließlich hat er die Gelegenheit gehabt und nicht wahrgenommen. Doch man darf nicht vergessen, daß Patienten wie Herr O. die einsamsten unter allen sind, schon deshalb, weil sie zunächst alles ablehnen und nur zu ihren eigenen Bedingungen auf irgend etwas eingehen können. Der erfolgreiche, wohlhabende, berühmte Mann ist unter solchen Umständen der allerärmste Patient; er sträubt sich gegen die Einsicht, daß wir am Ende doch alle gleich sind; sein Kampf bis zum Schluß bringt ihn vielleicht um die Möglichkeit, den Tod gelassen als den nun einmal bestimmten Schlußpunkt hinzunehmen. Dieser Kranke provoziert ständig Ablehnung und Ärger – und doch ist er verzweifelter als alle anderen.

Im folgenden geben wir ein Gespräch zwischen dem Kaplan, mir und Schwester I. wieder, einer Nonne, die zum elften Mal im Krankenhaus lag. Sie litt an der Hodgkinschen Krankheit, der bösartigen Lymphogranulomatose.
Schwester I. war im Krankenhaus und auch außerhalb nicht beliebt, weil sie widerspenstig und anspruchsvoll auftrat, und zwar um so schlimmer, je hilfloser sie durch die Krankheit wurde. Sie hatte es sich zur Gewohnheit gemacht, von einem Krankenzimmer zum anderen zu gehen, vor allem die Schwerkranken zu besuchen, deren Wünsche zu erforschen und sie im Schwesternzimmer als dringende Empfehlungen vorzubringen. Die Schwestern ärgerten sich über diese Einmischung, wollten die Nonne als Kranke aber schonen; sie

sprachen ihre Vorwürfe also nicht aus, sondern ließen Schwester I. links liegen, besuchten sie kaum und vermieden den Kontakt. Alle schienen erleichtert, als wir uns einschalteten. Wir fragten Schwester I., ob sie im Rahmen unseres Seminars einige Mitteilungen über ihre Erfahrungen und Empfindungen machen möchte, und sie willigte offenbar sehr erfreut ein. Das folgende Gespräch wurde einige Monate vor ihrem Tod auf Tonband aufgenommen.

Kaplan: Wir haben heute morgen schon davon gesprochen, daß wir beabsichtigen, mit unserer Arbeit Ärzten und Schwestern eingehende Informationen für den richtigen Umgang mit Schwerkranken an die Hand zu geben. Sie sind hier – ich möchte nicht gerade sagen, zu einer ständigen Einrichtung geworden, aber Sie sind auf jeden Fall im Krankenhaus sehr bekannt; das ging ja schon aus den Begrüßungen auf dem Korridor hervor.
Patientin: Gerade bevor Sie kamen, hat plötzlich eine Putzfrau, die beim Bohnern war, die Tür zu meinem Zimmer aufgemacht und nichts als „He!" gesagt. Das fand ich reichlich sonderbar. Sie sagte dann: „Ich wollte bloß mal sehen, wie Sie sind. Ich wußte gar nicht . . ." (Sie lacht.)
Ärztin: Sie war neugierig auf eine Nonne im Krankenhaus, meinen Sie?
Patientin: Vielleicht wollte sie einmal eine Schwester im Bett sehen, vielleicht hatte sie mich aber auch auf dem Korridor gesehen und wollte sich mit mir unterhalten. Und dann fand sie wohl, daß es nicht der Mühe wert sei. Ich kann es nicht genau sagen, es kam mir so vor.
Ärztin: Wie lange sind Sie im Krankenhaus gewesen? Können Sie uns einen kurzen Bericht geben?
Patientin: Diesmal sind es etwa elf Tage.
Ärztin: Wann wurden Sie eingewiesen?
Patientin: Montag vor zwei Wochen.
Ärztin: Aber Sie waren früher schon einmal hier.
Patientin: Ich bin jetzt zum elften Mal seit 1962 im Krankenhaus.
Ärztin: Zum elften Mal – und immer wegen derselben Krankheit?
Patientin: Nein. Man hat 1953 zum erstenmal festgestellt, daß ich die Hodgkinsche Krankheit habe. In dieser Klinik hat man Möglichkeiten zur Strahlenbehandlung, die wir in unserem Krankenhaus nicht haben. Doch als ich hier eingewiesen wurde, ging es darum, ob die Diagnose aus den vergangenen Jahren überhaupt richtig sei. Ich

kam dann zum Arzt, und in fünf Minuten waren wir uns einig, daß ich recht habe, daß meine Angaben über meine Krankheit stimmten.
Ärztin: Also die Hodgkinsche Krankheit?
Patientin: Ja. Aber andere Ärzte hatten sich die Präparate angesehen und waren zu einer anderen Meinung gekommen. Ich hatte nämlich bei meiner letzten Einweisung ins Krankenhaus am ganzen Körper einen Ausschlag – nicht nur das, ich hatte mich so gekratzt, daß ich mir schon wie ein Leprakranker vorkam. Die Ärzte meinten, die Symptome seien psychisch bedingt, und als ich antwortete, daß es sich um die Lymphogranulomatose handelte, meinten sie, eben das sei mein psychisches Problem, daß ich mir diese Krankheit einbildete. Knoten, die man vorher gefühlt hatte, waren nicht mehr zu ertasten, obwohl sie beim Röntgen in unserem Haus festgestellt wurden. Jetzt sollten also angeblich keine Knoten vorhanden sein; ich konnte nur sagen, daß ich mich nicht anders fühlte als vorher. Als ich dann mit dem erwähnten Arzt sprach, fragte er: „Woran glauben Sie zu leiden?“ Ich antwortete: „An der Hodgkinschen Krankheit“, und er sagte: „Sie haben völlig recht.“ Damit gab er mir meine Selbstachtung zurück. Ich wußte nun, daß hier jemand mit mir zusammenarbeiten würde und mir nicht einreden wollte, ich sei gar nicht krank.
Ärztin: Nun ja, der Ausschlag war wohl psychosomatisch bedingt.
Patientin: Sicher, und die Annahme lag ja auch nahe, ich hätte mir so lange die Krankheit eingeredet, bis es zu seelischen Störungen führte. Es kam alles nur daher, daß man die Knoten im Unterleib nicht fühlen konnte; bei einem Venogramm treten sie deutlich hervor, aber bei einer normalen Röntgenaufnahme oder beim Palpieren kann man sie nicht feststellen – leider, denn das war für mich sehr unangenehm. Ich mußte damit fertig werden, mehr kann ich dazu nicht sagen.
Ärztin: Sie fühlten sich erleichtert durch die Bestätigung des Arztes?
Patientin: Ja, wahrhaftig, denn solange man nur von psychischen Störungen sprach, konnte ja auch nichts für mich getan werden. Ich brachte es nicht fertig, mit anderen Leuten über meine Krankheit zu sprechen, weil ich genau fühlte, daß sie mir doch nicht glaubten. Ich mußte schließlich die Kratzwunden so gut wie möglich verbergen und wusch deshalb auch die blutige Wäsche selber aus. Ich fühlte mich nicht ernst genommen. Wahrscheinlich hat man erwartet, daß ich selbst mit meinen inneren Schwierigkeiten fertig werden würde.

Ärztin: Sie sind Krankenschwester von Beruf? Wo arbeiten Sie?
Patientin: Im S.-T.-Krankenhaus. Damals, als diese neue Krankheitsphase einsetzte, hatte man mich gerade wieder zur Direktorin des Schwesterndienstes gemacht. Ich hatte sechs Monate beruflicher Weiterbildung absolviert, als man beschloß, mich wieder an die Schwesternschule zurückzuholen. Ich sollte Anatomie und Physiologie unterrichten, sagte aber, daß ich dazu nicht imstande sei, weil ich in Chemie und Physik nicht mehr auf dem laufenden war – schließlich hatte ich den letzten Kursus in Chemie vor zehn Jahren mitgemacht, und seitdem hat sich das Fach ja grundlegend geändert. Also schickte man mich zu einem Sommerkursus in organischer Chemie – und ich fiel durch. Es war das erste Mal im Leben, daß ich irgendwo versagt habe. Im selben Jahr starb mein Vater, das Familienunternehmen wurde aufgelöst, weil die drei Söhne sich nicht über die Leitung einigen konnten; dabei entstanden Zwistigkeiten in der Familie, die ich nie für möglich gehalten hätte. Dann verlangten sie, ich sollte meinen Anteil verkaufen, obwohl ich mich so freute, daß ich selbst auch einen Anteil am Familienunternehmen geerbt hatte; es sah jetzt so aus, als ob ich überhaupt nicht mitzählte, als ob ich in meiner eigentlichen Arbeit zu ersetzen wäre. Ich mußte wieder unterrichten, obwohl ich genau wußte, daß ich nicht ausreichend vorgebildet war. Daß ich viele psychische Schwierigkeiten zu bewältigen hatte, erkannte ich selbst. Die unglückliche Situation hielt den ganzen Sommer über an. Im Winter sollte ich unterrichten, hatte aber Fieber und war erkältet und schließlich so elend, daß ich bitten mußte, einen Arzt aufsuchen zu dürfen. Danach bin ich aber nicht wieder zum Arzt gegangen. Ich habe mich zusammengenommen und getan, was ich konnte. Niemand machte sich Gedanken um mich, solange die Symptome nicht eindeutig und objektiv feststanden – zum Beispiel die Temperatur.
Ärztin: Das weicht ziemlich weit von dem ab, was wir sonst hören, denn im allgemeinen sind es die Patienten, die ihre Krankheit nicht wahrhaben wollen. Aber Sie mußten sozusagen beweisen, daß Sie wirklich an einer körperlichen Krankheit litten.
Patientin: Da ich nicht behandelt wurde, kam es so weit, daß ich dringend die Erlaubnis brauchte, mich hinzulegen, wenn es mir schlecht ging. Simulieren und sich anstellen – !
Ärztin: Und wenn Sie nur eine psychische Störung gehabt hätten, konnten Sie dann nicht Hilfe beanspruchen, etwa eine fachgemäße Behandlung?

Patientin: Zunächst behandelte man mich symptomatisch. Aspirin gab man mir. Ich wußte aber, daß nichts Entscheidendes geschehen würde, ehe nicht ein Psychiater meine Situation geklärt hätte. Also ging ich zu einem Facharzt, der mir dann erklärte, meine psychischen Störungen seien durch die lange körperliche Erkrankung bedingt. Er hat mich dann tatsächlich physisch behandelt; er schrieb mir vor, daß ich nicht arbeiten sollte und täglich mindestens zehn Stunden ruhen mußte, außerdem gab er mir Vitamine. Der praktische Arzt versuchte weiter, mich seelisch zu behandeln.
Ärztin: Die verkehrte Welt, nicht?
Patientin: Ja. Und ich hatte mich so vor dem Psychiater gefürchtet, weil ich meinte, die Untersuchung würde nur zu einer neuen Belastung führen. Aber er hat ja dann dafür gesorgt, daß man mich nicht mehr herumhetzte, denn nun waren sie sozusagen zufrieden. Die ganze Angelegenheit wurde zur Farce, denn ausgerechnet der Psychiater hat meine Krankheit so behandelt, wie es richtig und notwendig war.
Kaplan: Was der praktische Arzt versäumt hatte.
Patientin: Ich erhielt Bestrahlungen. Schmerzmittel, die er mir verordnet hatte, wurden mir entzogen, weil man meinte, ich hätte eine Darmerkrankung, und zwar war es der Radiologe, der die Schmerzen im Unterleib für Symptome einer Colitis hielt. Also keine Mittel mehr. Was man mir noch gab, war durchaus wirksam, aber nicht genug, um die Symptome langsam und allmählich zum Verschwinden zu bringen – wie ich es gemacht hätte. Aber man konnte die richtigen Symptome ja nicht erkennen, weil die Knoten nicht zu ertasten waren. Man richtete sich also einfach danach, an welcher Stelle ich Schmerzen empfand.
Ärztin: Darf ich einmal zusammenfassen: Sie hatten viele Schwierigkeiten, als die Diagnose auf Hodgkinsche Krankheit gestellt wurde. Ungefähr zur selben Zeit starb ihr Vater, wurde das Familienunternehmen aufgelöst, und von Ihnen verlangte man, daß Sie Ihren Anteil verkauften. Außerdem mußten Sie eine Arbeit übernehmen, die Sie ablehnten. – Ihr Ausschlag ist übrigens ein durchaus bekanntes Symptom für die Hodgkinsche Krankheit und trotzdem offenbar nicht einmal als solches in Betracht gezogen worden. Man hat ihn für die Auswirkung einer seelischen Störung gehalten. Der praktische Arzt hat sich dann Ihnen gegenüber als Psychiater aufgeführt und der Psychiater Sie wiederum wie ein Praktiker behandelt.

Patientin: Ja. Und außerdem ließ man mich im Stich. Man kümmerte sich nicht mehr um mich.
Ärztin: Warum nicht?
Patientin: Weil ich mich weigerte, ihre Diagnose anzuerkennen, während sie wiederum darauf warteten, daß ich wieder zu Verstand käme.
Ärztin: Ich verstehe. Wie haben Sie übrigens die Diagnose der Lymphogranulomatose aufgenommen? Was bedeutete das für Sie persönlich?
Patientin: Sie müssen wissen, daß ich sofort das Richtige ahnte, als ich die ersten Anzeichen spürte. Ich bin dann zum Arzt gegangen und habe ihm gesagt, was ich vermutete. Er sagte, ich brauche ja nicht gleich an das Schlimmste zu denken. Nach der Probeexzision teilte er mir dann den Befund mit. Ich nahm an, daß ich höchstens noch ein Jahr zu leben hatte, versuchte aber, meine Krankheit sozusagen zu vergessen, wenn ich mich auch recht elend fühlte – ich sagte mir, na gut, lebe ich also so lange, wie es sein soll. Doch seit 1960 die schwierigen Probleme auftauchten, habe ich mich nie wieder gesund gefühlt, manchmal war ich wirklich recht krank. Jetzt aber hat man alles eingesehen, und keiner macht eine Andeutung, daß ich vielleicht gar nicht krank sei. Zu Hause jedenfalls haben sie nie etwas gesagt. Ich bin wieder zu dem Arzt gegangen, der die Bestrahlung und die übrige Behandlung abgesetzt hatte, aber er sagte kein Wort darüber – erst, als sich wieder Knoten bildeten. Er war sicher aufrichtig, doch andere haben mir ironisch erklärt, ich hätte niemals die Hodgkinsche Krankheit gehabt, und die Knoten seien wahrscheinlich auf irgendeinen entzündlichen Prozeß zurückzuführen. Sie wollten es eben besser wissen als ich und hatten sich längst ihr Urteil gebildet. Aber dieser Arzt war wenigstens aufrichtig, er hat nur die ganze Zeit hindurch auf objektiv feststellbare Symptome gewartet. Der Arzt hier in diesem Krankenhaus gab mir auch zu bedenken, daß sein Kollege vielleicht höchstens fünfmal im Leben mit dieser Krankheit, die zudem sehr unterschiedlich verläuft, zu tun gehabt habe. Er kommt übrigens immer hierher, um sich über die richtigen Dosierungen zu informieren. Ich habe einige Bedenken, weil er mich so lange behandelt, denn ich glaube nicht, daß er der Sache wirklich gewachsen ist, und wenn ich nicht immer wieder in diese Klinik hier gekommen wäre, lebte ich sicher nicht mehr. Unser eigenes Krankenhaus hat eben nicht so viele Möglichkeiten, und unser Arzt muß die Medikamente schließlich an jedem Patienten

neu ausprobieren, während man hier vielleicht schon fünfzig andere vor mir damit behandelt hat.

Ärztin: Was bedeutet es nun für Sie, daß Sie in so jungen Jahren schon an einer Krankheit leiden, an der Sie vielleicht sterben werden – vielleicht schon bald?

Patientin: So jung bin ich nicht mehr, ich bin dreiundvierzig. Halten Sie das für jung?

Ärztin: Ich hoffe eigentlich, daß Sie selbst es tun.

Kaplan: Denken Sie dabei an sich oder an uns?

Ärztin: An mich selbst.

Patientin: Wenn ich überhaupt jemals darüber nachgedacht habe, glaube ich – im vergangenen Sommer, den ich ganz in dieser Anstalt verbringen mußte, sah ich einen Vierzehnjährigen an Leukämie sterben. Ich sah ein fünfjähriges Kind sterben. Die ganze Zeit war ich mit einer Neunzehnjährigen zusammen, die große Schmerzen hatte und sich völlig frustriert fühlte. Sie konnte ja nicht einmal mit ihren Freundinnen zum Baden fahren. Ich habe länger als sie gelebt. Ich will damit nicht sagen, daß ich mein Leben für erfüllt halte – ich möchte nicht sterben, ich lebe gern. Und manchmal bin ich in geradezu panische Angst geraten, wenn ich sehr viele Schmerzen hatte und merkte, daß niemand in der Nähe war und niemand kommen würde. Ich möchte die Schwestern möglichst wenig behelligen, vor allem nicht mit Dingen, die ich noch selbst erledigen kann, aber gerade deshalb halten sie mich wohl nicht für ernstlich krank. Jedenfalls kommen sie nie in mein Zimmer, um sich zu erkundigen. Zum Beispiel wäre es manchmal wirklich notwendig, daß mir jemand den Rücken abreibt, aber die Schwestern kommen nicht regelmäßig ins Zimmer und tun für mich nicht das, was sie für andere Patienten tun, die sie für wirklich krank halten. Daß ich soviel wie möglich selbst mache, auch unter großen Schmerzen, ist sicher gut für mich, aber es hat eben den Nachteil, daß man meine Krankheit nicht recht ernst nimmt. Wenn ich mir mein Ende hier vorstelle – ich könnte Blutungen bekommen oder in einen Schockzustand geraten –, dann wäre es vermutlich die Putzfrau, die mich fände, und nicht die Schwestern. Sie kommen höchstens mit einer Tablette, meistens zweimal am Tag, falls ich nicht um ein schmerzstillendes Mittel bitte.

Ärztin: Und wie wirkt das alles auf Sie?

Patientin: Nun ja, soweit ist alles in Ordnung, nur dann nicht, wenn ich starke Schmerzen habe oder nicht aufstehen kann: Es sollte nicht notwendig sein, daß ich dann um Hilfe bitte, die Schwestern müßten von sich aus erkennen, was der Patient braucht. Auf diese Weise muß ich büßen, daß ich mir so weit wie möglich selbst helfe. Manchmal geht es mir recht schlecht, so habe ich zum Beispiel von der Strahlenbehandlung mehrmals eine Diarrhöe bekommen, aber niemand hat sich den Stuhl angesehen oder mich gefragt, wie oft ich wohl aufstehen mußte. Gestern abend zum Beispiel wußte ich genau, daß es mit der Röntgenaufnahme nicht stimmen konnte, weil ich zuviel Barium erhalten hatte, und heute mußte ich die Schwester daran erinnern, daß ich vor der nächsten Bestrahlung sechs Tabletten brauche. Ich behandle mich also sozusagen selbst. In unserem eigenen Krankenrevier wissen sie jetzt, daß ich krank bin, und fragen, wie es mir geht. Hier habe ich bei starken Schmerzen schon manchmal lange vergebens klingeln müssen, und sie wären bestimmt nicht zur Stelle, wenn mir etwas passierte. Wenn sie so mit mir umgehen, tun sie es vermutlich auch mit anderen Patienten. Deshalb bin ich im vergangenen Jahr so oft zu anderen Patienten gegangen. Ich wollte mich nach ihrem Befinden erkundigen und habe anschließend die Schwester informiert, daß Frau Soundso etwas gegen Schmerzen brauche und seit einer halben Stunde darauf warte.

Ärztin: Wie haben die Schwestern denn darauf reagiert?

Patientin: Unterschiedlich. Wirklich übelgenommen hat es mir wohl nur die Nachtschwester. Wissen Sie, da war eine Patientin – also, sie erschien plötzlich eines Nachts in meinem Zimmer und kam zu mir ins Bett. Ich habe keine Angst, ich kenne mich in solchen Dingen aus, schließlich bin ich ja selbst Schwester. Also klingelte ich und wartete. Die Frau war über das Gitter weg aus ihrem Bett gestiegen, sie hätte natürlich angeschnallt werden müssen. Ich rief also die Nachtschwester, und wir haben die Patientin zusammen in ihr Bett gebracht. Einmal fiel eine Dame nachts aus dem Bett. Da es im Nebenzimmer passierte, war ich als erste da, um ihr zu helfen, lange bevor jemand auftauchte. Dann war da ein junges Mädchen, das im Sterben lag und so laut stöhnte, daß ich nachts nicht schlafen konnte. Hier ist es üblich, den Kranken vor drei Uhr nachts kein Schlafmittel zu geben – warum, weiß ich nicht. Wenn ich aber ein mildes Mittel, das keine Nachwirkungen hat, nehme, dann hilft es mir wirklich. Die Schwestern meinen, daß sich der Patient nur eine oder zwei Stunden zusätzlichen Schlaf verschaffen möchte. Mit Mitteln, die nicht zur Sucht führen, geht man genauso sparsam um, und wenn der Arzt anderthalb Tabletten Codein alle vier Stunden verordnet, kann man um nichts in der Welt zwischendurch etwas bekommen! Wir haben in unserem eigenen Krankenhaus die alte Regel beibehalten: Der Patient bekommt dann ein Schmerzmittel, wenn er starke Schmerzen hat, ob nun nach vier Stunden oder vorher. Bei Mitteln, die nicht süchtig machen, ist das ohnehin kein Problem.

Ärztin: Sie beklagen sich also über den Mangel an persönlicher Aufmerksamkeit und individueller Pflege? Ist es das, worüber Sie sich erregen?

Patientin: Nein, ich denke dabei nicht an mich persönlich. Hier versteht man einfach nicht, was Schmerzen sind. Wer nie selbst Schmerzen gehabt hat . . .

Ärztin: Die Schmerzen bedrücken Sie also am meisten?

Patientin: Ich möchte sagen, es bedrückt mich vor allem, daß man die Krebskranken, die ich hier beobachtet habe, in erster Linie davor bewahren will, süchtig zu werden – als ob sie überhaupt noch Zeit dazu hätten! Drüben im anderen Flügel ist eine Schwester, die sogar mit subkutanen Injektionen so sparsam umgeht und sie selbst den sterbenskranken Patienten auszureden versucht, immer aus Angst, sie könnten süchtig werden. Aber die Kranken brauchen es, denn man kann nicht essen, nicht schlafen, man vegetiert nur so dahin, wenn man solche Schmerzen hat. Die Injektion entspannt, man kann wieder essen und schlafen und sprechen – man lebt einfach wieder. Und sonst wartet man verzweifelt darauf, daß sich wieder einer erbarmt und Hilfe bringt.

Kaplan: Haben Sie das immer erlebt, seit Sie in diese Klinik kamen?

Patientin: Ja, und sicher trifft es für mehrere Stationen zu, weil dasselbe Team von Schwestern dort arbeitet. An uns Menschen muß irgend etwas nicht stimmen, wenn wir Schmerzen nicht genügend respektieren.

Kaplan: Worauf führen Sie es zurück?

Patientin: Ich glaube, hier haben sie einfach zu viel zu tun – ich hoffe, daß das der Grund ist.

Ärztin: Sie hoffen nur?

Patientin: Ich sehe sie ja auch herumstehen und schwatzen und Pause machen, und dann werde ich wütend. Die Schwester macht Pause, man braucht aber ein Schmerzmittel. Dann sollte jedenfalls jemand anders die Medikamente herausgeben können, damit man nicht eine halbe Stunde oder länger warten muß. Und wenn sie zurückkommt, dann geht sie natürlich nicht gerade zuerst in das Zimmer des betreffenden Kranken, der darauf wartet. Sie nimmt einen Anruf entgegen und sieht nach den Anordnungen, die der Arzt hinterlassen hat. Auf keinen Fall kümmert sie sich sofort darum, ob jemand nach einem Schmerzmittel verlangt hat.

Ärztin: Ob wir das Thema jetzt wohl wechseln könnten? Ich wäre Ihnen dankbar, wenn wir die Zeit noch für einige andere Fragen ausnutzten. Sind Sie damit einverstanden?

Patientin: Natürlich.

Ärztin: Sie sprachen vorhin von dem fünfjährigen Kind und dem Vierzehnjährigen, die Sie hier sterben sahen. Wie sehr beschäftigt es Sie? Stellen Sie sich den Anblick häufig vor, denken Sie oft daran?

Patientin: Sie wollen wissen, wie ich mich zum Sterben einstelle?

Ärztin: Ja. Sie haben die Frage ja schon zum Teil beantwortet, als Sie sagten, daß Sie nicht alleingelassen werden möchten und in einer Krise, sei es in Schmerzen oder einer anderen Belastung, nach jemandem verlangen, der Ihnen beisteht. Das zweite ist der Schmerz, der Sie beschäftigt. Wenn Sie sterben müssen, wünschen Sie sich einen Tod ohne Kampf, ohne Schmerz und Einsamkeit.

Patientin: Ja, ganz gewiß.

Ärztin: Was scheint Ihnen sonst noch wichtig zu sein? Worüber sollten wir noch sprechen? Ich meine, nicht nur mit Ihnen, sondern auch mit anderen Patienten.

Patientin: Ich erinnere mich an Herrn F., der geradezu wahnsinnig wurde, weil er immer auf die kahlen Wände seines häßlichen Zimmers blicken mußte. Die Schwester, die so sparsam mit Mitteln gegen den Schmerz umgeht, brachte ihm einmal ein paar schöne Aufnahmen aus der Schweiz. Wir haben sie an der Wand befestigt. Bevor er starb, bat er die Schwester, mir die Bilder zu geben. Ich hatte ihn öfter besucht und zusammen mit der Mutter der Neunzehnjährigen, von der ich schon sprach, die Bilder zum Aufhängen eingerichtet. Sie brachte die Pappe mit, wir haben die Bilder aufgezogen und aufgehängt, ohne erst die Erlaubnis der Stationsschwester einzuholen. Dabei verwendeten wir ein Klebeband, das die Wand nicht ruiniert. Aber der Schwester paßte es offenbar nicht – ich glaube, hier herrscht einfach zuviel Bürokratie. Damit wollte ich nur sagen, man wäre nicht so schrecklich allein, wenn man etwas hätte, das noch mit dem Leben verbindet. Für Herrn F. bedeutete es sehr viel. Das junge Mädchen war von Blumen umgeben, erhielt viele Telefonanrufe, Besucher durften kommen, ihre Freundinnen erschienen, und ich glaube, wenn man alle weggeschickt hätte, weil sie so schwer krank war, hätte sie sehr darunter gelitten. Sobald Besuch kam, lebte sie auf, auch bei großen Schmerzen. Sie konnte nicht mit ihren Besuchern sprechen. Wie Sie sehen, denke ich noch an sie. Meine Schwestern aus dem Konvent kommen einmal in der Woche, und das auch nicht regelmäßig. Deshalb habe ich Gesellschaft eigentlich nur bei den Besuchern anderer Patienten und bei den Kranken selbst gefunden. Das hat mir sehr geholfen. Wenn ich deprimiert bin und weine, sage ich mir, daß ich damit aufhören muß; ich darf mich nicht nur um mich kümmern, ich muß andere Leidende aufsuchen und mich auf sie konzentrieren, ob ich nun Schmerzen habe oder nicht. Dann vergesse ich meine eigenen Probleme.

Ärztin: Was wird geschehen, wenn Sie dazu nicht mehr imstande sind?

Patientin: Dann – ja, ich brauche Menschen, aber sie kommen nicht.

Ärztin: Ja, aber das ist etwas, worin wir Ihnen helfen können.

Patientin: Bisher war es noch nie so. (Sie weint.)

Ärztin: Das wird jetzt anders werden.

Kaplan: Wollten Sie sagen, daß nie jemand zu Ihnen kam, wenn Sie einen Menschen brauchten?

Patientin: Nur sehr selten. Wenn man krank ist, halten sich die Leute lieber fern. Sie denken, daß man nicht sprechen möchte; doch auch, wenn man nicht antworten kann und sie nur dasitzen, weiß man doch, daß man nicht allein ist. Wenn die Menschen das nur einsehen wollten! Und wenn einmal jemand käme, der sich nicht zu beten geniert, sondern ganz still das Vaterunser spricht, weil man es selbst seit Tagen nicht mehr konnte . . . Man sagt „Unser Vater", und alles übrige ist schon vollständig verworren . . . Aber dann könnte man wieder an etwas Sinnvolles denken. Sehen Sie, ich kann den Menschen nichts mehr geben, deshalb lassen sie mich allein. Und es gibt so viele Menschen, die einfach nicht ahnen, wie sehr ich sie brauche.

Ärztin: Gewiß.

Patientin: Wenn ich nicht gerade kritisch krank bin, habe ich sehr viel von einem Besuch, ich brauche Besuche.

Ärztin: Sie werden sie auch dann brauchen, wenn Sie den Menschen nichts mehr geben können.

Patientin: Und jedesmal, wenn ich wieder ins Krankenhaus muß, mache ich mir Sorgen, einmal wegen der Kosten, ein andermal, ob ich auch meinen Arbeitsplatz behalte, wenn ich zurückkomme, oder ich sorge mich, weil ich vielleicht ganz bettlägerig und völlig von anderen abhängig sein werde.

Ärztin: Wie sind Ihre Verhältnisse denn im allgemeinen? Ich weiß nichts über Ihr Dasein und Ihre Herkunft. Was geschieht, wenn Sie nicht mehr arbeiten können? Erhalten Sie dann Unterstützung von der Kirche oder von Ihrem jetzigen Arbeitgeber? Von Ihrer Familie? Wer wird für Sie sorgen?

Patientin: Ach, man wird für mich sorgen. Dreimal habe ich in unserem eigenen Krankenhaus gelegen. Eines Nachts hatte ich solche Schmerzen, daß ich kaum atmen konnte. Ich ging zur Schwester, die mir eine Injektion gab und mich dann ins Krankenrevier brachte – eine Station nur für Nonnen. Da ist es schrecklich einsam und still, es gibt auch kein Radio oder Fernsehen, weil das nicht zu unserem Lebensstil gehört, höchstens einmal eine Sendung aus erzieherischem Anlaß. Aber wenn schon keine Menschen kommen können, brauche ich einfach andere Anregung, und auf der Station für die Nonnen gibt es nichts. Deshalb habe ich auch mit unserem Arzt verabredet, daß er mich entläßt, sobald die Schmerzen erträglich geworden sind. Er weiß, daß ich Menschen brauche. Wenn ich in meinem Zimmer im Bett liegen, mich täglich vier- oder fünfmal anziehen und mit den anderen zum Essen gehen kann, spüre ich, daß ich noch dazugehöre. Auch wenn ich oft in der Kirche sitzen muß und zum Beten doch zu elend bin, brauche ich nicht allein zu sein. Verstehen Sie das?

Ärztin: Ja. Aber was meinen Sie – warum ist für Sie die Einsamkeit so schwer zu ertragen?

Patientin: Nein, das ist es nicht. Einsamkeit kann ich ertragen, ich brauche sie sogar zuweilen. Aber sie bedeutet jetzt für mich Verlassenheit in einem Zustand, in dem ich mir immer weniger selbst helfen kann. Es wäre schon alles in Ordnung, wenn ich nur auf die Hilfe anderer Menschen verzichten könnte. Aber es ist nicht das Sterben allein, es sind die körperlichen Schmerzen, die so quälen, daß man sich am liebsten die Haare ausreißen möchte. Schließlich macht man sich nichts mehr draus, daß man vielleicht tagelang nicht baden kann, weil es zu anstrengend wäre. Wirklich, man ist gar kein richtiger Mensch mehr.

Kaplan: Sie möchten so lange wie möglich Ihre menschliche Würde behaupten.

Patientin: Ja, und das eben kann ich zu gewissen Zeiten nicht allein, nicht ohne Hilfe.
Ärztin: Damit sprechen Sie genau das aus, was wir seit einem Jahr zu erfahren versuchen. Sie haben klar in Worte gefaßt, was wir wissen wollten.
Patientin: Man möchte einfach ein Mensch bleiben. – Im vorigen Jahr wurde ich mit einem durch meine Krankheit verursachten Beinbruch aus dem Krankenhaus entlassen und mußte im Rollstuhl gefahren werden. Immer neue Leute schoben mich herum, und es brachte mich zum Rasen, daß sie mich schoben, wohin sie wollten, nicht, wohin ich wollte. Da habe ich lieber die Schmerzen in den Armen in Kauf genommen und mich selbst im Rollstuhl fortbewegt, anstatt mich zur Toilette schieben zu lassen und zu wissen, daß draußen jemand wartet und bestimmt, wie lange ich im Waschraum bleiben kann. Verstehen Sie? Es hieß dann, ich sei ja völlig selbständig, aber das war nicht richtig, ich versuchte nur, die menschliche Würde zu behaupten, die sie antasteten. Wenn ich wirkliche Hilfe brauchte, hätte ich sie sicher nicht zurückgewiesen. Aber es ist so schwierig, sich der Hilfe so vieler Leute auszuliefern, die es im Grunde natürlich alle gut meinen. Ich kann es kaum erwarten, bis sie wieder draußen sind. Im Krankenrevier sorgt eine alte Nonne für uns, die sich für uns aufopfert und immer neue Hilfe anbietet und gekränkt ist, wenn man sie zurückweist, so daß man sich schuldig fühlt, wenn man ihr nicht nachgibt. Dabei weiß ich, daß sie ein Stützkorsett trägt. Solche alten, schwächlichen, siebenundsiebzigjährigen Nonnen haben bei uns das Krankenrevier zu betreuen. Dann stehe ich natürlich lieber auf, um mein Bett selbst zu machen – und schon fühlt sie sich als Krankenpflegerin zurückgewiesen. Also beiße ich sozusagen die Zähne zusammen und hoffe nur, daß sie mir nicht am nächsten Tag berichten wird, sie habe die ganze Nacht vor Rückenschmerzen nicht schlafen können – denn dann fühle ich mich unweigerlich wieder schuldig.
Kaplan: Die Schwester läßt Sie also für ihre Hilfe büßen.
Patientin: Ja.
Kaplan: Darf ich ein anderes Thema anschneiden?
Ärztin: Sie sagen uns, wenn Sie müde werden, bitte.
Patientin: Ja, machen Sie nur weiter, ich kann mich den ganzen Tag ausruhen.
Kaplan: Wie hat Ihre Krankheit Ihren Glauben an Gott beeinflußt? Hat sie ihn gestärkt oder geschwächt?

Patientin: Ich würde sagen, weder das eine noch das andere, ich habe beide nie in einen Zusammenhang gebracht. Ich wollte mich Gott weihen als Nonne, wollte aber auch Ärztin in der Missionsarbeit werden. Doch daraus wurde nichts, ich kam niemals aus dem Lande fort. Ich bin nun schon viele Jahre krank und weiß jetzt, wie alles kam: Ich hatte selbst beschlossen, in welcher Weise ich Gott dienen wollte, und da mich das Aufgabengebiet in der Mission besonders lockte, glaubte ich, es sei Gottes Wille. Aber das stimmt offenbar nicht, und nun habe ich mehr oder weniger resigniert. Aber meine Wünsche sind dieselben, wäre ich gesund, möchte ich immer noch Medizin studieren. Mir scheint, es muß wunderbar sein, als Missionsärztin zu arbeiten, zumal die Arbeit einer Krankenschwester vom Gesetz so eingeschränkt wird. Aber ich meine, daß mein Glaube hier im Krankenhaus am nachhaltigsten erschüttert worden ist, und zwar nicht durch die Krankheit, sondern durch einen Patienten, der am anderen Ende des Ganges sein Zimmer hatte. Er ist Jude, ein sehr liebenswerter Mensch. Wir begegneten uns in der Kabine, in der wir beide auf die Röntgenbestrahlung warteten. Plötzlich hörte ich seine Stimme: „Warum sind Sie denn so verdammt vergnügt?" Ich sah ihn an und antwortete: „Ich bin gar nicht so vergnügt, aber ich habe auch keine Angst vor dem, was mir bevorsteht, wenn Sie das meinen." Er warf mir einen recht zynischen Blick zu. Dann stellten wir fest, daß unsere Krankenzimmer am selben Gang lagen. Er ist also Jude, praktiziert keine Religion und verachtet so ziemlich alle Rabbiner, die er kennt. Er kam zu mir und sagte, daß es in Wahrheit keinen Gott gäbe, daß wir uns nur einen Gott gemacht hätten, weil wir ihn notwendig brauchten. An so etwas hatte ich nie gedacht, aber er glaubte fest daran. Es kam wohl daher, daß er an kein Jenseits glaubte. Zur selben Zeit war hier eine Krankenschwester beschäftigt, die zu keiner Glaubensrichtung gehörte und, genau wie Herr M., nur einen Gott anerkennen wollte, der irgendwann die Welt geschaffen habe. Beide erklärten mir, es sei undenkbar, daß sich Gott noch um die Welt kümmere. Für mich waren diese Gedankengänge völlig neu, sie zwangen mich, meine eigene Einstellung zu prüfen. Bisher hätte ich jederzeit geantwortet: „Natürlich gibt es einen Gott – seht euch nur die Natur an." Jedenfalls war das die Denkweise, die man mir beigebracht hatte.

Kaplan: Die beiden forderten Sie also heraus?

Patientin: Nicht nur mich, schließlich auch diejenigen, die mich in meinem Glauben erzogen hatten. Ich fragte mich jetzt, wer denn recht habe, und merkte dabei, daß ich im Grunde keine Religion besaß, sondern nur den Glauben anderer Leute nachsprach. Es war Herr M., der mir zu dieser Einsicht verhalf. Er hatte immer eine ironische Bemerkung bereit; die Schwester übrigens auch. Wenn sie mir eine Tablette brachte, sagte sie meistens: „Ich weiß doch gar nicht, warum ich mich hier so um die katholische Kirche bemühe, die ich so verabscheue." Das brachte mich jedesmal in Harnisch. Herr M. schlug mir zuliebe einen möglichst respektvollen Ton an, er fragte etwa: „Worüber möchten Sie denn jetzt sprechen? Ich würde gern über Barrabas reden." Dann antwortete ich natürlich: „Aber Herr M., Sie können doch nicht von Barrabas statt von Christus sprechen!" Und er: „Sehen Sie, das ist eben der Unterschied zwischen uns beiden. Aber machen Sie sich nichts draus, Schwester." Er blieb respektvoll und forderte mich trotzdem heraus, es war viel Neckerei dabei.

Ärztin: Mögen Sie ihn?

Patientin: Ja, sehr.

Ärztin: Wann spielte sich das ab? Ist er noch hier?

Patientin: Als ich zum zweiten Mal in dieser Klinik war. Wir sind aber befreundet geblieben.

Ärztin: Sie haben also noch Verbindung mit ihm?

Patientin: Er hat mich neulich hier besucht und mir auch wunderbare Blumen geschickt. Vor allem aber habe ich ihm meinen Glauben zu danken, der jetzt wirklich meine eigene Überzeugung und nicht mehr eine Theorie anderer Leute ist. Gewiß verstehe ich auch heute nicht Gottes Wege und alles das, was geschieht, doch ich glaube, daß Gott größer ist, als ich es bin. Wenn ich die jungen Menschen sterben sehe und ihre Eltern klagen höre, kann ich dennoch sagen: „Gott ist Liebe." Ich meine es jetzt wirklich, es sind nicht nur bloße Worte. Wenn Gott Liebe ist, dann kennt er den besten Augenblick zum Sterben im Leben eines Menschen; wenn er noch länger leben sollte oder wenn er früher gestorben wäre, hätte Gott ihm nicht dasselbe Maß an Ewigkeit zuteil werden lassen können oder ihn vielleicht ewig bestrafen müssen. Ich denke mich in seine Liebe hinein, dann kann ich den Tod junger und unschuldiger Menschen hinnehmen.

Kaplan: Wenn ich Sie recht verstanden habe, wollten Sie uns sagen, daß Ihr Glaube und Ihre Fähigkeit, sich mit der Krankheit abzufinden, jetzt stärker sind als zu Beginn Ihres Leidens. So habe ich Sie jedenfalls verstanden.

Patientin: Aber das meinte ich nicht, ich habe in diesem Zusammenhang gar nicht an meine Krankheit gedacht, sie hat nichts damit zu tun. Es war einzig Herr M., der meinen Glauben herausforderte, ohne es wohl eigentlich zu wollen. Ich habe die Wandlung hier im Krankenhaus erfahren, habe sie aber in den späteren Jahren immer mehr vertieft und mich darin bestärkt. Jetzt weiß ich, was Glaube und Vertrauen sind, vorher versuchte ich vergeblich, sie klarer zu erfassen. Heute weiß ich viel mehr als früher, aber das ändert nichts daran, daß ich Gott tiefer erkenne und tiefer liebe. Zu Herrn M. habe ich gesagt: „Wenn es keinen Gott gibt, habe ich nichts zu verlieren. Gibt es ihn aber, dann will ich ihn auch verehren, wie es ihm gebührt und wie ich es jetzt kann." Früher habe ich Gott sozusagen mechanisch angebetet, wie man es mir beigebracht hatte, aber es war eigentlich keine rechte Verehrung Gottes. Das hätte ich freilich damals nie zugegeben – erst jetzt kenne ich eigentlich den Unterschied.

Ärztin: Ich habe noch ein paar Fragen, aber wir sollten wohl Schluß machen. Vielleicht können wir das Gespräch ein andermal wieder aufnehmen.

Patientin: Ich möchte Ihnen noch rasch etwas erzählen. Eine siebenundzwanzigjährige Patientin, Mutter von drei Kindern, hat zu mir gesagt: „Kommen Sie mir bloß nicht damit, es sei Gottes Wille, was ich hier durchmachen muß." Bis dahin hatte mir noch niemand eine solche Bemerkung übelgenommen. Ich antwortete: „Ich kann es nicht ausstehen, wenn man so mit mir redet, aber Sie haben so viele Schmerzen, und man darf Ihnen nicht böse sein, auch wenn Sie mich kränken." In solchen Fällen ist es besser, von Kränkungen zu reden, damit der andere fühlt, was man durchzumachen hat; es ist besser, als darüber hinwegzusehen oder etwas Belangloses zu erwidern. – Und noch etwas: Die Leute scheuen sich, von „Krebs" zu sprechen, als ob das bloße Wort Schmerzen verursache.

Ärztin: Es gibt noch mehr solcher Wörter.

Patientin: Für andere Leute mehr als für mich. Ich glaube doch, daß meine Krankheit in mancher Hinsicht ganz günstig gewirkt hat – schließlich habe ich viele Menschen kennengelernt und sogar Freunde gewonnen. Ich weiß auch nicht, ob ein Herzleiden oder ein Diabetes leichter zu ertragen wären, und wenn ich mich hier so umsehe, bin ich im Grunde zufrieden mit dem, was mir auferlegt ist. Ich beneide andere nicht. Doch wenn es einem sehr schlecht geht, denkt man nicht daran, sondern wartet nur darauf, ob der nächste, der kommt, sich hilfreich oder kränkend benimmt.

Ärztin: Wie waren Sie als Kind? Wie kam es, daß Sie Nonne wurden – war es ein Wunsch der Familie?

Patientin: Nur ich bin Nonne geworden. Wir waren zehn Geschwister, fünf Jungen und fünf Mädchen. Ich kann mich gar nicht an die Zeit erinnern, in der ich nicht Nonne werden wollte, doch seit ich etwas mehr von Psychologie verstehe, frage ich mich manchmal, ob mich dieser Wunsch nicht immer schon von anderen abgesondert hat. Deshalb unterschied ich mich wohl auch von meinen Schwestern, die der Familie so viel Freude machten. Meine Mutter freute sich, daß sie so tüchtig im Haushalt waren, während ich mich immer mehr für Bücher und dergleichen interessiert habe. Trotzdem glaube ich, daß diese Zweifel im ganzen gesehen nicht berechtigt sind. Wenn ich heute manchmal nicht mehr Nonne sein möchte, weil es ein so sehr schweres Dasein ist, dann sage ich mir, wenn Gott mich als Nonne gewollt hat, kann ich es als Gottes Willen akzeptieren – denn sonst hätte er mir gewiß in den vergangenen Jahren einen anderen Weg gezeigt. Damals gab es nur dies eine für mich, obwohl ich sicher auch eine gute Mutter und gute Ehefrau geworden wäre. Doch ich dachte an nichts anderes, niemand zwang mich, freiwillig ging ich in den Konvent, ohne allerdings die Tragweite dieses Schrittes zu übersehen. Ich war dreizehn Jahre alt und legte erst mit zwanzig die zeitlichen Gelübde ab; dann hatte ich noch einmal sechs Jahre Zeit, mich zu bedenken, ehe ich die ewigen Gelübde ablegte. Im Grunde ist es wie in einer Ehe – man muß sich dafür oder dagegen entscheiden, und es liegt bei einem selbst, wieviel man daraus macht.

Ärztin: Ihre Mutter lebt noch? Was für ein Mensch ist sie?

Patientin: Sie lebt noch. Meine Eltern kamen beide als Emigranten nach Amerika, Mutter hat auf eigene Faust die Sprache gelernt. Sie ist eine freundliche Frau, hat meinen Vater wohl aber kaum recht verstanden. Er war Künstler, dazu auch noch ein guter Geschäftsmann. Sie ist sehr zurückhaltend, und heute sage ich mir, daß sie wohl immer ein unsicherer Mensch war. Sie legte großen Wert auf zurückgezogenes Leben, und wer gern ausging, wurde in der Familie ein wenig verachtet. Ich ging gern aus, während meine Schwestern zur Freude meiner Mutter zu Hause blieben und stickten. Damals gehörte ich zu mehreren Klubs – und heute heißt es, ich sei introvertiert!

Ärztin: Ich halte Sie nicht für introvertiert.
Patientin: Man hat es mir erst vor vierzehn Tagen wieder gesagt. Ich finde nicht leicht jemanden, mit dem ich mich über das tägliche Geschwätz hinaus unterhalten kann. Ich bin an so vielen Dingen interessiert, aber ich begegne nur selten Leuten, mit denen ich darüber sprechen kann. Und wenn das in einer Gruppe sehr oft der Fall ist und wenn man mit einer Buchhalterin am Tisch sitzt und viele Schwestern weniger Schulbildung gehabt haben – also, ich glaube, sie nehmen es einem irgendwie übel, sie halten einen wahrscheinlich für überheblich. Deshalb kommt es ganz von selbst, daß man den Mund hält, um den anderen nur keinen Anlaß zu dieser Meinung zu geben. Dabei macht Bildung ja eher demütig, nicht überheblich. Und ich will meine Art, mich auszudrücken, nicht ändern – wenn ich das Wort „relevant" brauchen möchte, tu ich es und suche nicht nach einer primitiveren Vokabel. Vielleicht halten sie das für Angabe, aber das ist es doch nicht. Ich kann mit einem Kind genau so einfach sprechen wie andere auch, aber ich will meinen Stil nicht auf jede beliebige Person einstellen. Früher hätte ich es allerdings manchmal gern getan, da wäre ich gern so gewesen, wie man mich haben wollte. Jetzt müssen die anderen lernen, mich zu akzeptieren – ich verlange es sozusagen, oder besser, ich warte ganz friedlich darauf, ich zerreiße mich nicht ihretwegen. Oft sind die Leute ärgerlich über mich, aber das wäre nicht nötig, niemand braucht sich über mich zu ärgern.
Ärztin: Sie selbst ärgern sich auch über andere.
Patientin: Ja, das ist wahr. Es regt mich schon auf, wenn jemand mich introvertiert nennt, obwohl er sich überhaupt nicht bemüht hat, über irgendwelche Dinge von Bedeutung zu sprechen, irgendwer, der nie Nachrichten hört und den so etwas wie die Bürgerrechtsbewegung überhaupt nicht interessiert.
Ärztin: Von wem sprechen Sie jetzt?
Patientin: Von meinen Schwestern im Konvent.
Ärztin: Ich hätte mich gern noch länger mit Ihnen unterhalten, aber ich glaube, für heute ist es genug, wir sind schon länger als eine Stunde hier zusammen.
Patientin: Die Zeit vergeht so rasch, wenn man ganz bei der Sache ist.
Kaplan: Ich meine fast, daß Sie uns noch weitere Fragen stellen wollten.
Patientin: Habe ich Sie schockiert? Habe ich in meiner impulsiven

Art das Bild zerstört, das Sie sich von einer Nonne gemacht hatten?
Kaplan: Sie haben mich beeindruckt, möchte ich sagen.
Patientin: Es wäre mir sehr unangenehm, wenn ich etwas zerstört hätte, und ich möchte nicht, daß Sie nun ungünstig über Nonnen oder Ärzte oder Krankenschwestern urteilen.
Ärztin: Das tun wir ganz sicher nicht, wir erkennen in Ihnen eine selbständige Persönlichkeit, und das freut uns.
Patientin: Manchmal frage ich mich, ob ich für andere schwer zu ertragen bin.
Ärztin: Das sind Sie sicher zuweilen.
Patientin: Ich meine, ob es hier in der Klinik für die anderen schwierig ist, weil ich Nonne und Krankenschwester bin.
Ärztin: Ich finde es sehr angenehm, daß Sie nicht die Rolle der Nonne spielen, sondern Sie selbst geblieben sind.
Patientin: Ich möchte noch ein Thema anschneiden. Zu Hause, im Konvent, darf ich mein Zimmer nur in der Ordenstracht verlassen. Hier empfinde ich sie zwar durchaus als Schutz, aber ab und zu gehe ich doch in dem Morgenmantel, der meine Mitschwestern so schockiert hat, aus dem Zimmer. Sie wollten mich zurückholen, weil sie meinen, daß ich mich unschicklich benähme. Natürlich ist es für sie eine schockierende Vorstellung, daß andere Leute ohne weiteres mein Krankenzimmer betreten könnten. Wenn ich wieder im Krankenrevier des Konvents liege, denken sie aber gar nicht daran, sich gelegentlich nach meinen Wünschen zu erkundigen, und sie besuchen mich dort eigentlich noch seltener als hier. Über zwei Monate lag ich im Krankenrevier, und nur wenige Schwestern schauten mal zu mir herein. Ich verstehe es, denn sie arbeiten alle im Krankenhaus und möchten in ihrer freien Zeit eine andere Atmosphäre um sich haben. Aber außerdem denken sie offenbar, daß ich andere Menschen nicht brauche, und wenn ich sie bitte, doch wiederzukommen, sehe ich ihnen an, daß sie es nicht für ernst gemeint halten. Anscheinend trauen sie mir eine besondere innere Festigkeit zu, sie meinen, daß ich allein besser zurechtkomme und andere Menschen nicht für wichtig halte. Was soll ich machen? Ich kann sie doch nicht anflehen, mich wieder zu besuchen!
Kaplan: Das würde Ihnen vermutlich auch die Freude am Besuch beeinträchtigen.
Patientin: Ich kann nicht um etwas betteln, das ich notwendig brauche.
Kaplan: Das haben Sie uns sehr deutlich und eindrucksvoll

klargemacht. Es ist wichtig, daß der Patient seine Würde behaupten kann, daß er nicht um etwas betteln muß und nicht manipuliert wird.

Ärztin: Jetzt möchte ich doch einen kleinen Rat geben, obwohl mir schon das Wort „Rat" nicht ganz gefällt: Wenn jemand bei aller Krankheit und vielen Schmerzen so wohl aussieht, wie Sie es tun, ist es vielleicht für die Krankenschwester schwierig, zu erkennen, ob und wann sie gebraucht wird. Wahrscheinlich ist es auch noch schwieriger, etwas zu fordern, als etwas zu erbitten, was meinen Sie?

Patientin: Jetzt habe ich Schmerzen im Rücken, und auf dem Weg in mein Zimmer werde ich nach einer Tablette fragen – ich weiß zwar nicht, wann ich sie brauchen werde, aber meine Frage sollte doch genügen, einerlei, wie wohl ich aussehe, ich habe eben Schmerzen. Die Ärzte habe mir geraten, die Schmerzen zu bekämpfen. Wenn ich erst wieder im Konvent bin, muß ich unterrichten, auch mit Schmerzen. Aber es ist notwendig, sich von Zeit zu Zeit davon zu erholen und sich zu entspannen.

Das Interview enthüllte deutlich die Bedürfnisse der Patientin. Offenbar stammten Groll und Empörung, von denen sie so erfüllt war, aus der frühen Kindheit, in der sie sich als Außenseiter unter den Geschwistern gefühlt hatte: Da sie nicht brav wie die Schwestern zu Hause blieb, glaubte sie sich von der Mutter nicht anerkannt, und da sie offenbar dem unternehmungsfreudigen Vater glich, meinte sie, daß ihre Mutter sie weniger als die Geschwister liebte. Mit ihrem Entschluß, Nonne zu werden und damit einen Teil ihrer Bedürfnisse und ihrer Identität aufzugeben, versuchte sie wahrscheinlich, sich als „Mutters liebes Kind" zu beweisen. Erst Ende ihrer Dreißigerjahre, als sie erkrankte und mehr Ansprüche stellte, wurde es ihr schwer, immer noch „das liebe Kind" zu bleiben. Im Ressentiment gegen die Nonnen wiederholte sich der alte Groll gegen Schwestern und Mutter, sie sah sich wie als Kind nicht akzeptiert. Da ihre Umgebung die Zusammenhänge nicht kannte, ihre Äußerungen als persönliche Kränkung auffaßte und sie nun tatsächlich ablehnte, hatte sie vor sich selbst neue und überzeugende Gründe, sich zurückgestoßen zu fühlen. Sie konnte die wachsende Isolierung nur ertragen, wenn sie andere Kranke aufsuchte, deren Wünsche feststellte und sie weitergab, also die eigenen Bedürfnisse auf andere übertrug und sich in deren Namen über den Mangel an Aufmerksamkeit beklagte. Da sie alles feindselig vorbrachte, entfremdete sie sich das Pflegepersonal und hatte damit wieder neuen Anlaß, ihre Feindseligkeit vor sich selbst zu rechtfertigen.

Unser Interview half ihr in mehrfacher Beziehung: Sie durfte sie selbst sein, feindselig und anspruchsvoll, ohne deshalb verurteilt zu werden oder fürchten zu müssen, daß sich die Umgebung persönlich angegriffen fühlte. Sie konnte einen Teil ihres Zornes loswerden und damit ihre Belastung etwas erleichtern, so daß sie nun auch imstande war, die andere Seite ihres Wesens zu zeigen, eine lebhafte, zu Liebe und Zuneigung und Einsicht fähige Frau. Offensichtlich liebte sie den Juden, dem sie für die Erkenntnis der wahren Religion dankbar war; er hatte ihr den Weg zu vielen Stunden der Selbstbesinnung geöffnet und ihr zu einem verinnerlichten Glauben an Gott verholfen.

Gegen Ende unseres Gesprächs ließ sie uns wissen, daß sie gern öfter Gelegenheit zu solcher Aussprache haben möchte – formulierte diesen Wunsch aber als die Forderung nach einer Schmerztablette. Wir setzten unsere Besuche fort und hörten erstaunt, daß sie nicht mehr andere sterbende Patienten aufsuchte und sich auch dem Pflegepersonal gegenüber zugänglicher als bisher zeigte. Die Krankenschwestern fanden sie weniger aufreizend, besuchten sie nun öfter und baten uns schließlich um eine Unterredung, „damit wir sie besser verstehen". Welch eine Wandlung!

Bei einem meiner letzten Besuche sah sie mich eine Weile an und bat schließlich um einen Dienst, um den mich noch nie jemand gebeten hatte: Ich sollte ihr ein Kapitel aus der Bibel vorlesen. Sie war schon sehr schwach, lag still in den Kissen und gab mir an, was ich lesen, was auslassen sollte.

Eine so ungewohnte Funktion war mir nicht gerade willkommen, und ich hätte ihr lieber den Rücken abgerieben oder den Nachtstuhl geleert, falls das nötig gewesen wäre. Aber schließlich hatten wir ihr versprochen, ihre Bedürfnisse zu erfüllen, und es kam mir zu billig vor, den Kaplan rufen zu lassen, wenn sie gerade in diesem Augenblick meine Dienste verlangte. Doch während der ganzen Zeit bangte ich vor dem Augenblick, wo ein Kollege eintreten und mich in meiner neuen Rolle auslachen würde. Zu meiner Beruhigung kam niemand während dieser „Sitzung". Ich las vor, ohne auf den Sinn zu achten. Sie hielt die Augen geschlossen, und ich ahnte ihre Reaktion nicht einmal. Schließlich fragte ich sie, ob das nun ihr letztes Eingreifen gewesen sei, oder ob noch etwas dahinterstände, das ich nicht wahrnehmen könne. Zum ersten und einzigen Mal hörte ich sie von Herzen lachen, voller Zustimmung und Humor. Beides sei richtig, sagte sie, sie habe aber vor allem etwas Gutes beabsichtigt. Gewiß habe sie mich zum letzten Mal testen, aber mir auch eine Botschaft anvertrauen wollen, an die ich mich hoffentlich noch lange nach ihrem Tode erinnern werde ...

Ein paar Tage später machte sie mir, völlig angekleidet, in meinem Büro ihren Abschiedsbesuch. Sie sah fröhlich, fast glücklich aus, nicht mehr die zornige Nonne, die jeden abgeschreckt hatte, sondern eine Frau, die etwas Frieden und vielleicht sogar Zustimmung zu ihrem Schicksal gefunden hatte. Sie kehrte heim in ihren Konvent und starb dort bald darauf.

Viele von uns erinnern sich an sie, nicht, weil sie Schwierigkeiten gemacht hatte, sondern weil sie uns vieles lehrte. So ist sie denn in den letzten Monaten ihres Lebens doch noch das geworden, was sie so dringlich zu sein wünschte: anders als die anderen und doch geliebt und akzeptiert.

Die dritte Phase: Verhandeln

Des Holzfällers Axt bat den Baum um einen Stiel. Der Baum gewährte ihn.
Tagore

Die dritte, meist nur flüchtige Phase ist weniger bekannt, für den Patienten aber oft sehr hilfreich. Wenn wir in der ersten nicht imstande sind, die Tatsachen anzuerkennen, und in der zweiten mit Gott und der Welt hadern, versuchen wir in der dritten vielleicht, das Unvermeidliche durch eine Art Handel hinauszuschieben: „Wenn Gott beschlossen hat, uns Menschen von der Erde zu nehmen, und all mein zorniges Flehen ihn nicht umstimmen kann – vielleicht gewährt er mir eine freundliche Bitte." Jeder von uns kennt ja die Reaktion von Kindern, die erst fordern, dann artig bitten. Unser „Nein" quittieren sie mit Auflehnung, mit Füßestampfen und Einschließen im eigenen Zimmer – jedenfalls lehnen sie uns vorübergehend ab. Dann aber kommt die Besinnung – ob man es nicht auf andere Weise versuchen sollte? Das Kind taucht wieder auf, übernimmt freiwillig Arbeiten, zu denen wir es unter normalen Umständen nie bewegen können, und schlägt schließlich vor: „Wenn ich die ganze Woche artig bin und jeden Abend das Geschirr spüle – darf ich dann?" Natürlich besteht die Aussicht, daß wir auf den Handel eingehen; das Kind erhält, was wir zunächst verweigert hatten.

Der todkranke Patient wendet dieselbe Taktik an und hofft, für sein Wohlverhalten belohnt zu werden. Sein Hauptwunsch ist fast immer eine längere Lebensspanne, dann aber auch ein paar Tage ohne Schmerzen und Beschwerden. Eine Patientin, Opernsängerin, konnte wegen einer bösartigen und entstellenden Erkrankung am Kiefer nicht mehr auftreten und sehnte sich doch nur danach, „noch ein einziges Mal wieder auf der Bühne zu stehen". Als sie einsah, daß es unmöglich war, gab sie die vielleicht erschütterndste Vorstellung ihres Lebens: Sie sprach im Seminar unmittelbar zu den Zuhörern, ohne Einweg-Spiegelglas. Und hier vor diesem Publikum berichtete sie über ihren Lebensweg, ihre Erfolge und ihre Tragödie – bis ein Anruf sie zurückbeorderte, weil Arzt und Zahnarzt bereitstanden, ihr alle Zähne zu ziehen, damit die Bestrahlungstherapie fortgesetzt werden konnte. Sie hatte sich so sehr gewünscht, noch einmal – vor uns – singen zu dürfen, bevor sie ihr Gesicht für immer verbergen mußte.

Eine andere Patientin war wegen unerträglicher Schmerzen und Beschwerden auf schmerzstillende Spritzen angewiesen und deshalb an die Klinik gebunden. Trotz ihrer Krankheit bereitete einer ihrer Söhne auf ihren Wunsch seine Hochzeit vor, und sie bangte darum, diesen Tag trotz allem miterleben zu dürfen. Unseren vereinten Bemühungen gelang es, ihr so viel Selbsthypnose beizubringen, daß sie einige Stunden einigermaßen schmerzfrei überstehen konnte, und am Tage vorher verließ sie tatsächlich die Klinik, eine elegante, strahlende Frau, „der glücklichste Mensch der Welt", dem man den wahren Zustand nicht anmerkte. Ich fragte mich, was sie wohl hinterher sagen würde, nach dem Tag, um den sie so gefeilscht hatte. Ich werde den Augenblick nicht vergessen, an dem sie wieder in der Klinik eintraf, etwas müde und erschöpft. Bevor ich ein Wort hervorbrachte, rief sie schon: „Denken Sie daran: Ich habe noch einen Sohn!"

Im Grunde feilscht der Patient immer um einen Aufschub, verspricht Wohlverhalten und setzt selbst eine Frist, nach der er – wie er verspricht – nichts mehr erbitten will. Und doch hat keiner unserer Patienten „sein Versprechen gehalten". Jeder verhält sich in dieser Situation wie der kleine Junge, wenn er sagt: „Wenn du mich heute gehen läßt, will ich auch nie mehr meine Schwester schlagen." Natürlich wird er es wieder tun, natürlich wird die Opernsängerin immer wieder versuchen, noch einmal vor Publikum zu singen. Unsere Patientin konnte ohne Bühne nicht leben und verließ unser Krankenhaus, bevor ihr die Zähne gezogen wurden. Die andere Patientin konnte uns erst wieder gegenübertreten, als wir die Tatsache zur Kenntnis genommen hatten, daß sie noch einen Sohn besaß, an dessen Hochzeit sie teilzunehmen wünschte.

Meistens wird der Handel mit Gott geschlossen, streng geheimgehalten und höchstens in der Sprechstunde des Seelsorgers angedeutet. Bei unseren Einzelunterredungen ohne Publikum haben wir festgestellt, daß viele Patienten als Preis für eine etwas längere Frist ihr „Leben Gott widmen", „sich dem Dienst der Kirche" weihen wollen. Andere versprachen, Teile ihres Körpers oder auch den ganzen „der Wissenschaft" zu vermachen, wenn die Ärzte ihre wissenschaftlichen Erkenntnisse zur Verlängerung ihres Daseins nutzen wollten.

Psychologisch gesehen können solche Versprechungen aus einem verborgenen Schuldgefühl stammen; deshalb wäre es gut, wenn die Umgebung entsprechende Bemerkungen des Patienten nicht einfach beiseite schieben wollte. Wenn ein Seelsorger oder ein Psychiater mit etwas Einfühlungsvermögen auf einen solchen Sachverhalt stößt, wird er danach forschen, ob sich der Patient schuldig fühlt, weil er sein Leben lang nicht regelmäßig zur Kirche gegangen ist, oder ob tiefere, unbewußte Haßempfindungen das Schuldgefühl hervorgerufen haben. Dann erweist es sich wieder, wie günstig sich die Zusammenarbeit von Theologen und Medizinern auswirkt, denn oft war es bei uns der Seelsorger, dem solche Ängste zuerst anvertraut wurden. Wir gingen ihnen so lange nach, bis der Patient von seinen irrationalen Ängsten und dem Wunsch nach Bestrafung befreit war; sonst hätte sich das übertriebene Schuldgefühl in weiteren nicht innegehaltenen Versprechungen nach Ablauf der „Frist" manifestiert und sich nur noch verstärkt.

Die vierte Phase: Depression

Die Welt stürmt über die Saiten des sehnsüchtigen Herzens, das die Musik der Trauer erklingen läßt.

Tagore

Wenn der Todkranke seine Krankheit nicht länger verleugnen kann, wenn neue Eingriffe, neuer Krankenhausaufenthalt notwendig werden, wenn immer neue Symptome auftreten und er schwächer und elender wird, dann kann er seinen Zustand nicht immer mit einem Lächeln abtun. Erstarrung, Stoizismus, Zorn und Wut weichen bald dem Gefühl eines schrecklichen Verlustes. Das Verlorene hat viele Facetten: Die Patientin mit Brustkrebs grämt sich über das veränderte Äußere, die Patientin mit Uteruskrebs fühlt sich vielleicht nicht mehr als Frau. Unsere Opernsängerin reagierte mit Schock und tiefster Verzweiflung auf die Aussicht, daß ihr Gesicht unvermeidlich entstellt würde. Und doch war auch das nur einer der Verluste, die jeder Patient in solcher Lage hinnehmen muß. Behandlungen und Krankenhausaufenthalt führen zu großer finanzieller Belastung; oft fallen erst die kleinen Extrafreuden fort, dann auch notwendige Dinge. Die ungeheuren Kosten haben in den vergangenen Jahren viele Patienten gezwungen, alles zu verkaufen, die Kinder von der höheren Schule zu nehmen. Oft verliert der Patient den Arbeitsplatz, weil er ihn nicht mehr ausfüllen kann oder zu viele Tage versäumt. Dann müssen Mütter und Ehefrauen die Familie ernähren, gleichgültig, welche Folgen ihre berufliche Tätigkeit für das Familienleben hat. Ist die Mutter selbst krank und müssen die Kinder anderswo untergebracht werden, dann trägt das zum Kummer und zum Schuldgefühl der Patientin wesentlich bei. Alle diese Ursachen der Depressionen kennt jeder, der mit Kranken zu tun hat; doch wir vergessen zu leicht, daß sich der Patient ja außerdem mit dem großen Schmerz der Vorbereitung auf seinen endgültigen Abschied von der Welt auseinandersetzen muß. Man könnte sagen, daß die erste Art der Depression reaktiv, die zweite

sozusagen vorbereitend ist, und beide sind so verschieden, daß sie auch ganz unterschiedlich behandelt werden müssen.
Mit etwas Einfühlungsvermögen erkennt man die Ursachen der Verzweiflung und kann unrealistische Scham- und Schuldgefühle, wie sie oft die erste Form der Depression begleiten, verständnisvoll mildern. Dabei hilft etwa ein Kompliment für die Patientin, die sich nach einem Eingriff nicht mehr als Frau fühlt, oder der Hinweis auf die Möglichkeiten, die Brustoperation zu verdecken. Psychiater, Fürsorger und Geistliche sollten dem Ehemann klarmachen, wie viel er zum Selbstbewußtsein der Patientin beitragen kann. Große Hilfe bedeutet es auch, wenn sich jemand um die Umstellung des Haushalts kümmert, vor allem dann, wenn Kinder oder hilflose alte Leute versorgt werden müssen. Wir stellen immer wieder fest, wie rasch sich die Depression der Patienten bessert, wenn solche lebenswichtigen Fragen gelöst werden können. Das Interview mit Frau C. im zehnten Kapitel zeigt, wie verzweifelt eine Frau sein kann, wenn sie sich schon deshalb mit ihrer Krankheit und dem bevorstehenden Tod nicht abfinden kann, weil so viele Menschen versorgt werden müssen und keine Hilfe in Aussicht steht. Frau C. konnte ihre Rolle nicht mehr ausfüllen, fand aber niemanden, der sie ihr abnahm.
Die andere Art der Depression entsteht nicht aus einem bereits erlittenen Verlust, sondern durch einen drohenden. Unsere erste Reaktion auf den Kummer anderer Menschen ist meistens der Versuch, sie aufzuheitern und ihnen zu erklären, daß sie die Dinge nicht grau in grau sehen sollten. Wir fordern sie auf, die lichteren Seiten des Daseins zu beachten – oft aber geben wir damit nur unserem eigenen Bedürfnis nach, weil wir nicht fähig sind, längere Zeit hindurch ein trauriges Gesicht in unserer Umgebung zu ertragen. Gewiß kann das durchaus nützlich sein, falls der Kranke die erste Form der Depression durchmacht: Es hilft der Patientin, wenn sie sich vorstellt, wie ihre Kinder friedlich im Nachbargarten spielen, lustig sind, auf Parties gehen und gute Noten heimbringen, denn alles deutet darauf hin, daß sie trotz der Abwesenheit ihrer Mutter das gewohnte Leben fortsetzen.
Ist die Depression aber der Weg, auf dem sich der Kranke auf den bevorstehenden Verlust aller geliebten Dinge vorbereitet, um sich so die endgültige Annahme seines Schicksals zu erleichtern, dann sind Aufheiterungen und Ermunterung nicht mehr am Platz; wer ihn jetzt immer wieder auf die lichteren Aspekte hinweist, verbietet

ihm, über sein nahes Ende nachzudenken. Er muß trauern dürfen. Jeder von uns empfindet unendlichen Schmerz beim Verlust eines einzigen geliebten Wesens – der Kranke aber ist im Begriff, alle und alles zu verlieren, was er geliebt hat. Wer seinen Schmerz ausdrücken darf, kann sich leichter mit seinem Schicksal abfinden und ist denen dankbar, die in diesem Stadium der Depression ruhig bei ihm bleiben, ohne fortwährend zu wiederholen, daß er doch nicht traurig sein soll. Diese zweite Form der Depression verläuft meistens sehr still, im Gegensatz zur ersten, wo der Kranke vieles mitzuteilen, zu besprechen und anzuordnen hat. Der vorbereitende Schmerz braucht kaum Worte; hier kommt es viel eher darauf an, stillschweigend dazusein und mit einer Geste zu versichern, daß man den Schmerz kennt und teilt. Vielleicht bittet der Patient jetzt auch um ein Gebet, weil er beginnt, sich mehr mit künftigen als mit vergangenen Dingen zu beschäftigen. Zuviel Einmischung von Besuchern, die ihn abzulenken versuchen, fördert seine emotionale Vorbereitung nicht, sondern hemmt sie eher.

Das Beispiel von Herrn H. illustriert diese Phase der Depression, die in seinem Fall noch verstärkt wurde, weil seine Umgebung, besonders seine engste Familie, seine Bedürfnisse nicht erkannte oder nicht verstand. Beide Formen der Depression wurden sichtbar; in der ersten sprach er sein Bedauern über sein „Versagen" in gesunden Tagen aus, über Möglichkeiten, die er im Beisammensein mit der Familie versäumt hatte, über seine Unfähigkeit, besser für sie zu sorgen. Die Depression steigerte sich mit seiner zunehmenden Schwäche und wachsenden Unfähigkeit, die Familie zu versorgen. Die Aussicht auf eine vielversprechende weitere Behandlung heiterte ihn nicht auf, und unsere Gespräche zeigten, daß er bereit war, sich von seinem Dasein zu lösen, daß es ihn beunruhigte, um sein Leben kämpfen zu müssen, obwohl er auf den Tod eingestellt war. Eben diese Unvereinbarkeit von Wünschen und innerer Bereitschaft des Patienten auf der einen und den Erwartungen der Umgebung auf der anderen Seite ruft oft die tiefste Verstörung und den lastendsten Kummer der Patienten hervor.

Wenn alle, die sich beruflich um den Patienten kümmern, diese Unvereinbarkeit oder gar den Konflikt zwischen dem Kranken und seiner Umgebung erkennen und ihn auch der Familie bewußt machen würden, wäre viel getan. Sie müßten darlegen, daß diese Phase der Depression notwendig und heilsam ist, wenn der Patient eines Tages in Frieden und innerer Bereitschaft sterben soll. Denn nur die Kranken, die durch alle Ängste und Verzweiflungen hindurchgegangen sind, erreichen auch dieses Stadium der letzten Zustimmung. Wenn die Familie ihn auf diesem Wege verständnisvoll begleitet, erspart sie ihm sehr viel unnötigen Kummer.

Patient: Muß ich sehr laut sprechen?
Ärztin: Nein, es ist schon richtig so. Sprechen Sie, wie Sie mögen und solange Sie sich bei Kräften fühlen. – Herr H. hat mir erklärt, wenn wir ihn psychologisch unterstützen, kann es zu einem sehr fruchtbaren Gespräch kommen, weil er sich wissenschaftlich mit Kommunikation beschäftigt hat.
Patient: Ich bin nur körperlich sehr müde und schläfrig.
Ärztin: Was verstehen Sie unter „psychologischer Unterstützung"?
Patient: Man kann sich auch dann, wenn man ziemlich elend dran ist, körperlich auf der Höhe fühlen, falls man sozusagen seelisch hochgerissen wird.
Ärztin: Sie wollen sagen, daß wir über Gutes und nicht über unangenehme Dinge reden wollen.
Patient: Wollen wir das tatsächlich?
Ärztin: Haben Sie das nicht gemeint?
Patient: Nein, ganz gewiß nicht.
Pfarrer: Ich glaube, es geht um eine moralische Hilfestellung.
Patient: Ich meine ganz einfach folgendes: Wenn ich hier jetzt länger als fünf Minuten sitze, bin ich einer Ohnmacht nahe, weil ich so matt und gar nicht an Aufsitzen gewöhnt bin.
Ärztin: Also kommen wir rasch zum Thema. Wir wissen gar nichts über Sie, wir möchten uns nämlich mit unseren Patienten unvoreingenommen verständigen, ohne alle Einzelheiten der Krankengeschichte zu kennen. Vielleicht geben Sie uns jetzt kurz an, wie alt Sie sind, welchen Beruf Sie haben und wie lange Sie im Krankenhaus liegen.
Patient: Etwa vierzehn Tage. Ich bin Chemotechniker mit Hochschulabschluß. Außerdem habe ich an der Universität Kurse über Kommunikation mitgemacht.
Pfarrer: Hatten Sie ein persönliches Interesse am Komplex der Kommunikation, oder war es beruflich bedingt?
Patient: Ich interessiere mich persönlich dafür.
Ärztin: Warum sind Sie in der Klinik? Liegen Sie hier zum ersten Mal?

Patient: Zum ersten Mal in diesem Krankenhaus. Man will hier meinen Krebs behandeln. Im April dieses Jahres bin ich in einem anderen Krankenhaus operiert worden.
Ärztin: Hat man dabei den Krebs festgestellt?
Patient: Ja, und dann habe ich verlangt, in diese Klinik eingewiesen zu werden.
Ärztin: Wie haben Sie reagiert, als man Ihnen mitteilte, daß Sie Krebs haben?
Patient: Das war natürlich ein harter Schlag, vor allem, weil man mir von Anfang an keine Hoffnung machte. Der Arzt berichtete mir, sein Vater sei in eben derselben Klinik von demselben Chirurgen an derselben Sache operiert worden, habe sich aber nicht erholt und sei genau in meinem Alter gestorben. Mir blieb nichts anderes übrig, als auf das bittere Ende zu warten.
Ärztin: Ich frage mich, ob der Arzt so rücksichtslos verfuhr, weil er einen ähnlichen Fall in seiner Familie erlebt hatte.
Patient: So war es wohl.
Ärztin: Wie haben Sie auf seine Mitteilung reagiert?
Patient: Ich war natürlich völlig herunter, blieb auf seine Anordnung zu Hause und verbrachte die Zeit mehr mit Ausruhen als mit Arbeit. Trotzdem war es noch zuviel, ich unternahm doch einiges, machte Besuche und so fort. Als ich dann aber hierherkam und feststellte, daß meine Situation durchaus nicht ganz hoffnungslos sei, merkte ich, daß ich mich falsch verhalten und zu viel unternommen hatte. Hätte ich von Anfang an gewußt, daß es doch noch Hoffnung für mich gab, wäre ich bestimmt jetzt in einer viel besseren Verfassung.
Ärztin: Sie werfen sich also vor, zuviel unternommen zu haben.
Patient: Nein. Es geht hier nicht um Vorwürfe. Ich mache sie dem Arzt nicht, denn er urteilte schließlich aus eigener Erfahrung, und ich mache mir keine Vorwürfe, denn ich wußte es nicht besser.
Ärztin: Kamen Sie ganz ahnungslos zur Operation? Welche Symptome zeigten sich? Hatten Sie Schmerzen, hatten Sie das Gefühl, ernstlich krank zu sein?
Patient: Es ging mir schlecht, und dann kam eine Darmgeschichte hinzu, bis ein künstlicher Darmausgang angelegt wurde.
Ärztin: Was ich eigentlich wissen wollte: Waren Sie auf die Mitteilung vorbereitet, daß man bei Ihnen Krebs festgestellt habe? Ahnten Sie vorher etwas davon?
Patient: Nichts.

Ärztin: Sie fühlten sich also als gesunder Mann bis wann?

Patient: Bis ich zum Arzt ging, weil ich abwechselnd Obstipation und Diarrhöe hatte. Auf eine Krebs-Diagnose war ich in keiner Weise vorbereitet. Aber man schickte mich aus der Praxis des Arztes gleich weiter ins Krankenhaus und hat mich dort nach etwa einer Woche operiert.

Ärztin: Es war also ganz deutlich ein dringender Fall. Dann hat man die Kolostomie, den künstlichen After, angelegt. Das war wohl furchtbar.

Patient: Gar nicht. Es war viel schlimmer, daß man einen ganz anderen Befund bekam, als man erwartet hatte.

Ärztin: Wie relativ doch alles ist! Ich dachte immer, eine Kolostomie sei sehr schwer zu ertragen, aber wenn es um Leben und Tod geht, ist sie wohl das kleinste Übel.

Patient: Sicherlich, wenn der Kranke weiterleben darf.

Ärztin: Auf die Mitteilung des Arztes hin werden Sie sich ja überlegt haben, daß Sie sich mit dem Tod abfinden müßten, daß Sie wohl nicht mehr lange zu leben hätten. Wie wird ein Mensch Ihrer Art mit diesen Dingen fertig?

Patient: Ach, ich hatte gerade zu der Zeit so viel persönlichen Kummer zu überwinden, daß mir nicht viel am Leben lag – so war es.

Pfarrer: Mögen Sie uns davon berichten?

Patient: Mein Vater starb, meine Mutter starb, mein Bruder starb. Und dann starb meine achtundzwanzigjährige Tochter. Sie hinterließ zwei kleine Kinder, die wir bis zum vergangenen Dezember versorgten, drei Jahre lang. Und das war am schwersten zu ertragen, weil es immer wieder an ihren Tod erinnerte.

Pfarrer: Ich verstehe . . . die Kinder im Hause . . . Woran starb Ihre Tochter?

Patient: Sie konnte das Klima in Persien nicht vertragen, über vierzig Grad im Schatten – das war zuviel für sie.

Pfarrer: Sie war also nicht zu Hause, als sie starb.

Patient: Sie konnte das Klima nicht vertragen.

Ärztin: Haben Sie noch mehr Kinder?

Patient: Drei.

Ärztin: Und wie geht es denen?

Patient: Sehr gut.

Ärztin: Es geht ihnen also gut. Nun verstehe ich Sie aber nicht ganz. Sie sind doch ein Mann in mittleren Jahren, wie alt, weiß ich nicht genau. In Ihrem Alter hat ein Mensch oft Vater und Mutter verloren. Bei einem Kind ist es anders, das ist immer sehr schmerzlich. Aber warum meinen Sie, daß Ihnen nach diesen Verlusten Ihr Leben unwichtig vorkommt?

Patient: Darauf kann ich nicht antworten.

Ärztin: Das ist ein Widerspruch, nicht? Denn wenn Ihnen Ihr Leben wirklich nichts wert wäre, könnten Sie es leicht aufgeben, scheint mir. Verstehen Sie, was ich meine?

Pfarrer: Ich frage mich gerade, ob Herr H. eben das sagen wollte. Ich weiß aber nicht recht, warum Sie dann andeuteten, daß die Krebsdiagnose für Sie deshalb nicht so hart war, weil Sie so viele Verluste erlitten hatten.

Patient: Nein, nein, das wollte ich auch auf keinen Fall sagen. Es war so, daß ich nicht nur mit diesem Befund, sondern auch noch mit den anderen Schicksalsschlägen fertig werden mußte und daß mir mein Leben damals nicht mehr lebenswert vorkam. Sie selbst haben dann die Frage aufgeworfen, warum mir mehr am Sterben als am Leben gelegen sei, da ich doch noch meine drei gesunden Kinder habe.

Ärztin: Ich wollte auch auf die freundlicheren Aspekte hinweisen.

Patient: Gewiß, aber können Sie sich nicht vorstellen, daß diese Schicksalsschläge nicht nur den Vater, sondern die ganze Familie betreffen?

Ärztin: Freilich.

Pfarrer: Ihre Frau hat also auch eine sehr schwere Zeit hinter sich.

Patient: Meine Frau und die Kinder auch, alle Kinder. Und ich liege hier im Krankenhaus, eher schon im Leichenhaus.

Ärztin: Vorübergehend, gewiß. Es ist nach so viel Leid sehr schwer, neuen Kummer hinzunehmen. – Aber wie können wir Ihnen helfen? Wer kann Ihnen helfen? Gibt es überhaupt irgendeinen Menschen, der Ihnen jetzt eine Hilfe bedeuten würde?

Patient: Ich habe außer Ihnen noch niemanden darum gebeten.

Ärztin: Es hat also noch niemand so wie wir jetzt mit Ihnen über diese Fragen gesprochen.

Pfarrer: Haben Sie sich nach dem Tod Ihrer Tochter mit irgend jemandem ausgesprochen – hat Ihre Frau es getan? Oder mußten Sie beide allein damit fertig werden? Haben Sie miteinander davon gesprochen?

Patient: Nicht oft.

Pfarrer: Sie mußten Ihren Kummer also allein überwinden?

Ärztin: Ist Ihre Frau noch so unglücklich wie unmittelbar nach dem Verlust oder hat sie sich wieder gefangen?

Patient: Das weiß man bei ihr nie.

Ärztin: Ist sie ein Mensch, der sich nicht ausspricht?

Patient: Nicht in solchen Dingen. Sonst ist sie durchaus imstande, sich mitzuteilen, sie ist Lehrerin.

Ärztin: Was für ein Mensch ist Ihre Frau?

Patient: Eine kraftvolle Persönlichkeit voll guten Willens. Sie gehört zu den Lehrern, denen die Schüler zu Beginn des Semesters eine Ovation bringen und zum Schluß ein wertvolles Geschenk.

Ärztin: Das will etwas heißen.

Pfarrer: Solchen Menschen ist schwer beizukommen.

Patient: Ja. Außerdem tut sie alles für mich und die Familie.

Ärztin: Nach allem möchte ich doch annehmen, daß Sie sich bei einiger Hilfestellung mit Ihrer Frau aussprechen könnten.

Patient: Das sollte man eigentlich annehmen.

Ärztin: Sind Sie es, der sich scheut, die Themen mit Ihrer Frau zu erörtern, oder ist sie gehemmt? Wer von Ihnen beiden verhindert die Aussprache?

Patient: Nun, wir haben immerhin darüber gesprochen, und daraufhin ist sie abgereist, um sich um die Kinder zu kümmern. Zwei Sommer hintereinander war sie dort. Mein Schwiegersohn hat natürlich die Reise bezahlt. Bis Dezember haben die Kinder bei uns gelebt und sind dann wieder zu ihrem Vater gekommen. In den Dezemberferien fuhr meine Frau hinterher, dann auch im letzten Sommer für einen Monat. Sie wollte eigentlich zwei Monate bei den Enkeln bleiben, kam aber früher zurück, weil ich mich erholen sollte.

Pfarrer: Vielleicht wollten Sie mit Ihrer Frau nicht über Ihren Zustand reden, um sie nicht in ihrem eigenen Leid und der Sorge um die Enkel noch mehr zu belasten. War es so?

Patient: Die Probleme liegen anders bei uns. Sie gehört zu den Menschen mit viel Schwung und meint, daß ich beruflich nichts Rechtes leiste.

Ärztin: In welcher Beziehung nicht?

Patient: Ich habe für ihren Geschmack nie genug Geld verdient, und immerhin hatten wir vier Kinder. Sie hätte mich gern so, wie unser Schwiegersohn ist. Außerdem meint sie, daß ich nicht genug für die Erziehung unseres jüngsten Sohnes getan habe, der an einem anerkannten Erbfehler leidet. Diesen Vorwurf macht sie mir heute noch. Er war bei der Marine, ist aber entlassen worden und muß sich nun eine Anstellung in seinem alten Beruf als Lagergehilfe suchen.

Pfarrer: Und die beiden anderen Kinder?

Patient: Der mittlere Sohn – ja, auch seinetwegen macht sie mir Vorwürfe. Er ist in der Schule ziemlich schwerfällig, und sie meint, wenn nur jemand mit Nachdruck dahinterher wäre, könnte er ganz vorn liegen – sie ist ja so ein Dynamo. Aber ich glaube schon, daß sie eines Tages ihren Irrtum einsehen wird. Das ist immer eine Sache der Vererbung. Der älteste Sohn macht sich blendend, weil sie ihn antreibt. Er ist gerade im Examen, Elektronik.

Pfarrer: Weil sie ihn antreibt, sagen Sie?

Patient: Nein, so nicht, er ist tatsächlich hervorragend, außer der Tochter das einzig wirklich hochbegabte Kind.

Pfarrer: Sie sprechen von Erbanlagen. Welcher Seite schreiben Sie denn die ungünstigen Anlagen zu? Nach Ihren Worten habe ich den Eindruck, Sie sehen sie auf Ihrer Seite. Oder suggeriert Ihnen Ihre Frau diese Auffassung?

Patient: Ich glaube, hier suggeriert sie gar nichts, denn sie denkt wohl überhaupt nicht an den Faktor Vererbung. Sie meint nur, ich müsse mich mehr anstrengen und mehr tun, und zwar in der freien Zeit. Ich soll nicht nur mehr Geld verdienen – obwohl das zum Thema unseres Lebens geworden ist. Sie wird mir auf jede Weise helfen, aber immer auch vorwerfen, daß ich nicht meinen Teil leiste. Nach ihrer Meinung müßte ich mindestens fünfzehntausend Dollar im Jahr verdienen.

Ärztin: Mir scheint, Herr H. will sagen, seine Frau sei so schwungvoll und energisch, daß sie auch den Mann und die Kinder so haben möchte.

Patient: Genau das ist es.

Ärztin: Sie kann es nicht hinnehmen, daß Sie nicht ihren Vorstellungen entsprechen, daß Sie weniger forsch und energisch sind. Und dann heißt es: „Ja, mein Schwiegersohn! Der macht viel Geld, und der ist forsch und energisch!“

Patient: Nicht nur unser Schwiegersohn, eigentlich jedermann, den sie kennt.

Ärztin: Und das ist für Herrn H. entscheidend, denn bei seiner Krankheit wird er immer schwächer und wird noch weniger Geld verdienen.

Patient: Gerade das habe ich ihr schon einmal erklärt. Als ich um die vierzig war, gönnte ich mir ein bißchen mehr Zeit und sagte mir, wenn es heute schon so aussieht, wie wird es dann später werden – denn sie wird nur immer noch betriebsamer.

Ärztin: Sieht schlimm für Sie aus, ja?

Patient: Weil sie eben immer noch forscher wird.

Ärztin: Und für Sie immer schwieriger. Gehört sie zu den Leuten, die keine Menschen im Rollstuhl um sich haben können?

Patient: Sie ist völlig intolerant gegen Leute, die sich nicht genügend auszeichnen, die nicht hochbegabt sind.

Ärztin: Man kann ja auch bei körperlicher Schwäche hochbegabt sein. Aber Sie wollten wohl sagen, Ihre Frau sei unduldsam gegen Menschen, die körperlich nicht zu bestimmten Leistungen imstande sind – mit Begabung hat das ja nichts zu tun.

Patient: Wenn ich sage, hochbegabt, dann meine ich eher – ja, sie verlangt, daß man alles mit einer gewissen Brillanz erledigt.

Pfarrer: Erfolgreich wäre vielleicht das richtige Wort.

Patient: Ja, das stimmt, erfolgreich muß man sein.

Pfarrer: Die Menschen sollen nach Vorstellung Ihrer Frau nicht nur eine bestimmte Fähigkeit besitzen, sondern sie auch auswerten. Aus allem geht für mich aber hervor, daß Sie unter diesen Umständen niemals das Recht oder die Möglichkeit haben, über sich selbst und Ihre Leiden zu sprechen.

Patient: Die Kinder haben es ebensowenig. Sie werden von den übersteigerten Ansprüchen ihrer Mutter sozusagen niedergehalten. Sie ist nicht nur Lehrerin, sondern auch eine ausgezeichnete Schneiderin und kann übers Wochenende einen ganzen Herrenanzug fertigstellen, komplett und von besserem Sitz als jeder vom Schneider angefertigte. Er sieht glatt nach 250 Dollar aus.

Ärztin: Und was empfinden Sie unter solchen Verhältnissen?

Patient: Sie dürfte meinetwegen noch so großartig und hervorragend sein, denn ich bewundere sie – ja, eigentlich wie eine Art Halbgöttin. Alles wäre in Ordnung, wenn sie nicht darauf bestände, daß ich ebenso sein soll.

Ärztin: Wie können Sie nun mit Ihrer Krankheit fertig werden? Wir möchten es wissen, um Ihnen möglichst zu helfen.

Patient: Eben hier liegt mein Hauptproblem. Sehen Sie, da hat man eine schwere Krankheit mit vielen Schmerzen, man muß sich mit so vielen Todesfällen abfinden und lebt neben jemandem ... Wenn ich zu ihr sage, ich weiß einfach nicht, wie ich den Tod unserer Tochter überleben soll, dann kommt prompt die Antwort: „Kopf hoch! Positive Einstellung!" Sie ist so begeistert für positive Einstellung.

Pfarrer: Sie behält ihr Tempo bei und will nicht innehalten, um nachzudenken.
Patient: Das ist richtig.
Ärztin: Aber Sie möchten innehalten und nachdenken. Es ist auch notwendig, daß Sie sich aussprechen.
Patient: Meine Frau unterbricht mich mitten im Satz, man kann nicht über solche Dinge mit ihr reden.
Pfarrer: Ich habe den Eindruck, daß Sie sehr gläubig sind.
Patient: Ich habe viel über die Lösung dieser Probleme nachgedacht – denn im Grunde bin ich ein sehr fleißiger Mensch, genau das, was sie möchte. Ich war es immer, ich habe mich auch als Student ausgezeichnet und an der Universität immer nur die besten Noten bekommen.
Pfarrer: Ich verstehe Sie so, daß Sie die Fähigkeit zu harter Arbeit haben, aber darin nicht die Lösung der Probleme finden, die sich inzwischen in Ihrem Leben entwickelt haben. Sie machten vorhin einen Unterschied zwischen Gedanken an den Tod und Gedanken an das Leben, erinnern Sie sich?
Ärztin: Haben Sie jemals über das Sterben nachgedacht?
Pfarrer: Ich wüßte gern, wie Sie über das Leben im Hinblick auf den Tod und umgekehrt denken.
Patient: Ich muß zugeben, daß ich nie an den Tod an sich gedacht habe, sondern eher an die Sinnlosigkeit des Lebens unter diesen Umständen.
Pfarrer: Sinnlosigkeit?
Patient: Wenn ich morgen sterbe, wird meine Frau auf ein Haar genau so weitermachen wie bisher.
Ärztin: Als wäre nichts geschehen?
Patient: Ich glaube jedenfalls, daß sie nicht das geringste vermissen wird.
Pfarrer: Wie bei den anderen Todesfällen in Ihrer Familie? Oder liegt es hier doch etwas anders?
Patient: Nach dem Tode unserer Tochter hat sie sich sehr um ihre Kinder gekümmert, aber wenn ich keine Kinder hinterließe, wäre es für ihr Leben ohne Bedeutung.
Pfarrer: Sie sind in diese Klinik mit der Aussicht auf eine erfolgreiche Behandlung gekommen. Obwohl Sie Ihr Leben im Grunde als sinnlos empfinden, ist doch ein Gefühl in Ihnen, das die Hoffnung bejaht. Was ist es, das in Ihnen den Wunsch zum Weiterleben wachhält? Der Glaube?

Patient: Ich würde eher sagen, eine Art blinder Hoffnung. Meine Kirchenarbeit hat mich aufrechterhalten. Seit vielen, vielen Jahren habe ich aktiv in meiner Presbyterianischen Kirchengemeinde mitgearbeitet. Da konnte ich einiges tun, was meine Frau ablehnte, im Chor singen, im Kindergottesdienst unterrichten und so fort. Es war eine Tätigkeit, die ich für wichtig hielt, und das half mir. Doch alles, was ich da leistete, wurde von meiner Frau als wertlos beurteilt, weil es keinen Pfennig einbrachte.
Ärztin: Es ist aber sehr wichtig, daß Sie selbst diese Tätigkeit für wertvoll halten, und schon deshalb ist auch Hoffnung für Sie immer noch ein sinnvoller Begriff. Sie möchten noch leben. Sie wollen nicht wirklich sterben, nicht wahr? Sonst wären Sie ja auch nicht in dieses Krankenhaus gekommen.
Patient: Sie haben recht.
Ärztin: Was bedeutet Ihnen der Tod? Die Frage ist schwierig zu beantworten, aber vielleicht können Sie es.
Patient: Was mir der Tod bedeutet? Der Tod. Er ist das Ende jeder nützlichen Aktivität – wobei ich unter „nützlich" etwas anderes verstehe als meine Frau, ich denke dabei nicht an Geldverdienen.
Pfarrer: Sie sprachen von Chorsingen und Kindergottesdienst und von der Gemeinschaft mit anderen Menschen.
Patient: Ich war immer, und auf ganz verschiedenen Gebieten, in der Gemeinde tätig. Und daß mir mein Leben jetzt sinnlos erscheint, liegt eigentlich daran, daß ich meine Situation mit den Augen jenes Arztes ansehen und mir sagen muß, daß ich mich niemals mehr mit einer sinnvollen Sache beschäftigen werde.
Ärztin: Und was tun Sie gerade jetzt?
Patient: Jetzt, in diesem Augenblick? Ich tausche mit Ihnen Gedanken und Erfahrungen aus, und das könnte nützlich sein.
Ärztin: Also eine nützliche Betätigung. Vielleicht hilft sie Ihnen, uns hilft sie bestimmt.
Pfarrer: Nützlich in seinem Sinne, nicht in dem seiner Frau.
Ärztin: Das eben wollte ich hier herausstellen, denn im Grunde halten Sie doch das Leben für lebenswert, solange man noch nützen und etwas Sinnvolles leisten kann.
Patient: Bedenken Sie aber, daß es doch sehr angenehm ist, wenn es auch von anderen anerkannt wird – ich meine, von den Menschen, an denen man hängt.
Ärztin: Sie wollen doch nicht ernsthaft behaupten, daß niemand Sie anerkennt?

Patient: Meine Frau tut es nicht, die Kinder wahrscheinlich. Aber die Frau, eines Mannes Ehefrau, ist eben doch der Angelpunkt in seinem Leben, dies um so mehr, wenn er sie sehr bewundert. Und sie ist ja auch so – ja, sie ist einfach liebenswert in all ihrer funkelnden Energie.

Pfarrer: War das Verhältnis in Ihrer Ehe immer so? War es anders in Zeiten der Trauer?

Patient: Es war immer gleich, eigentlich kamen wir besser miteinander aus, wenn wir gemeinsamen Kummer hatten. Jetzt ist sie auch eine Weile sehr nett zu mir gewesen, und zwar seit ich im Krankenhaus war. Immer, wenn ich krank lag, behandelte sie mich besonders freundlich, aber dann konnte sie wieder nicht davon loskommen, daß sie es mit einem Faulenzer zu tun hatte, der kein Geld ins Haus brachte.

Pfarrer: Wie beurteilen Sie nun die Ereignisse Ihres Lebens? Sie gehen in die Kirche. Wie hat das, was Sie erlebt haben, Ihre Einstellung zum Leben beeinflußt? Spielt Gott dabei irgendeine Rolle?

Patient: Als Christ sehe ich in Christus den Mittler. Das ist sehr einfach, und wenn ich daran denke, geht mir alles besser von der Hand, ich finde mich erleichtert – ich sehe Lösungen für meine Schwierigkeiten im Umgang mit anderen Menschen.

Pfarrer: Aus Ihren Worten klang immer hindurch, daß Sie einen Vermittler zwischen sich und Ihrer Frau brauchen. Christus ist Ihr Mittler in anderen Beziehungen. Wäre das nicht auch in Ihrer Ehe möglich?

Patient: Ich habe daran gedacht, aber leider oder zum Glück ist ja meine Frau eine so dynamische Persönlichkeit.

Pfarrer: Wenn ich Sie recht verstehe, ist Ihre Frau zu dynamisch und zu aktiv, um Gott einen Platz in ihrem Dasein einzuräumen. Ein Vermittler könnte in ihrem Leben keine Rolle spielen.

Patient: Darauf läuft es wohl hinaus.

Ärztin: Glauben Sie, daß sie mit einem von uns sprechen würde?

Patient: Das würde sie sicher tun.

Ärztin: Wollen Sie Ihre Frau danach fragen? Können Sie das?

Patient: Meine Frau denkt gar nicht daran, zum Psychiater zu gehen, schon gar nicht mit mir zusammen.

Ärztin: Was ist denn schlimm an einem Psychiater?

Patient: Nun, alles, worüber wir hier gesprochen haben – mir scheint, daß sie solche Themen nicht erörtern möchte.

Ärztin: Warten wir ab, wie die Unterredung mit ihr verläuft. Sie könnte doch sehr von Nutzen sein. Und wenn Sie mögen, besuchen wir Sie gelegentlich in Ihrem Krankenzimmer.

Patient: An meinem Bett? Ich werde Sonnabend entlassen.

Ärztin: Wir haben also nicht viel Zeit.

Pfarrer: Kommen Sie nicht wieder in diese Klinik und zu Ihrem Arzt?

Patient: Möglich, aber die Reise ist sehr weit.

Ärztin: Wenn dies also unsere letzte Begegnung ist, haben Sie vielleicht noch ein paar Fragen an uns?

Patient: Ein großer Vorteil unseres Gespräches von heute liegt darin, daß es Dinge zur Sprache gebracht hat, die mir allein nie eingefallen wären. Ich glaube, daß Sie beide mir sehr wertvolle Ratschläge gegeben haben, aber ich weiß, eine gründliche Besserung meines Zustandes – ich kann körperlich nicht mehr gesund werden.

Ärztin: Ist der Gedanke erschreckend für Sie? Ich merke Ihnen keine Angst an.

Patient: Ich habe auch keine Angst. Ich stehe fest auf dem Boden meiner Religion, ich habe ja sogar meinen Glauben anderen weitergeben können.

Ärztin: Sie können also von sich sagen, daß Sie ein Mann sind, der den Tod nicht fürchtet und ihn akzeptiert, wenn er kommt.

Patient: Ich fürchte weniger den Tod als die Aussicht, daß es mir möglich sein könnte, das alte Leben wie bisher fortzusetzen. Ich war ja in meinem Beruf nie so erfolgreich wie in der Arbeit am Mitmenschen.

Pfarrer: Daher stammt wohl auch Ihr Interesse an Kommunikation.

Patient: Zum Teil sicher.

Pfarrer: Mir fällt auf, daß Sie nicht nur keine Angst vor dem Tode haben, sondern sich auch nicht beklagen, wenn es um Ihr Verhältnis zu Ihrer Frau geht.

Patient: Ich habe es aber mein Leben lang bedauert, daß ich mich ihr nicht mitteilen konnte. Sie könnten nun natürlich mit Recht sagen – falls Sie den Dingen auf den Grund gehen wollen –, daß neunzig Prozent meines Interesses an Kommunikation aus dem Versuch stammen, meiner Frau wirklich nahezukommen.

Ärztin: Haben Sie nicht einmal fachliche Hilfe für diesen Versuch herangezogen? Wissen Sie, ich habe das Gefühl, daß es Hilfe geben könnte, immer noch.

Pfarrer: Deshalb ist auch die Unterredung, die wir morgen mit Ihrer Frau führen wollen, sehr wichtig.

Ärztin: Und ich fühle mich gar nicht hilflos, ich glaube, daß Ihr Verhältnis zu Ihrer Frau nicht irreparabel ist. Sie haben noch Zeit, es zu ändern.

Patient: Ich möchte es so sagen: Solange ich noch wirklich lebendig bin, besteht auch Hoffnung auf Leben.

Ärztin: Das ist richtig.

Patient: Ja, doch Leben allein ist nicht alles, es kommt auf die Art des Lebens an.

Pfarrer: Es war ein sehr bedeutsames Gespräch für mich, und ich würde Sie gern heute abend in Ihrem Zimmer noch einmal aufsuchen, bevor ich heimgehe.

Patient: Das wäre sehr nett. Aber . . . waren da nicht noch ein paar Dinge, nach denen Sie mich fragen wollten?

Ärztin: Habe ich etwas übersehen?

Patient: Vorhin tauchte einmal die Frage nach dem Verhältnis zwischen Religion und Psychiatrie auf.

Pfarrer: Woran denken Sie im besonderen?

Patient: Wenn sich der Patient sehr niedergeschlagen fühlt, wird er im allgemeinen den Pfarrer und nicht den Psychiater um einen Besuch bitten. Als ich einmal nachts bat, man möge doch den Pfarrer holen, hörte ich zu meinem großen Erstaunen, daß keiner erreichbar sei. Das finde ich unglaublich. Wann braucht der Mensch denn einen Geistlichen? Doch in der Nacht, wenn man mit sich selbst allein ist und sich durchkämpfen muß. Man braucht den Pfarrer nach Mitternacht.

Ärztin: In den frühen Morgenstunden.

Patient: Nun, wenn Sie eine entsprechende Kurve zeichnen wollten, dann lägen die Höhepunkte etwa bei drei Uhr nachts. Dann müßte man der Schwester sagen können: „Ich möchte den Pfarrer sprechen", und er sollte in fünf Minuten ins Zimmer treten, damit man sich . . .

Ärztin: Damit man sich aussprechen kann. – Als ich Sie fragte, ob Sie denn von keiner Seite Hilfe erhielten, haben Sie den Pfarrer nicht genannt.

Patient: Das ist ja der Kummer mit der Kirche überhaupt. Wann braucht man einen Geistlichen? Morgens um drei Uhr.

Ärztin: Pfarrer N. wird es bestätigen, denn er hat die ganze vorige Nacht Patienten besucht.

Pfarrer: Ich fühle mich tatsächlich nicht so schuldig, wie ich wohl sollte, denn ich habe nur drei Stunden geschlafen. Sie haben in vieler Beziehung durchaus recht, aber vielleicht übertreiben Sie ein wenig.
Patient: Und ich finde, daß nichts anderes so wichtig ist.
Pfarrer: Die tiefste Unruhe des Menschen verlangt nach Hilfe.
Patient: Mir fällt der presbyterianische Geistliche ein, der meine Eltern getraut hat – ein Baum von einem Mann. Nichts konnte ihm etwas anhaben. Ich traf ihn, als er fünfundneunzig war, er sah und hörte wie eh und je und drückte mir die Hand wie ein Fünfundzwanzigjähriger.
Pfarrer: Mit dieser Bemerkung findet wieder eine der Enttäuschungen Ihres Lebens Ausdruck.
Ärztin: Es gehört zur Arbeit unseres Seminars, solche Zusammenhänge ans Licht zu bringen, damit wir wirksamer helfen können.
Patient: Gewiß. Man findet nach meiner Meinung übrigens leichter einen Psychiater als einen Geistlichen, wenn man ihn nötig hat. Von einem Mann der Kirche erwartet man, daß er kein Geld scheffeln will, während man dem Psychiater zubilligt, daß er wenigstens ein Minimum mit seiner Arbeit verdient. Also kann man sich, da er ja bezahlt wird, auch für irgendwelche Stunden, ob Tag oder Nacht, mit ihm verabreden – aber wer wird denn schon einen Geistlichen aus dem Bett holen wollen!
Pfarrer: Sie scheinen allerhand Erfahrungen im Umgang mit Geistlichen gemacht zu haben.
Patient: Unser Gemeindepastor ist schon in Ordnung, aber er hat viele Kinder, mindestens vier. Wann soll er sich dann noch mal frei machen können! Und dann heißt es immer wieder, daß so viele junge Leute in den Seminaren für die Kirchenarbeit zur Verfügung stehen – wir aber hatten Schwierigkeiten, nur für die Jugendarbeit ein paar Mitarbeiter zu finden. Ich glaube aber, wenn die Kirche selbst in Ordnung wäre, dann würden sich auch genügend junge Leute finden.
Pfarrer: Jetzt sind wir bei Themen angelangt, die kaum in dies Seminar gehören. Wir könnten sie ein andermal miteinander besprechen und dabei die Kirche unter die Lupe nehmen. In vielen Dingen stimme ich mit Ihnen überein.
Ärztin: Ich bin froh, daß diese Themen zur Sprache kamen, sie sind sehr wichtig. Wie beurteilen Sie die Pflege hier in der Klinik?
Patient: Praktisch war es so, daß ich immer dann nachts einen Pfarrer gebraucht hätte, wenn ich tagsüber mit der falschen

Schwester zu tun hatte. Hier sind einige sehr tüchtige, aber sie pflegen den Patienten sozusagen gegen den Strich zu bürsten. Mein Zimmergenosse meint, ich wäre viel rascher wieder auf den Beinen, wenn ich nicht diese Schwester hätte. Sie ist immer Opposition. Ich frage sie, ob sie mir nicht ein wenig beim Essen helfen kann, weil ich den Ulcus und die Leberbeschwerden und dies und das habe. Sie antwortet dann nur: „Dazu haben wir viel zu viel zu tun, Sie müssen schon allein damit fertig werden. Wenn Sie essen wollen, können Sie es auch, und wenn Sie nicht essen wollen, lassen Sie es eben." Eine andere Schwester ist zwar sehr freundlich und hilfsbereit, aber reichlich ernst. Ich habe meistens ein Lächeln für andere und bin eigentlich immer freundlich, aber sie ist einfach entmutigend ernst. Jeden Abend kommt sie ins Zimmer, immer ohne die Spur eines Lächelns.

Ärztin: Wie ist denn Ihr Zimmergenosse?

Patient: Ich kann mich nicht mit ihm unterhalten, seit er Atmungs-Therapie erhält, aber sonst würden wir sicher gut miteinander auskommen, zumal er nicht so viele verschiedene Beschwerden hat wie ich.

Ärztin: Sie sagten zu Beginn unseres Gesprächs, Sie würden nach fünf oder zehn Minuten müde werden. Können Sie es denn immer noch aushalten? Wir dürfen und wollen Sie ja keinesfalls überanstrengen.

Patient: Es geht mir zufällig recht gut.

Ärztin: Unser Gespräch dauert nun schon eine Stunde.

Patient: Ich hätte es nicht für möglich gehalten, daß ich es so lange aushalten kann.

Ärztin: Aber jetzt wird es Zeit, Schluß zu machen.

Pfarrer: Wenn es Ihnen recht ist, besuche ich Sie heute gegen Abend.

Patient: Schön. Dann können Sie mir beim Essen helfen, weil die unangenehme Schwester dran ist.

Ärztin: Danke, daß Sie mitgemacht haben, ich weiß es sehr zu schätzen.

Diese Unterhaltung ist ein gutes Beispiel für das, was wir als „Tür-Öffnungs-Interview" bezeichnen.

Im Krankenhaus hatte man ihn als unfreundlichen, verschlossenen Menschen dargestellt und angenommen, daß er sich auf keinen Fall auf ein Gespräch mit uns einlassen werde. Nun, nach der mehr als einstündigen Sitzung, war er trotz seiner Warnung am Anfang körperlich und psychisch noch so frisch, daß er offenbar gern weitergemacht hätte. Die Trauerfälle, vor allem der Tod der Tochter, hatten ihn sehr deprimiert; trotzdem entnahmen wir seinem Bericht über die Art, wie ihn der Arzt über die Diagnose aufgeklärt hatte, daß der Verlust an Hoffnung für ihn am schwersten zu ertragen war. Er hatte dennoch nicht aufgegeben, sondern ein anderes Krankenhaus aufgesucht, in dem man ihm noch einmal Hoffnung machte. Im weiteren Verlauf des Gesprächs trat dann ein anderes Gefühl von Hoffnungslosigkeit hervor, das aus dem Mangel an Übereinstimmung mit seiner Frau stammte. Sie gab ihm oft das Gefühl, ein Versager zu sein, machte ihn verantwortlich, wenn die Kinder nicht ihren Erwartungen entsprachen, und ließ ihn merken, daß er nicht genug Geld verdiente. Er wußte genau, daß es zu spät war, ihre Ansprüche zu erfüllen. Je mehr sich sein Zustand verschlechterte, um so deutlicher wurde ihm die Diskrepanz zwischen ihren und seinen Wertsetzungen, Anschauungen, Interessen; er glaubte nicht mehr daran, die Kluft durch Kommunikation überbrücken zu können. Erschwert wurde alles durch den Tod der Tochter, der auch den noch nicht überwundenen Schmerz um die Eltern intensiviert hatte. Wir hatten den Eindruck, er sei so von Trauer erfüllt, daß weiterer Kummer einfach nicht mehr aufgenommen werden konnte, so daß auch der wesentlichste Teil des Dialogs unausgesprochen blieb; wir hatten gehofft, wenn alles zur Sprache gekommen wäre, ihm wenigstens etwas Frieden vermitteln zu können. In allem, was er sagte, lag außerdem noch ein Gefühl von Stolz, den ihm auch der Mangel an Anerkennung durch die Familie nicht genommen hatte.

Wir konnten nur noch versuchen, ihm zu einer letzten Kommunikation mit seiner Frau zu verhelfen.

Schließlich begriffen wir auch, warum die Schwestern nicht wußten, ob Herr H. den Ernst seiner Situation erkannt hatte: Er dachte kaum an sein Karzinom, weil alle Gedanken um den Sinn seines Lebens und um die Frage kreisten, ob es ihm doch noch gelingen werde, sich einmal seiner Frau, dem für ihn wichtigsten Menschen, mitzuteilen. Da seine Depression vor allem aus der Trauer um die Verstorbenen stammte, reagierte er auf die tödliche Krankheit weniger heftig, als es ein bis dahin unbelasteter Mensch wohl getan hätte. Wir hofften ihm zu helfen, wenn wir den ganzen Sachverhalt seiner Frau übermitteln konnten.

Wir trafen am nächsten Morgen mit ihr zusammen, einer kräftigen, gesunden, energischen Frau, wie er sie ja auch beschrieben hatte. Sie bestätigte ungefähr mit seinen eigenen Worten: „Wenn er nicht mehr da ist, wird das Leben fast genau so wie bisher weitergehen.“ Er sei so schwächlich gewesen, habe kaum den Rasen mähen können; da seien die Leute auf dem Lande doch von anderem Schlag, muskelbepackt und fleißig von Sonnenaufgang bis -untergang! Außerdem habe er einfach kein Interesse am Geldverdienen . . . Ja, sie wisse, daß er nicht mehr lange zu leben habe, aber sie sei nicht imstande, ihn heimzuholen; sie habe bereits alles in die Wege geleitet, um ihn in ein Pflegeheim bringen zu lassen, wo sie ihn besuchen werde . . . Das alles brachte Frau H. im Ton der vielbeschäftigten Frau vor, die man besser nicht behelligt. Vielleicht war ich ungeduldig, vielleicht stand mir die Hoffnungslosigkeit von Herrn H. zu sehr vor Augen – jedenfalls wiederholte ich alles, was sie gesagt hatte, mit meinen eigenen Worten: Herr H. habe also ihre Erwartungen nicht erfüllt, sei in vielen Dingen nicht gerade erfolgreich gewesen und werde wohl kaum betrauert werden. Im Rückblick auf sein Leben müsse man sich fragen, ob es überhaupt etwas gebe, das der Erinnerung würdig sei. Frau H. sah mich plötzlich an und rief: „Was soll das heißen! Er war der anständigste und treueste Mensch der Welt!“

Wir saßen dann noch ein paar Minuten zusammen und konnten Frau H. vieles von dem mitteilen, was uns das Interview enthüllt hatte. Sie gab zu, daß sie ihren Mann nie in diesem Licht gesehen hatte, und war jetzt bereit, seine Werte anzuerkennen. Gemeinsam gingen wir zu ihm; Frau H. wiederholte von sich aus, was wir mit ihr besprochen hatten. Ich werde nie das blasse Gesicht des Patienten, seinen erwartungsvollen Blick vergessen. Sein Ausdruck hellte sich auf, als seine Frau sagte: „ . . . und da habe ich ihr gesagt, daß du ein so anständiger und treuer Mensch bist, wie man ihn heute kaum noch findet. Auf dem Heimweg werde ich bei der Kirche vorbeifahren und etwas von der Arbeit abholen, an der dir so viel liegt. Ich werde dich für die nächsten Tage schon beschäftigen . . .“ In ihrem Tonfall lag echte Herzlichkeit. Als ich das Zimmer verließ, sagte Herr H.: „Ich werde Sie nie vergessen, so lange ich lebe.“ Wir wußten beide, daß es keine lange Frist sein würde, aber das war auch nicht wichtig.

Die fünfte Phase: Zustimmung

Ich muß Abschied nehmen. Sagt mir Lebewohl, meine Brüder! Ich verneige mich vor euch allen, ich nehme Abschied von euch.
Die Schlüssel zu meiner Tür gebe ich zurück, nichts will ich mehr aus meinem Haus. Ich bitte nur um eure letzten lieben Worte.
Lange waren wir Nachbarn, aber ich empfing mehr, als ich geben konnte. Nun hat sich der Tag geneigt. Die Lampe, die meinen dunklen Winkel erhellte, verlöscht. Der Ruf ist ergangen. Ich bin zum Aufbruch bereit.

Tagore

Wenn der Kranke Zeit genug hat und nicht plötzlich stirbt, wenn er Hilfe zur Überwindung der ersten Phasen fand, erreicht er ein Stadium, in dem er sein „Schicksal" nicht mehr niedergeschlagen oder zornig hinnimmt. Er hat seine Emotionen aussprechen dürfen, Neid auf die Lebenden und Gesunden, Zorn auf alle, die ihren Tod nicht so nahe vor sich sehen. Er hat den drohenden Verlust so vieler geliebter Menschen und Orte betrauert, und nun sieht er seinem Ende mit mehr oder weniger ruhiger Erwartung entgegen. Er ist müde, meistens sehr schwach und hat das Bedürfnis, oft und in kurzen Intervallen zu dösen oder zu schlafen. Es ist ein anderer Schlaf als in der Zeit der Depression, er dient jetzt nicht zum Atemholen zwischen den Schmerzanfällen, ist kein Ausweichen und keine Erholungspause mehr; sondern nun wächst allmählich das Bedürfnis, die Stunden des Schlafes auszudehnen wie bei Neugeborenen, nur mit umgekehrtem Sinn. Diese Phase bedeutet nicht ein resigniertes und hoffnungsloses „Aufgeben" im Sinne von „wozu denn auch" oder „ich kann jetzt nicht mehr kämpfen". Solche Bemerkungen, die wir auch oft hören, zeigen zwar ebenfalls an, daß der Kampf zu Ende geht, sie bedeuten aber noch nicht, daß der Kranke sein Los annimmt.

Die Phase der Einwilligung darf nicht als ein glücklicher Zustand verstanden werden: Sie ist fast frei von Gefühlen. Der Schmerz scheint vergangen, der Kampf ist vorbei, nun kommt die Zeit der „letzten Ruhe vor der langen Reise", wie es ein Patient ausdrückte. In dieser Periode braucht die Familie meistens mehr Hilfe, Unterstützung und Verständnis als der Patient selbst. Er hat ein gewisses Maß von Frieden und Einverständnis erreicht, und nun verengt sich sein Interessenkreis immer mehr; er möchte in Ruhe gelassen und wenigstens nicht durch Nachrichten und Probleme der Außenwelt aufgestört werden. Besucher sind oft nicht willkommen und treffen den Kranken in wenig gesprächiger Stimmung. Der Fernsehapparat schweigt. Unsere Kommunikation beschränkt sich mehr auf Gesten als auf Worte, oft ist es nur eine Handbewegung, die zum Bleiben auffordert. Der Kranke hält unsere Hand und bittet schweigend, bei ihm zu sitzen. Solche Augenblicke des Schweigens können für Menschen, die sich in der Gegenwart Sterbender nicht unbehaglich fühlen, zur sinnvollsten Art der Kommunikation werden. Vielleicht horchen wir gemeinsam auf einen singenden Vogel. Unsere Anwesenheit sagt dem Kranken, daß wir ihm bis zum Ende zur Verfügung stehen werden. Er soll wissen, daß er nicht zu reden braucht, wenn alle wichtigen Angelegenheiten erörtert und geregelt sind und es nur noch eine Frage der Zeit ist, bis sich seine Augen für immer schließen. Er erkennt beruhigt, daß er nicht alleingelassen wird, auch wenn er nicht mehr spricht; sein Blick, ein Zurücksinken in die Kissen sagen oft mehr als alle „lauten" Worte.

Für solche Visiten ist die Abendstunde besonders günstig, wenn die Krankenhausroutine abebbt und für den Patienten wie für den Arzt der Tag zu Ende geht. Der Arzt braucht nicht zu befürchten, daß dieser fast schon private Augenblick am Krankenbett unterbrochen wird. Der Besuch darf kurz sein, denn der Trost für den Patienten liegt vor allem in dem Gefühl, daß er nicht vergessen wird, obwohl man medizinisch kaum noch etwas für ihn tun kann. Der Besucher selbst erlebt, daß das Sterben nicht so entsetzlich ist, wie alle Menschen glauben, die seinem Anblick möglichst aus dem Wege gehen.

Die wenigen Patienten, die bis zum Schluß kämpfen und sich so an die Hoffnung klammern, daß sie kaum die Phase der Zustimmung erreichen, sagen dann eines Tages: „Ich kann einfach nicht mehr." In diesem Augenblick ist der Kampf beendet; je mehr sie sich bemüht haben, dem unvermeidlichen Tod zu entkommen, um so mehr haben sie sich die endgültige Akzeptierung in Frieden und Würde erschwert. Vermutlich halten aber die Familie und die Umgebung im Krankenhaus gerade diese Patienten für besonders zäh und stark und geben zu verstehen, daß sie die Bereitschaft zum Sterben für feige Ergebung halten, für eine Art Betrug, für die Ablehnung der Angehörigen.

Wie läßt sich aber unterscheiden, ob der Patient tatsächlich „zu früh" aufgibt? Vielleicht trauen wir ihm zu, daß er mit medizinischer

Unterstützung noch eine verlängerte Lebensspanne erkämpfen kann. Wie läßt sich das allzu frühe Aufgeben vom Stadium des endgültigen Akzeptierens unterscheiden? Denn wenn wir die beiden Phasen nicht auseinanderhalten, schaden wir dem Patienten mehr, als wir ihm nützen, stellen enttäuscht fest, daß Erfolge ausbleiben, und machen dem Kranken das Sterben zu einem letzten Erlebnis der Qual, wie es sich im Fall von Frau W. erwies:

Sie war eine verheiratete Frau von achtundfünfzig Jahren, litt an einer bösartigen Geschwulst im Bauch, trug aber Beschwerden und Schmerzen mit Würde und Tapferkeit. Sie beklagte sich selten und versuchte, möglichst viele Dinge selbständig zu erledigen; Ärzte, Schwestern und Angehörige waren tief beeindruckt von der Heiterkeit und Gelassenheit, mit der sie ihrem nahen Ende entgegensah.

Bald nach ihrer letzten Einweisung in unsere Klinik schien sie tief deprimiert zu sein, so daß sich ihre Umgebung wunderte und um psychiatrische Konsultation bat. Als wir sie aufsuchten, war sie nicht im Zimmer, und auch der zweite Besuch blieb vergebens. Wir fanden sie schließlich im Gang vor der Röntgenabteilung, wo sie unbequem und in großen Schmerzen auf einer Trage lag und nach einigen langwierigen Röntgenprozeduren auf weitere Aufnahmen wartete. Ihr wunder Rücken schmerzte, sie hatte seit Stunden nicht zu trinken und zu essen bekommen und mußte notwendig die Toilette aufsuchen. Das alles berichtete sie flüsternd mit dem Zusatz, sie sei „ganz steif vor Schmerzen“. Als ich ihr anbot, sie zur Toilette nebenan zu bringen, sah sie mich mit schwachem Lächeln an und sagte: „Nein, ich bin barfuß. Ich will lieber warten, bis ich in meinem Zimmer bin, dann kann ich mir allein helfen.“

Die Bemerkung zeigte, was die Patientin brauchte: Sie wollte so lange wie nur möglich für sich selbst sorgen und sich ihre Unabhängigkeit und Würde bewahren; sie war aufgebracht, daß man ihre Ausdauer bis zu dem Punkt belastete, wo sie fast nicht mehr an sich halten konnte und im Beisein von „Leuten, die ja nur ihre Pflicht tun“, am liebsten laut aufgeschrien hätte.

Bei einem Besuch nach einigen Tagen zeigte es sich, daß Frau W. rasch elender wurde und offensichtlich zum Sterben bereit war. Sie sprach kurz von ihren Kindern und von ihrem Mann, der imstande sei, auch ohne sie zurechtzukommen; ihr Leben, besonders ihre Ehe, waren glücklich und sinnvoll gewesen, und jetzt gab es nichts mehr für sie zu tun, sie wollte in Frieden sterben und in Ruhe gelassen werden. Ihr Mann sollte sich weniger um sie kümmern, denn seine Unfähigkeit, ihren bevorstehenden Tod zu akzeptieren, sei das einzige, was sie noch im Leben zurückhalte, und sie verargte es ihm, daß er sich so verzweifelt an etwas klammerte, das sie aufzugeben bereit war. Ich legte es ihr als den Wunsch aus, sich von dieser Welt zu lösen, und sie nickte dankbar, als ich sie verließ.

Ich wußte nicht, daß ein Team von Fachärzten und der Ehemann eine Besprechung abgehalten hatten, bei der die Chirurgen die Ansicht vertraten, durch einen Eingriff ihr Leben verlängern zu können. Der Ehemann flehte sie an, alles zu tun, „um die Uhr zurückzustellen". Er konnte weder den Tod seiner Frau noch ihren Wunsch akzeptieren, ihn nicht ständig bei sich zu haben, und interpretierte ihr Bedürfnis, sich aus allem zu lösen und sich das Sterben zu erleichtern, als unbegreifliche Ablehnung seiner Person. Niemand erklärte ihm, daß es sich nicht nur um einen natürlichen Vorgang, sondern auch um einen Fortschritt handelte, um ein Zeichen, daß die Patientin ihren Frieden gefunden hatte und sich darauf vorbereitete, dem Tod allein entgegenzutreten.

Sie sollte in der kommenden Woche operiert werden, doch sobald man es ihr mitteilte, wurde sie zusehends schwächer, brauchte fast über Nacht das Doppelte an Schmerzmitteln und fragte im Augenblick, in dem sie eine Injektion erhielt, schon nach einer neuen. Sie wurde ruhelos und ängstlich, rief oft um Hilfe – kurzum, sie war kaum als die Dame wiederzuerkennen, die nicht ohne Schuhe ins Badezimmer gehen konnte.

Eine solche Veränderung im Verhalten muß uns hellhörig machen, denn sie ist ein Hinweis des Patienten, der uns etwas mitteilen möchte. Die Kranke kann eine solche Operation nicht einfach ablehnen, wenn Kinder und Mann darum flehen. Und schließlich darf man auch nicht den Hoffnungsschimmer unterschätzen, der in jedem Patienten selbst im Angesicht des Todes noch aufglimmt; die menschliche Natur kann, wie schon erwähnt, die Endgültigkeit des Todes nicht akzeptieren, ohne die Tür zur Hoffnung einen Spalt breit offenzulassen. Deshalb genügt es nicht, nur auf die in Worten formulierten Mitteilungen unserer Patienten zu achten.

Frau W. gab klar zu verstehen, daß sie in Ruhe gelassen werden wollte: Schmerzen und Beschwerden verdoppelten sich gleich nach Ankündigung des geplanten Eingriffs, und je näher der Tag heranrückte, um so mehr steigerte sich ihre Angst. Es lag nicht bei uns, die Operation zu verhindern; wir konnten nur Bedenken äußern und waren der Meinung, daß sie den Eingriff vermutlich nicht überleben werde.

Die Kraft, ihn abzulehnen, hatte sie nicht mehr. Doch im Operationsraum geriet sie plötzlich in einen psychotischen Zustand von Verfolgungsangst; sie schrie und war so aufgeregt, daß man sie unverrichteter Dinge wieder in ihr Zimmer brachte.

Ihr Zustand äußerte sich in visuellen Halluzinationen und paranoiden Vorstellungen, sie sah verwirrt und verängstigt aus und sprach zusammenhanglos – und trotzdem lag in diesem psychotischen Verhalten immer noch ein erstaunliches Maß an Bewußtheit und Logik. Als sie wieder in ihrem Zimmer lag, bat sie um meinen Besuch. Ich kam am nächsten Tag. Sie deutete mit einem Blick auf ihren verstörten Ehemann und sagte nur: „Nehmen Sie diesen Mann da mit, und machen Sie ihm alles begreiflich." Dann drehte sie uns den Rücken zu – wir sollten gehen. Ich unterhielt mich zum ersten Mal mit ihrem Mann, der keine Worte fand für das „verrückte" Benehmen seiner Frau, die immer eine so disziplinierte Dame gewesen war. Es war ihm schon schwergefallen, sich an ihren körperlichen Verfall zu gewöhnen, aber er war gänzlich außerstande, den Kern unseres „irren Dialogs" zu erfassen.

Mit Tränen in den Augen bekannte er, daß er durch diese unerwartete Veränderung völlig verstört sei. Er schilderte die glückliche Ehe und bekannte, daß er sich mit der tödlichen Erkrankung seiner Frau nicht abfinden könne; er hatte gehofft, sie würden sich nach der Operation noch einmal „so nahe sein" wie in vielen glücklichen Ehejahren.

Als ich ihn fragte, was denn wohl ihre – nicht seine – Wünsche seien, schwieg er nachdenklich und gab allmählich zu, daß er niemals danach gefragt, sondern ihre Bedürfnisse immer mit den seinen identifiziert habe. Nun aber mußte er einsehen, daß ein Patient einen Punkt erreichen kann, an dem der Tod als Erlösung empfunden wird; durch sein allmähliches Loslösen auch von den Nächsten bereitet sich der Kranke auf ihn vor.

In unserem langen Gespräch gewannen die Dinge schließlich an Klarheit. Mit anekdotischen Einzelheiten berichtete er, daß sie versucht hatte, ihm ihre Bedürfnisse mitzuteilen, daß er sie aber nicht verstehen konnte, weil ihre Wünsche den seinen widersprachen. Er verließ uns sichtlich erleichtert und lehnte auch unser Angebot ab, mit ihm gemeinsam die Patientin noch einmal aufzusuchen. Er

fühlte sich imstande, mit ihr über die Entwicklung ihres Leidens zu sprechen, und war fast froh, daß die Operation ihres „Widerstandes" wegen – wie er sagte – unterblieben war. Auf ihre Psychose reagierte er mit den Worten: „Vielleicht ist sie stärker als wir alle. Sie hat uns sicher nur etwas vorgemacht. Sie wollte uns zu verstehen geben, daß wir sie nicht operieren sollen. Vielleicht war die Psychose der einzige Weg – sonst wäre sie vielleicht gestorben, bevor sie dazu bereit war." Denn sie war, wie sie selbst ein paar Tage danach erklärte, nicht fähig zu sterben, solange ihr Mann sie nicht gehen lassen wollte. Sie wünschte, daß er ihre Gefühle teile, statt „immer so zu tun, als ginge es mir bald besser". Er machte zwar den Versuch, mit ihr darüber zu sprechen, konnte es aber nicht immer durchhalten, sondern hatte manche „Rückfälle". Einmal klammerte er sich an die Hoffnung auf wirksame Strahlentherapie, einmal wünschte er, daß sie heimkäme, was durch eine private Schwester erleichtert werden sollte.
In den nächsten vierzehn Tagen suchte er uns oft auf, um über seine Frau, seine Hoffnungen, aber auch ihren Tod zu sprechen, und schließlich akzeptierte er die Tatsache, daß sie immer schwächer wurde und nicht mehr alle bis dahin gemeinsamen Interessen mit ihm teilen konnte.
Sobald die Operation endgültig abgesetzt worden war, erholte sie sich von ihrer psychotischen Periode; ihr Mann begriff, daß ihr Tod nahe war, und sprach mit ihr darüber. Sie hatte weniger Schmerzen und war wieder die würdevolle Dame, die möglichst viel selbst erledigte. Ihre Umgebung im Krankenhaus verstand die leisen Andeutungen ihrer Wünsche und erfüllte sie taktvoll, immer im Bewußtsein, daß ihr vor allem eines nötig war: ihr Leben in Würde zu beenden.

Das Beispiel von Frau W. gilt für die meisten unserer Patienten, wenn ich allerdings auch sonst nie erlebt habe, daß ein Kranker mit solcher akuten psychotischen Periode reagierte. Ich bin ganz sicher, daß es sich um eine Verteidigung handelte, um den verzweifelten Versuch, alle lebensverlängernden Handlungen, die doch zu spät kamen, zu verhindern.
Wie erwähnt, ging es den Patienten am besten, denen man Mut machte, ihren Zorn auszudrücken oder in der Phase vorbereitender Trauer zu weinen und Ängste und Phantasien jemandem anzuvertrauen, der nur still dabeisaß und zuhörte. Wir sollten nicht vergessen, daß es eine ungeheure Aufgabe ist, diese Phase der

Zustimmung zu erreichen, die dann zur allmählichen Auflösung überleitet, in der keine wechselseitige Kommunikation mehr möglich ist.

Wir haben zwei Wege gefunden, dieses Stadium leichter zu erreichen. Es gibt Patienten, die mit wenig oder keiner Hilfe der Umgebung – es sei denn schweigendes Verständnis ohne Intervention – dahin gelangen: Es sind die älteren Kranken, die sich am Ende des Lebens wissen, die gearbeitet und gelitten, Kinder aufgezogen und alle Aufgaben erfüllt haben; sie erkennen einen Sinn in ihrem Leben und blicken befriedigt auf die Jahre der Arbeit zurück.

Weniger Glückliche können eine ähnliche Phase im Körperlichen und Seelischen erreichen, wenn sie genügend Zeit zur Vorbereitung auf den Tod finden. Sie werden mehr auf Hilfe und Verständnis ihrer Umgebung angewiesen sein, während sie sich durch die einzelnen Phasen hindurchkämpfen. Wir haben aber doch die meisten Patienten im Stadium der Zustimmung und ohne Angst und Verzweiflung sterben sehen, in einem Zustand, der an die Charakterisierung des frühesten Kindesalters mit den Worten Bettelheims erinnert: „Es war wirklich ein Lebensalter, in dem nichts von uns verlangt, uns aber alles, was wir brauchten, gegeben wurde. Die Psychoanalyse sieht die erste Kindheit als Zeit der Passivität, als das Alter eines ersten Narzißmus', in dem wir das Selbst als das Ausschließliche erfahren."

So wenden wir uns denn vielleicht am Ende unserer Tage, wenn wir gearbeitet und gegeben, uns gefreut und gelitten haben, in die Phase zurück, von der wir ausgingen. Der Kreis des Lebens schließt sich.

Die beiden folgenden Interviews bilden ein Beispiel für die gemeinsamen Bemühungen der Ehepartner, die Phase des Akzeptierens zu erreichen.

Der Zahnarzt Dr. G., Vater eines Sohnes, war ein tief religiöser Mann. Das Interview, aus dem wir schon einmal zitiert haben (Seite 50), beleuchtet die Phase der Zustimmung, doch gleichzeitig wird auch noch Hoffnung sichtbar. Er war sich seiner bösartigen Krankheit durchaus bewußt und kannte als Mediziner auch die geringen Aussichten, wieder an die Arbeit zurückzukehren; trotzdem war er bis kurz vor diesem Gespräch nicht imstande oder nicht bereit gewesen, seine Praxis zu schließen; er ließ noch immer Anrufe durch eine Bürokraft beantworten. Er hoffte, daß Gott zu seinen Gunsten noch einmal eingreifen werde – wie im Krieg, wo er aus nächster Nähe beschossen wurde, „und wenn dann der Schuß danebengeht, dann weiß man, daß eine größere Kraft eingegriffen hat, in dem Augenblick, wo man sich nicht drücken konnte".

Ärztin: Wie lange und aus welchen Gründen waren Sie im Krankenhaus?

Patient: Sie wissen vermutlich, daß ich Zahnarzt bin und seit etlichen Jahren praktiziere. Ende Juni traten plötzlich Schmerzen auf, die mich stutzig machten. Ich ließ mich sofort röntgen und wurde daraufhin am 7. Juli dieses Jahres (1966) operiert. Wenn ich auch zu neunzig Prozent mit einer bösartigen Erkrankung rechnen mußte, machte ich mir nicht viele Gedanken darüber, weil die Schmerzen erst vor so kurzer Zeit aufgetreten waren und ich mich von der Operation ausgezeichnet erholte. Dann aber kam ein Darmverschluß, und am 14. September wurde ich zum zweitenmal operiert. Danach erholte ich mich so schlecht, daß sich meine Frau mit einem Arzt dieser Klinik in Verbindung setzte; ich kam hierher. Seit dem 27. Oktober bin ich nun in ständiger Behandlung.

Ärztin: In welchem Stadium der Krankheit erkannten Sie, um welches Leiden es sich handelt?

Patient: Ich sah ja an den Röntgenbildern, wo sich die Geschwulst gebildet hatte, und wußte genau, daß sie an dieser Stelle zu neunzig Prozent bösartig ist. Aber da ich mich so gut erholte, habe ich mir nicht viele Gedanken darüber gemacht und es nicht für sehr ernst gehalten. Der Arzt hat nicht mir, sondern meinen Angehörigen sofort nach der Operation die Diagnose mitgeteilt. Bald darauf war ich mit meinem Sohn unterwegs. Wir waren immer eine sehr eng verbundene Familie. Als wir über meinen Gesundheitszustand sprachen, fragte der Junge: „Hat Mutter dir eigentlich gesagt, was dir wirklich fehlt?" Ich sagte nein. Ich merkte, wie schwer er sich damit tat, mir nun das zu erklären, was bereits bei der ersten Operation festgestellt wurde: Es handelte sich nicht nur um einen bösartigen Tumor, sondern fast alle Organe – glücklicherweise mit Ausnahme von Leber und Milz – waren von Metastasen übersät; man konnte nicht mehr operieren, was ich übrigens schon geahnt hatte. – Mein Sohn hat Gott erfahren, als er zehn Jahre alt war, und in allen Jahren, bis er ins College ging, hatten wir immer den Wunsch, unsere Gotteserfahrung miteinander zu teilen. Jetzt war er weit über seine Jahre hinaus gereift.

Ärztin: Wie alt ist er?

Patient: Am kommenden Sonntag wird er vierundzwanzig. Als ich mich mit ihm unterhielt, merkte ich erst richtig, wie reif er geworden ist.
Ärztin: Wie reagierten Sie auf die Mitteilung Ihres Sohnes?
Patient: Nun, einige Symptome hatten mir im Grunde schon das Wesentliche gesagt; ich bin schließlich kein völliger Laie und habe in zwanzigjähriger Arbeit in einem Krankenhaus allerlei Erfahrung gesammelt. Wie mein Sohn sagte, hat der assistierende Chirurg meiner Frau nach der ersten Operation erklärt, daß ich noch vier bis vierzehn Monate zu leben hätte. Ich empfand kaum etwas. Ich lebe seitdem in vollkommenem Seelenfrieden und habe keine Periode der Depression erlebt, allerdings, wie wohl jeder in meiner Lage, gelegentlich gedacht, warum es mich und keinen anderen betroffen habe. Mir ist das mehrmals durch den Kopf gegangen, aber immer nur flüchtig. Ich weiß noch, daß ich einmal auf dem Weg in die Praxis, wo ich nur die Post holen wollte, einen alten Mann traf, den ich aus frühester Kindheit kenne. Er ist jetzt zweiundachtzig und nach menschlichem Ermessen zu nichts mehr nütze, rheumatisch, verkrüppelt, schmutzig – niemand möchte an seiner Stelle sein. Und da kam mir doch sehr heftig der Gedanke, warum es nicht den alten George statt mich treffen konnte. Aber das ging vorbei, und andere Gedanken in dieser Richtung habe ich nicht gehabt. Ich sehe der Begegnung mit dem Herrn entgegen, aber ich möchte auch gern so lange wie möglich auf der Erde bleiben. Was mir am meisten zu schaffen macht, ist die Trennung von der Familie.
Ärztin: Wie viele Kinder haben Sie?
Patient: Nur den einen Sohn. Die Familie hält, wie ich sagte, sehr eng zusammen.
Ärztin: Dann wundert es mich, daß Sie trotzdem nicht mit Ihrer Frau und Ihrem Sohn offen sprachen, obwohl Sie sich nach den Röntgenbildern selbst die Diagnose Krebs mehr oder weniger eindeutig gestellt haben.
Patient: Ich weiß nicht recht, warum es unterblieb. Wie ich jetzt weiß, haben meine Frau und mein Sohn zwar mit einer größeren Operation gerechnet, aber doch angenommen, daß sich nach einer beschwerlichen Erholungszeit ein Erfolg zeigen werde. Ich wollte sie nicht aufregen, ich weiß auch, daß meine Frau fast zusammenbrach, als sie die Wahrheit erfuhr. Mein Sohn war damals ein wirklicher Halt. Inzwischen habe ich mit meiner Frau völlig offen über alles gesprochen, und wir suchen nach der wirksamen

Therapie, weil ich fühle, daß der Herr mich immer noch heilen kann. Er hat die Macht dazu, und ich bin mit jeder Methode einverstanden, die er für mich auswählt. Wir wissen ja nicht, in welcher Richtung sich die Medizin entwickelt und woher ihre neuen Fortschritte kommen werden. Wie ist es möglich, daß ein Mann eine Wurzel ausgräbt und erklärt, sie sei heilsam in den und den Fällen? Und doch ist es schon vorgekommen. In allen Laboratorien der Krankenhäuser werden viele kleine Schritte unternommen, von denen man annimmt, daß sie der Krebsbekämpfung dienen könnten. Wie kommt man zu solcher Überzeugung? Das ist ein Mysterium, und für mich ist es ein Wunder, und ich glaube, daß der Herr selbst die Dinge so führt.

Pastor: Ihr Glaube hat Ihnen viel bedeutet, scheint mir, auch schon in gesunden Tagen.

Patient: Ja. Vor etwa zehn Jahren hatte ich das rettende Erlebnis unseres Herrn Jesus Christus. Zunächst führte mich die nicht ganz vollendete Lektüre der Bibel auf den richtigen Weg, ausschlaggebend war dann aber die Erkenntnis, daß ich ein Sünder war. Das hatte ich nicht gewußt, denn ich war immer so ein guter Kerl gewesen, stets und ständig ein guter Kerl.

Ärztin: Wie kamen Sie damals zu dieser Erkenntnis?

Patient: Es begann schon lange vorher. In Übersee hatte ich Kontakt zu einem Pastor, der mir Wesentliches zu sagen hatte. Und ich glaube, kein Mensch bleibt davon unberührt, wenn ihn ein Schuß aus knapp sieben Meter Entfernung verfehlt – er merkt, daß eine Macht ihn beschützt. Wie ich sage, ich war immer ein hochanständiger Kerl, fluchte nicht, brauchte keine unanständigen Wörter, rauchte nicht, trank nicht, war nicht übermäßig hinter Frauen her, also ein anständiger Kerl. Deshalb wußte ich auch nicht, daß ich ein Sünder war, bis zu dem Tag, an dem der Pastor eine Versammlung mit etwa dreitausend Menschen abhielt. Ich weiß nicht einmal mehr, worüber er predigte, doch zum Schluß seines Gottesdienstes forderte er die Anwesenden auf, nach vorn zu kommen und sich zu Gott zu bekennen. Irgend etwas zwang mich, ihm zu folgen. Später, als ich über diesen Augenblick nachdachte, fiel mir ein, was ich als kleiner Junge erfahren hatte: Es war mein sechster Geburtstag, und ich erwartete, daß die Welt nun aufblühen und sich alles ändern würde. Meine Mutter kam die Treppe herunter und fand mich vor dem riesigen Spiegel in unserem Wohnzimmer. Sie sagte: „Herzlichen Glückwunsch, Bobby", und dann: „Was machst du dann da?" Ich sagte, daß ich mich im Spiegel betrachtete. Sie fragte: „Was siehst du?" „Ich bin sechs Jahre alt, aber ich sehe so aus wie vorher, ich fühle mich genauso und ich bin weiß Gott auch derselbe." – So habe ich auch erst viel später nach jenem Gottesdienst gemerkt, daß ich nicht mehr derselbe war, daß ich nämlich manches nicht mehr ertrug, was mir vorher nichts ausgemacht hatte.

Ärztin: Zum Beispiel?

Patient: Man schließt Kontakte mit neuen Bekannten – Geschäftsleute vermutlich häufiger – in Bars. Vor einer beruflichen Veranstaltung ziehen sich die meisten Männer in die Bar des Hotels zurück, genehmigen sich einen und unterhalten sich als nette Kumpel. Das hatte mir nichts ausgemacht, wenn ich auch nicht trinke. Aber später langweilte es mich, ich hielt nichts mehr davon, ich konnte es nicht mehr hinnehmen. Überhaupt unternahm ich längst nicht mehr alles, was ich sonst getan hatte, und dadurch wurde mir klar, daß ich mich geändert hatte.

Ärztin: Das hat Ihnen geholfen, sich mit der tödlichen Krankheit und Ihrem eigenen Sterben abzufinden?

Patient: Ja, weitgehend. Seit ich nach der Operation aus der Narkose erwachte, habe ich nie den inneren Frieden verloren, ich war immer von Frieden erfüllt.

Ärztin: Sie fürchten sich nicht?

Patient: Ich darf ehrlich behaupten, daß ich mich nie gefürchtet habe.

Ärztin: Sie sind ein ungewöhnlicher Mann, Herr Dr. G., wir haben kaum je einen Menschen erlebt, der sich nicht vor dem Tod gefürchtet hätte.

Patient: Ich glaube ja, daß ich durch den Tod hindurch zum Herrn gehen werde.

Ärztin: Andererseits hoffen Sie aber doch noch auf neue medizinische Erkenntnisse, durch die Sie geheilt werden könnten?

Patient: Ja. Die Schrift verspricht uns Heilung, wenn wir den Herrn anrufen. Ich habe den Herrn angerufen und mich auf sein Versprechen berufen. Aber wiederum wünsche ich, daß sein Wille geschehe, und das ist mir wichtiger als alle persönlichen Wünsche.

Ärztin: Was haben Sie in Ihrem täglichen Leben geändert, seit Sie wußten, daß Sie Krebs haben? Hat sich überhaupt etwas geändert?

Patient: Sie meinen, in dem, was ich unternehme? Ich werde hier in ein paar Wochen entlassen, weiß aber noch nicht, wie alles weitergeht. In der Klinik lebe ich mehr oder weniger von einem Tag auf den anderen, wie es sich schon durch die Krankenhausroutine ergibt.

Pastor: Wenn ich Sie recht verstanden habe, wiederholten Sie ein mir vertrautes Wort. Im Angesicht des Kreuzes hat Jesus gesagt: „Nicht mein Wille, der deine mag geschehen."

Patient: Daran habe ich nicht gedacht.

Pastor: Aber dem Sinne nach. Sie möchten an der Hoffnung festhalten, daß Ihre Stunde noch nicht geschlagen hat, aber Sie stellen Ihren Wunsch hinter dem viel tieferen zurück, daß Gottes Wille geschehen möge.

Patient: Ich weiß, daß ich nur noch kurze Zeit zu leben habe. Mit der jetzigen Therapie können es ein paar Jahre werden, vielleicht auch nur Monate. Aber niemand hat ja eine Gewähr dafür, daß er abends sein Zuhause gesund wieder erreicht.

Ärztin: Haben Sie eine Vorstellung davon, wie es sein wird?

Patient: Nein, ich weiß nur, daß es uns versprochen ist, die Schrift sagt es, und darauf baue ich meine Hoffnung.

Pastor: Wir sollten wohl Schluß machen. Ich habe ihrem Arzt versprochen, Sie nicht allzu lange hierzubehalten, und Sie sind bisher noch kaum aus dem Bett gewesen.

Patient: Ich fühle mich ganz frisch.

Ärztin: Sie werden uns bitte sagen, wenn Sie auch nur im geringsten müde werden. Dieses ganz offene Gespräch über ein so gefürchtetes Thema – welche Wirkung hat es auf Sie, Herr Dr. G.?

Patient: Für mich war es nie ein gefürchtetes Thema. Als die beiden Geistlichen heute morgen aus meinem Zimmer gingen, hatte ich Zeit, über dieses Interview nachzudenken. Für mich ist daran nur wichtig, daß ich damit vielleicht einigen Leuten helfen kann, die in der gleichen Lage sind wie ich, ohne von meinem Glauben getragen zu werden.

Ärztin: Wir interviewen Sterbende und Schwerkranke – was können wir nach Ihrer Meinung daraus für die Behandlung anderer Patienten lernen, vor allem solcher, die nicht wie Sie von einem starken Glauben durchdrungen sind?

Patient: Darüber habe ich seit Beginn meiner Krankheit nachgedacht. Ich gehöre zu den Leuten, die gern die vollständige Diagnose erfahren möchten, im Gegensatz zu anderen, die fast zusammenbrechen, wenn sie ihre tödliche Erkrankung erkennen. Ich glaube, Sie können diese Unterschiede nur aus der Erfahrung heraus erkennen, die Sie im Umgang mit Patienten gewinnen.

Ärztin: Eben deshalb befragen wir die Patienten möglichst in Gegenwart der Menschen, die im Krankenhaus tätig sind. Man muß einen Kranken nach dem anderen aufsuchen, um herauszufinden, wer über diese Themen sprechen mag und wer sie lieber umgehen möchte.

Patient: Ihre erste Fühlungnahme sollte vielleicht ganz neutral bleiben, bis Sie festgestellt haben, wie tief der Patient sich seiner selbst bewußt ist, wie er Erfahrung, Religion und Glauben einbezieht.

Pastor: Frau Dr. R. hat Sie als einen glücklichen Menschen bezeichnet. Ich glaube, daß Sie uns deshalb so viel wichtige Dinge vermitteln können, weil Sie bestimmte Erfahrungen gemacht haben. So hat Ihnen Ihr besonders enges Verhältnis zu Ihrem Sohn geholfen, seine innere Reife zu erkennen.

Patient: Ja, ich glaube auch, daß wir darin Glück hatten. Ich habe darüber gesprochen, weil es sicher zu dem gehört, was man als Glück im Leben bezeichnet. Aber zu dieser Art Glück gehört nicht die Begegnung mit Gott, denn sie ist eine sehr tiefe und wunderbare Erfahrung, die auch gegen die Wechselfälle und Schicksalsschläge des Lebens abschirmt, wie sie jeder von uns hinzunehmen hat. Der Glaube hilft, sie zu ertragen. Wie ich ja schon erwähnt habe, kann man nicht einem gezielten Schuß entgehen, ohne einzusehen, daß hier eine andere Kraft geschützt hat als die eigene Geschicklichkeit. Man hat schon gesagt, daß in einem Schützenloch keine Atheisten sitzen – und das stimmt. In einem Schützenloch oder in anderen Gefahrensituationen kommt der Mensch Gott nahe; mancher bringt unwillkürlich den Namen Gottes über die Lippen, wenn er nach einem schweren Unfall plötzlich erkennt, wie nahe er seinem Ende war. Das ist nicht eine Sache des Glücks, es ist der Prozeß von Suchen und Finden, in den uns Gott gestellt hat.

Ärztin: Ich meinte auch nicht „Glück“ im Sinne von „glücklicher Zufall“.

Patient: Ich verstehe. Es handelt sich um ein tiefes Glücksempfinden, und es ist erstaunlich, daß es sich in den Perioden der Krankheit immer wieder einstellt, etwa, wenn andere Menschen für einen beten, wenn man spürt, daß sie es tun. Das war und ist eine ungeheure Hilfe für mich.

Pastor: Auf dem Wege hierher habe ich Frau Dr. R. gesagt, daß Sie nicht nur Menschen kennen, die Ihrer gedenken, sondern daß auch Ihre Frau imstande ist, anderen Menschen etwas von ihrer Kraft mitzuteilen, Menschen, die hier in der Klinik sterbende Angehörige haben und für die sie beten will.

Patient: Darauf wollte ich gerade kommen. Meine Frau hat sich in dieser Zeit ziemlich verändert, sie ist innerlich stärker geworden. Früher war sie sehr von mir abhängig. Ich gehöre ja, wie Sie sich gewiß denken können, zu den ausgesprochen selbständigen Menschen; ich halte es für richtig, jede Verantwortung zu übernehmen, die mir zufällt. Deshalb hatte meine Frau gar nicht die Möglichkeit, viele Aufgaben zu übernehmen, die andere Frauen erledigen müssen, etwa sich um die Geschäfte zu kümmern. Dadurch war sie ziemlich unselbständig geworden. Aber sie hat sich verändert. Heute ist sie verinnerlicht und viel stärker.

Ärztin: Meinen Sie, daß es ihr guttäte, sich mit uns zu unterhalten, oder wäre sie damit überfordert?

Patient: Ich glaube nicht, daß es ihr schwerfallen würde. Sie ist Christin, sie weiß schon seit Kindertagen, daß Gott der Herr ihr Erlöser ist. Tatsächlich widerfuhr ihr als Kind die wunderbare Heilung eines Auges. Die Fachärzte waren schon bereit, sie in eine Klinik in St. Louis zu schicken, wo man ihr das von einem Ulcus befallene Auge entfernen sollte. Aber ihr Auge wurde auf wunderbare Weise geheilt, und während dieser Zeit konnte sie auch andere Menschen, darunter einen Arzt, zur Gotteserkenntnis bewegen. Sie ist immer stark in ihrem methodistischen Glauben gewesen, aber die Heilung und das Erlebnis mit dem Arzt wurden zum konsolidierenden Element ihres Lebens. Damals war sie wohl ungefähr zehn Jahre alt.

Ärztin: Haben Sie vor Ihrer Krankheit, in jüngeren Jahren, viel Trauriges durchmachen und große Belastungen ertragen müssen? So daß sie jetzt vergleichen könnten, wie Sie es damals und heute verarbeitet haben?

Patient: Nein, und ich habe mich schon gewundert, daß ich imstande bin, mit dieser Krankheit so fertig zu werden – es ist der Herr, der mir dabei geholfen hat. Niemals früher hatte ich Gefahren oder Belastungen erlebt. Natürlich habe ich den Zweiten Weltkrieg als Frontkämpfer mitgemacht. Das war die erste Belastung, der ich standzuhalten hatte, und ich wußte, daß ich dem Tod gegenüberstand, ob ich mich so oder so verhielt.

Ärztin: Wir müssen wohl Schluß machen und danken Ihnen für Ihr Kommen. Vielleicht können wir Sie noch einmal besuchen.

Patient: Das wäre mir sehr lieb, ich bin gern gekommen.

Frau G. wollte gerade ihren Mann besuchen, als wir ihn durch den Gang zum Interview brachten. Der Pastor, der sie schon kannte, informierte sie kurz. Sie war interessiert und zu einem Interview bereit. Während wir ihren Mann befragten, wartete sie im Nebenraum und wurde zu uns gebeten, als man ihn wieder in sein Zimmer brachte. Auf diese Weise blieb ihr wenig Zeit zum Nachdenken und Überlegen. (Meistens schieben wir zwischen der ersten Anfrage und dem Interview eine Pause ein, damit sich der Patient völlig frei entscheiden kann, ob er uns Auskunft geben will.)

Ärztin: Frau G., wir überrumpelten Sie sozusagen. Sie wollten Ihren Mann besuchen und stellen sich nun diesem Interview. Hat Sie der Pastor informiert, um was es hier geht?
Frau G.: Mehr oder weniger.
Ärztin: Wie haben Sie reagiert, als sich bei Ihrem Mann so unerwartet eine ernste Erkrankung zeigte?
Frau G.: Zu Anfang war es schon ein Schock.
Ärztin: War er bis in diesen Sommer hinein ein gesunder Mann, hat er sich nie beklagt, war er nie krank?
Frau G.: Er war gesund, hatte dann aber Schmerzen.
Ärztin: Und dann?
Frau G.: Wir suchten einen Arzt auf, er wurde geröntgt und bald operiert. Erst dann habe ich erfahren, daß es sich um eine sehr ernste Krankheit handelte.
Ärztin: Wer hat es Ihnen mitgeteilt? Und auf welche Weise?
Frau G.: Unser Arzt ist eng mit uns befreundet. Bevor die Operation begann, rief er mich an, um mir mitzuteilen, daß es sich um eine bösartige Sache handeln könne. Ich brachte nur heraus: „O nein!" Aber er sagte: „Ich wollte Sie nur warnen!" So war ich etwas vorbereitet, aber als ich dann hörte, die Sache stünde recht schlecht, erfaßte ich gar nicht recht, was man mir damit sagen wollte. „Wir haben nicht alles rausbekommen", teilte mir der Arzt mit. Das ist das erste, woran ich mich erinnere. Dann kam der Schreck, weil mein Mann offenbar nicht mehr lange zu leben hatte; ein Arzt sprach von drei bis vier Monaten. Wie soll man damit fertig werden! Ich habe zu beten begonnen. Während er im Operationssaal lag, betete ich nur, daß es sich als harmlos herausstellen möge. Das war natürlich sehr ichbezogen, aber so sind die Menschen nun eben. Erst, als ich mich ganz in Gottes Willen ergab, fand ich den rechten Frieden und dadurch auch Mut. In der Bibel stand so vieles, das mir Mut machte.

Wir haben in der Wohnung einen Familienaltar. Kurz, bevor dies alles begann, hatten wir uns gerade einen Spruch aus Jesaja eingeprägt: „Rufe mich an, und ich will dir antworten und dir große und herrliche Dinge zeigen, die du noch nie gesehen hast." Das Wort hatten wir alle auswendig gelernt.

Ärztin: Bevor Sie Kenntnis von der Erkrankung Ihres Mannes hatten?

Frau G.: Genau zwei Wochen vorher. Jetzt kam mir dieses Wort zu Hilfe, ich sagte es mir immer wieder vor. Auch bei Johannes fand ich manches zu meinem Trost: „Wenn du etwas in meinem Namen erbittest, so will ich es dir geben." Ich erbat nur noch, daß Gottes Wille geschehen möge, und nun konnte ich alles ertragen. Mein Sohn ist im College, aber obwohl die jungen Leute im College vieles im Kopf haben, war er doch bereit, mit mir zusammen in der Heiligen Schrift nach Hilfe zu suchen. Er hat auch sehr lieb mit mir gebetet. Und die Leute aus unserer Gemeinde waren ebenfalls hilfsbereit; sie erschienen bei uns, um mit uns in der Bibel zu lesen. Viele Stellen kannte ich seit langem, aber erst jetzt begriff ich, was sie mir zu sagen hatten.

Pastor: In der Bibel fanden Sie ein Echo Ihrer Gefühle und die Formulierung Ihrer Gedanken.

Frau G.: Jedesmal, wenn ich das Buch öffnete, stieß ich auf ein für mich bestimmtes Wort. Schließlich kam ich so weit, daß ich an einen Sinn in allem Geschehen glauben konnte. Deshalb brachte ich auch die tägliche Kraft auf. Mein Mann ist sehr gläubig. Als er von seinem Zustand unterrichtet wurde, fragte er mich: „Was würdest du tun, wenn du hörtest, daß du höchstens vier bis vierzehn Monate zu leben hättest?" Ich sagte, ich würde alles Gott überlassen und auf ihn vertrauen. Natürlich wünschte ich, daß medizinisch alles nur Denkbare unternommen werde, aber unsere Ärzte meinten, daß es überhaupt keine Hilfe gäbe. Ich schlug Röntgen- und Radiumbestrahlung und schließlich auch Kobalt vor, aber sie hielten alles für aussichtslos. Doch mein Mann ist nicht der Typ, der leicht aufgibt. Als ich alles mit ihm besprach, sagte ich auch, daß Gott nur durch den Menschen wirkt und daß er die Ärzte inspiriert. Und da fanden wir in einer Zeitschrift, die uns der Nachbar brachte, einen Artikel. Ich habe meinen Mann gar nicht gefragt, sondern mich gleich mit der Klinik hier in Verbindung gesetzt.

Ärztin: Ein Artikel, sagen Sie?

Frau G.: Ja, in einer Zeitschrift. Ich las von großen Erfolgen. Gewiß

wurde keine Heilung versprochen, aber man schien so viele Erfolge zu haben, daß ich sofort an den Arzt schrieb. Er hatte den Brief schon am nächsten Morgen auf seinem Schreibtisch liegen und rief mich an. Er sagte: „Ihr Brief interessiert mich sehr, er ist sehr einleuchtend. Doch ich brauche noch Mikroaufnahmen, die Sie von Ihrem Arzt bekommen können. Schicken Sie mir den Bericht bitte wieder mit Eilzustellung, dann habe ich ihn am nächsten Tag." Ich tat es. Er rief wieder an: „Sobald ich ein Bett frei habe – wir stellen nämlich die Abteilung um –, gebe ich Ihnen Bescheid. Ich kann Ihnen nicht allzu viel versprechen, aber mir scheint der Fall keineswegs aussichtslos zu sein." Sie können sich denken, wie glücklich ich war. Nun konnten wir etwas unternehmen, wir brauchten nicht, wie unsere Ärzte gesagt hatten, nur dazusitzen und zu warten.
Danach ging alles sehr schnell. Wir fuhren mit dem Krankenwagen in diese Klinik. Aber als sie meinen Mann untersucht hatten, konnten sie uns nicht viel Hoffnung machen, so daß wir überlegten, ob wir nicht alles abblasen und wieder heimkehren sollten. Die Ärzte überließen uns die Entscheidung. Ich übernachtete bei Verwandten und wußte nicht, was ich am nächsten Tag tun sollte. Ich betete und sagte mir dann, daß alles nur Mögliche getan werden müsse. Ich glaube, es war nicht mein Entschluß, sondern der meines Mannes, denn als ich in die Klinik kam, hatte er sich schon entschieden: „Ich will es hier versuchen." Man hatte uns erklärt, er werde während der Behandlung vierzig bis fünfzig Pfund abnehmen, obwohl er schon nach den Operationen viel Gewicht verloren hatte. Nun, mein Mann hatte sich entschieden, und ich hatte den Eindruck, daß es richtig war. Er wurde gleich zu Beginn der Behandlung sehr krank, doch uns blieb ja nur diese eine Hoffnung auf Verkleinerung des Tumors und neue Funktionsfähigkeit des Darms. Man nahm eine Darmresektion vor, von der man sich viel versprach. Ich verlor immer wieder allen Mut, aber dann unterhielt ich mich hier in der Klinik mit anderen Patienten, die sehr schwer krank gewesen waren, und sagte mir, daß ich ihnen Mut zusprechen kann, wenn auch für uns die Dinge düster aussehen. Die Forschung macht ihre Fortschritte, und in der Bibel steht, daß bei Gott kein Ding unmöglich ist.
Ärztin: Sie akzeptieren das Schicksal Ihres Mannes, hoffen aber noch auf eine Wendung zum Guten.
Frau G.: Das stimmt.
Ärztin: Sie sprechen meistens von „wir" – „wir" bekamen Bestrahlungen, wir hatten eine Operation: Das läßt darauf schlie-

ßen, daß Sie und Ihr Mann völlig aufeinander eingestellt sind.

Frau G.: Wenn es ihm nicht bestimmt ist, wieder gesund zu werden, wenn seine Stunde gekommen ist, dann hat Gott es so gewollt.

Ärztin: Wie alt ist Ihr Mann?

Frau G.: Er wurde am selben Tag, an dem wir hier ankamen, fünfzig Jahre alt.

Pastor: Hat diese Zeit die Familie enger zusammengeschlossen?

Frau G.: Und wie sie das hat! Vor allem hat sie uns unsere Abhängigkeit von Gott gezeigt. In solchen Tagen sieht man ein, daß es mit unserer Macht nicht weit her ist. Ich habe jetzt gelernt, daß ich abhängig bin und daß Planen nichts nützt – heute leben wir, aber ob wir morgen noch leben? Wenn mein Mann hoffnungslos krank ist, dann muß es Gottes Wille sein, und vielleicht dient unsere Erfahrung dazu, anderen Menschen mehr Hilfe und Kraft in Gott zu verschaffen.

Pastor: Kommen Sie mit dem Pflegepersonal gut aus? Sie haben gute Beziehungen zu anderen Patienten, und wir unterhielten uns ja schon darüber, wie man den Angehörigen der Kranken helfen könnte. Sie unterhalten sich mit anderen Leuten hier in durchaus optimistischem Ton. Sind Sie von den Leuten in der Klinik unterstützt worden? Wie ist Ihr Gesamteindruck? Was empfindet man, wenn ein Angehöriger dem Tode so nahe ist wie Ihr Mann?

Frau G.: Da ich selbst Krankenschwester war, konnte ich mich gut mit den Schwestern hier verständigen. Es sind sehr fromme darunter, die den Glauben an Gott für wichtig halten und außerdem meinen, daß man nicht aufgeben, sondern kämpfen soll. Im großen und ganzen verstehe ich mich gut mit ihnen, sie sind offen und aufrichtig, was ich sehr schätze. Ich glaube auch, daß die Angehörigen weniger verstört sind, wenn man ihnen die Tatsachen mitteilt und erklärt, selbst wenn nur geringe Hoffnung bleibt. Die Menschen akzeptieren die Wahrheit.

Pastor: Gilt das auch für andere Angehörige, die Sie hier gesprochen haben?

Frau G.: Ja.

Pastor: Sie meinen, daß auch andere die Wahrheit erfahren wollen?

Frau G.: Ja. Viele Leute sagen, hier sei es ausgezeichnet, und was hier nicht getan wird, kann auch anderswo nicht getan werden. So äußerten sich viele Patienten und Besucher, die sich auf den Sonnenterrassen unterhielten. Ganz allgemein heißt es, man sei hier

ausgezeichnet aufgehoben; hier werde alles für die Patienten getan.
Ärztin: Wäre noch etwas zu verbessern?
Frau G.: Überall läßt sich etwas verbessern. Es herrscht ja ein gewisser Mangel an Schwestern, so daß ein Patient oft lange klingeln muß, ehe jemand kommt. Im allgemeinen aber gibt man sich viel Mühe. Der Schwesternmangel ist eben ganz anders als vor dreißig Jahren, als ich noch im Dienst war. Ich glaube aber, daß die Schwerkranken hier sehr aufmerksam behandelt werden, auch ohne Extraschwester.
Ärztin: Haben Sie noch Fragen an uns? Wer hat übrigens Ihrem Mann die Diagnose mitgeteilt?
Frau G.: Ich selbst.
Ärztin: Wann und auf welche Weise?
Frau G.: Drei Tage nach dem ersten Eingriff sprach ich mit ihm. Er hatte schon auf dem Weg ins Krankenhaus gesagt: „Wenn es bösartig sein sollte, laß nicht die Ohren hängen." Und ich: „Sicher nicht, aber es wird nicht bösartig sein." Drei Tage nach der Operation fuhr der mit uns befreundete Arzt in Urlaub. Ich fing einen Blick von meinem Mann auf und fragte ihn: „Du möchtest wissen, was man bei dir unternommen hat?" Er sagte, daß ihn niemand informiert habe. „Sie haben vierzig Zentimeter Dickdarm entfernt", sagte ich. „Vierzig Zentimeter?! Dann müssen sie ja in gesundes Gewebe geraten sein." Mehr sprachen wir nicht darüber. Erst drei Wochen danach, als wir zu Hause allein in unserem Wohnzimmer saßen, habe ich ihm genau Bescheid gesagt. Er antwortete: „Dann wollen wir sehen, daß wir das Beste aus dem Rest machen." Das ist typisch für ihn. Zwei Monate lang hat er noch in der Praxis gearbeitet, dann nahmen wir Urlaub, an dem auch mein Sohn teilnehmen konnte. Wir haben eine wunderbare Zeit in Colorado verbracht, mein Mann konnte sogar etwas Golf spielen. In Colorado ist mein Sohn geboren worden, während mein Mann bei der Armee war. Wir haben fast alle Ferien dort verbracht, und ich bin so dankbar, daß uns noch diese schöne Zeit gegönnt war. Als mein Mann dann wieder eine Woche lang an der Arbeit war, kam dieser Darmverschluß, und es stellte sich außerdem heraus, daß der Tumor nach der Operation wieder gewachsen war.
Ärztin: Wurde die Praxis geschlossen?
Frau G.: Nur für fünf Wochen nach der ersten Operation. Aber seit dem Eingriff vom 7. Juli hat mein Mann insgesamt nur sechzehn Tage arbeiten können.

Ärztin: Was geschieht jetzt mit der Praxis?

Frau G.: Sie ist geschlossen, ein Mädchen nimmt die Anrufe entgegen. Jeder fragt, wann mein Mann zurückkommt. Wir haben aber schon eine Verkaufsanzeige aufgegeben. Die Jahreszeit ist nur nicht sehr günstig. Ich habe jemanden damit beauftragt. Da es meinem Mann so sehr schlecht geht, kann ich hier nicht fort, obwohl ich zu Hause viel erledigen müßte. Ab und zu kommt auch mein Sohn.

Ärztin: Was studiert er?

Frau G.: Er hat sein Studium zum Zahnarzt hinter sich und begann gerade mit der praktischen Zeit, hat es aber aufgegeben und versucht, zu Hause einiges zu tun. Er war in seiner Ausbildung immer sehr zuverlässig. Seit der Krankheit seines Vaters ist er vom Militär zurückgestellt worden, und nun muß er sich entscheiden, was er tun will.

Ärztin: Ich denke, daß wir unser Interview jetzt beenden. Möchten Sie uns noch etwas fragen, Frau G.?

Frau G.: Wollen Sie mit dieser Arbeit feststellen, wie man Verbesserungen anbringen kann?

Ärztin: Wir haben viele Motive. Das wichtigste ist, von den Schwerkranken zu erfahren, was sie durchzumachen haben, welche Art von Ängsten, Vorstellungen, Einsamkeiten sie erleben und wie man sie verstehen und ihnen helfen kann. Ab und zu unterhalten wir uns auch mit der Familie, weil wir wissen möchten, wie sie mit der Situation fertig wird und ob man ihr von seiten des Krankenhauses helfen kann.

Frau G.: Manchmal sagte man zu mir: „Ich verstehe einfach nicht, wie Sie das aushalten." Ich kann es, weil ich weiß, wieviel in unserem Leben von Gott ist. Während meiner Ausbildung zur Schwester und auch später habe ich immer gute Christen angetroffen, habe viel darüber gehört und gelesen, sogar über Filmstars: Wenn man an Gott glaubt, hat man einen festen Grund, auf dem man stehen kann. Das ist meine Überzeugung, und ich glaube, daß sich darauf allein auch eine glückliche Ehe aufbauen läßt.

Frau G. schildert treffend, wie ein naher Angehöriger auf die unerwartete Diagnose einer bösartigen Erkrankung reagiert – zunächst mit Schock, dann mit einer flüchtigen Periode des Ableugnens: „Nein, das kann nicht wahr sein!" Danach versucht sie, in dem ganzen Geschehen einen Sinn zu finden, und empfängt

Trost durch die Bibel, die für diese Familie immer die letzte Instanz gebildet hat. Obwohl sie das Schicksal offenbar akzeptiert, verliert sie trotzdem nicht die Hoffnung, daß „die Forschung vorankommt", und betet um ein Wunder.

Die Veränderungen, die ihr Familienleben betreffen, haben einerseits ihre religiöse Überzeugung gestärkt, sie andererseits selbstbewußter und unabhängiger gemacht.

An diesem doppelten Interview fällt wohl am meisten auf, daß wir über die Art, wie der Patient von der Diagnose informiert wurde, zwei unterschiedliche Versionen hören. Das ist durchaus typisch und leicht zu verstehen, wenn man bei den Mitteilungen zwischen den Zeilen liest.

Herr Dr. G. berichtet, sein Sohn sei so gereift, daß er schließlich auch die Verantwortung dafür übernahm, seinem Vater reinen Wein einzuschenken. Der Patient ist stolz auf seinen Sohn, dem er die Reife zutraut, später auch für die etwas unselbständige Mutter sorgen zu können. Frau G. wiederum besteht darauf, daß sie es war, die Mut und Kraft aufbrachte, ihren Mann über das Ergebnis der Operation zu informieren, nicht, nach ihrer Meinung, der Sohn. Allerdings widerspricht sie sich mehrmals, so daß ihre Version an Wahrscheinlichkeit verliert. Aber sie möchte es gewesen sein, die dem Mann die Wahrheit sagte, und dahinter wird ihr Bedürfnis sichtbar, stark und standhaft zu sein und offen über solche Fragen sprechen zu können. Sie möchte der Mensch sein, der mit dem Ehemann durch dick und dünn geht und Trost und Kraft in der Heiligen Schrift findet; dann fühlt sie sich imstande, alles noch Kommende zu ertragen.

Man hilft einer solchen Familie am besten durch einen verständnisvollen Arzt, der sie beruhigt, daß alles nur Denkbare unternommen wird; aber auch durch einen Pastor, der den Kranken und seine Familie so oft wie möglich besucht und immer wieder die Kraftquelle ausschöpft, die schon in der Vergangenheit für diese Menschen so bedeutungsvoll war.

Hoffnung

In verzweifelter Hoffnung gehe ich umher und suche sie in allen Winkeln meines Zimmers; ich finde sie nicht.
Mein Haus ist klein, und was einmal aus ihm fortgezogen ist, kann nicht wieder zurückgewonnen werden. Unendlich aber ist deine Wohnung, o Herr, und auf der Suche nach ihr bin ich vor deine Tür gelangt. Ich stehe unter dem goldenen Baldachin deines Abendhimmels und hebe die flehenden Augen zu deinem Antlitz empor, am Rande der Ewigkeit stehe ich, aus der nichts verlorengehen kann, keine Hoffnung, keine Glückseligkeit, nicht das Bild eines durch Tränen erblickten Gesichts.
O tauche mein leeres Dasein in jenen Ozean, versenke es in seine tiefste Fülle. Laß mich ein einziges Mal diesen verlorenen süßen Hauch im All des Universums verspüren.

Tagore

Wir haben bisher die verschiedenen Phasen dargestellt, die der Mensch durchzumachen hat, wenn er eine unheilvolle Nachricht erhält: Es sind Verteidigungsmechanismen im psychiatrischen Sinn, Mechanismen zur Bewältigung extrem schwieriger Situationen. Sie alle wirken unterschiedlich lange Perioden hindurch, lösen einander oft ab, existieren aber auch nebeneinander. In jeder Phase vorhanden ist fast immer die Hoffnung. Wie die Hoffnung, an die sich die Kinder der Baracken L 318 und L 417 im KZ Theresienstadt jahrelang klammerten, obwohl von insgesamt 15 000 Kindern unter fünfzehn Jahren kaum einhundert die Zeit überlebten.

Goldne Schleier webt die Sonne,
so schön, daß mich mein Körper schmerzt.
Der Himmel oben – grelles Blau.
Ich hab gelächelt aus Versehen.
In Blüte steht die ganze Welt.
Ich möchte fliegen, doch wohin?
Im Stacheldraht noch kann es blühn –
warum nicht ich? Ich will nicht sterben!
„*An einem sonnigen Abend*“
1944, *unbekannter Verfasser*

Wenn wir unseren todkranken Patienten zuhören, macht es uns immer wieder tiefen Eindruck, daß auch diejenigen, die sich mit ihrem Schicksal abgefunden haben und ihre Krankheit durchaus realistisch beurteilen, immer noch mit der Möglichkeit einer besonderen Heilung spielen, an die Entdeckung eines neuen Medikaments glauben, an den „Erfolg eines Forschungsprojekts in letzter Minute", wie es Herr J. formulierte. Der Hoffnungsschimmer hilft über Tage, Wochen und Monate des Leidens hinweg. Es ist das Gefühl, daß schließlich alles einen Sinn haben muß, daß es sich bezahlt macht, wenn man nur noch eine Weile aushält; es ist die Hoffnung, daß sich alles am Ende als Alptraum herausstellen wird; daß man eines Morgens aufwacht und der Doktor erklärt, er sei bereit, ein ganz neues, vielversprechendes Mittel an ihm, an gerade diesem einen Patienten zu erproben, so daß er – wie der erste Mensch, der ein neues Herz erhielt – eine besondere Rolle für die Medizin zu spielen hat, eine besondere Mission erfüllen muß. Diese Hoffnung hilft dem Todkranken, bei Verstand zu bleiben und alle Untersuchungen über sich ergehen zu lassen – sie verspricht sozusagen eine Rechtfertigung des Leidens. Für andere bedeutet Hoffnung eine flüchtige, aber notwendige Periode des Ableugnens. Was es auch immer sein mochte: Wir stellten fest, daß alle Patienten Hoffnung hegten und sich in besonders schwierigen Perioden von ihr tragen ließen. Sie vertrauten vor allem den Ärzten, die Raum zu solcher – berechtigten oder unrealistischen – Hoffnung ließen, und waren dankbar, wenn ihnen statt schlechter Nachrichten Hoffnung geboten wurde. Freilich soll der Arzt nicht zu einer Lüge greifen – es genügt, daß er die Hoffnung auf eine unvorhergesehene glückliche Wendung der Dinge nicht ausschließt. Wenn der Kranke keine Hoffnung mehr zu erkennen gibt, ist es meistens ein Zeichen dafür, daß der Tod unmittelbar bevorsteht. Vielleicht sagt er: „Doktor, ich glaube, ich habe es bald hinter mir", oder: „Nun ist es wohl soweit." Ein Patient, der immer noch von einem Wunder gesprochen hatte, empfing uns eines Morgens mit den Worten: „Das Wunder ist geschehen: Ich bin bereit, ich fürchte mich nicht mehr." Alle Kranken, die sich in solcher Art äußerten, starben binnen vierundzwanzig Stunden. Wir hatten sie immer in ihrer Hoffnung bestärkt, aber sie nicht mehr gewaltsam aufrechterhalten, wenn die Patienten, ergeben und ohne Verzweiflung, selbst auf sie verzichteten.

Hoffnung kann auch zu Konflikten führen, die vor allem zwei Ursachen haben: Besonders schlimm ist es, wenn man in der Familie oder im Krankenhaus erkennen läßt, daß keine Hoffnung mehr besteht, obwohl der Kranke sie noch nicht entbehren kann. Eine Quelle tiefer Pein liegt aber auch darin, wenn sich die Angehörigen noch verzweifelt an einen Hoffnungsschimmer halten, obwohl der

Kranke zum Sterben bereit ist und spürt, daß sich die Familie nicht damit abfinden kann. (Diesen Konflikt illustrieren die Interviews mit Frau W. und Herrn H.)
Was geht in dem Patienten vor, der scheinbar kurz vor dem Tode stand, von den Ärzten bereits aufgegeben war, sich aber nach entsprechender Behandlung noch einmal erholte? Er war, mehr oder weniger deutlich, bereits „abgeschrieben"; manchmal hieß es, daß nichts mehr für ihn getan werden könne; andere Patienten hat man, ihren Tod vorwegnehmend, heimgeschickt. Doch manche Kranke, die dann noch mit aller Kunst behandelt wurden, erlebten ein „Comeback" als ein Wunder, als „Entlassung ins Leben" oder als „etwas Extra-Zeit, um die ich nicht gebeten hatte", je nachdem, wie sie vorbereitet worden waren.
Dr. Bertrand M. Bell gibt den wichtigen Hinweis, daß man jedem Patienten bis zum Schluß die bestmögliche Therapie zuwenden soll und nicht jeden Schwerkranken als Todgeweihten aufgeben darf. Ich möchte es ergänzen: Wir dürfen überhaupt niemals einen Patienten „aufgeben", er sei nun todkrank oder nicht. Gerade derjenige, dem man medizinisch nicht mehr helfen kann, braucht mindestens so viel Aufmerksamkeit wie ein anderer, der auf seine Entlassung nach Hause wartet. Geben wir ihn auf, wird er sich vermutlich selbst aufgeben, und eine neue medizinische Hilfe käme dann auf jeden Fall zu spät. In solchen Fällen kann es nur heißen: „Ich habe nach bestem Wissen alles menschenmögliche versucht, um Ihnen zu helfen. Ich werde aber fortfahren, Ihre Lage nach Kräften zu erleichtern." Dann wird der Kranke seinen Hoffnungsschimmer nicht verlöschen lassen und den Arzt als Freund betrachten, der bis zum Ende zu ihm hält – er braucht sich nicht in dem Augenblick verlassen zu fühlen, in dem die Ärzte keine Hilfe mehr sehen.
Die meisten unserer Patienten haben irgendwann eine Erholungspause erlebt. Manche hatten die Hoffnung aufgegeben, jemals mit anderen Menschen über ihre tiefsten Sorgen sprechen zu können; viele fühlten sich isoliert und alleingelassen, noch mehr sahen sich von allen wichtigen Entscheidungen ausgeschlossen. Etwa die Hälfte unserer Kranken wurde zeitweilig nach Hause oder in ein Pflegeheim entlassen, um dann später wieder bei uns aufgenommen zu werden. Alle waren einverstanden, vorher über den Ernst ihrer Erkrankung und ihre Hoffnung mit uns zu sprechen, und hielten das Gespräch über Tod und Sterben keineswegs für verfrüht oder hinderlich für ein „Comeback". Viele Kranke berichteten uns, daß

sie sich zu Hause erleichtert und behaglicher fühlten, weil sie vor der Rückkehr in die Familie mit uns über ihre Angelegenheiten gesprochen hatten, und manche wollten sich vor der Heimkehr gern im Beisein der Familien mit uns unterhalten, damit sie endlich die Tarnung fallenlassen und das Beisammensein mit den Ihren genießen konnten.

Es wäre sicher gut, wenn man allgemein mehr über Tod und Sterben als untrennbar mit dem Leben verbundenen Fakten sprechen würde, wie man ja auch ohne Zögern über ein erwartetes Kind redet. Würden diese Themen öfter diskutiert, dann brauchten wir uns nicht zu fragen, ob ein Patient in der Lage ist, mit uns darüber zu reden, oder ob wir damit bis zu seiner letzten Einweisung in unsere Klinik warten sollten; schließlich sind wir nicht unfehlbar und wissen nicht, wann er zum letzten Mal bei uns liegen wird – wir drücken uns also nur um das Thema herum.

Wir haben niedergeschlagene, fast krankhaft verschlossene Patienten erlebt, mit denen wir über das Endstadium ihrer Krankheit sprachen: Ihre Stimmung hob sich, sie aßen wieder und konnten in einigen Fällen zur Verwunderung der Umgebung noch einmal nach Hause zurückkehren. Ich bin davon überzeugt, daß wir mehr Schaden anrichten, wenn wir das Thema Sterben aussparen, als wenn wir im gegebenen Augenblick am Bett sitzen, zuhören und diese Fragen erörtern.

Der gegebene Augenblick: Er ist wichtig, weil der kranke Mensch sowenig wie der gesunde jederzeit zur Unterhaltung über ernste Themen aufgelegt ist, sondern zuweilen lieber an noch so illusorische angenehme Dinge denkt. Wir müssen dem Patienten zu verstehen geben, daß wir zur Verfügung stehen, wenn er sprechen möchte.

Wenn dieses Buch dazu dient, die Angehörigen und das Pflegepersonal für die unausgesprochenen Mitteilungen der Patienten empfänglich zu machen, erfüllt es seine Aufgabe. Und wenn wir, die wir beruflich mit Kranken zu tun haben, ihnen und ihren Angehörigen helfen können, die jeweiligen Bedürfnisse aufeinander abzustimmen und sich gemeinsam an die unausweichliche Realität zu gewöhnen, dann ersparen wir ihnen – vor allem der Familie – viel Qual.

Das folgende Interview mit Herrn J. macht eine Phase des Zorns anschaulich, daneben aber auch das – manchmal getarnte – Phänomen unauslöschlicher Hoffnung.

Herr J., ein dreiundfünfzigjähriger Schwarzer, litt an Mykosis fungoides, einer bösartigen Krankheit, die sich mit Perioden der Besserung und Rückfällen entwickelte und ihn arbeitsunfähig gemacht hatte.
Als ich ihn am Tage vor der geplanten Seminarveranstaltung besuchte, fühlte er sich einsam und mitteilungsbedürftig. Er berichtete rasch, dramatisch und farbig über die verschiedenen Aspekte seines Leidens, mochte mich ungern gehen lassen und hielt mich mehrmals zurück. Im Gegensatz dazu war er beim Interview hinter dem Einweg-Spiegel gereizt, bisweilen sogar verärgert; während er am Tage vorher von sich aus das Thema Tod und Sterben angeschnitten hatte, erklärte er im Seminar: „Ich denke nicht an Sterben, ich denke an Leben."
Wir dürfen bei der Behandlung Schwerkranker nie vergessen, daß sie wahrscheinlich nur gelegentlich solche Themen erörtern möchten. Manchmal geben sie so bereitwillig wie Herr J. ihre Lebensphilosophie zum besten, so daß man sich vom Interview besonders viel verspricht. Wenn sie dann im Seminar aber nur von den angenehmen Dingen reden wollen, sollte man ihren Wunsch respektieren. Wir haben es bei der Befragung von Herrn J. nicht getan, denn er hatte im Gespräch zu zweit so interessante Gedanken geäußert, daß wir sie gern vor den Studenten noch einmal gehört hätten. Die Gefahr, die Wünsche des Patienten zu mißachten, liegt natürlich besonders nahe, wenn das Interview Teil eines Studienprogramms bildet. Doch der Kranke mit seinen Bedürfnissen muß auch dabei die Hauptperson bleiben, selbst wenn man in Kauf nimmt, daß man plötzlich ohne einen Kranken, den man befragen kann, vor fünfzig harrenden Studenten steht.

Ärztin: Herr J., wie lange sind Sie in dieser Klinik? Und wie alt sind Sie?
Patient: Ich bin dreiundfünfzig und seit dem 4. April dieses Jahres in diesem Krankenhaus.
Ärztin: Wissen Sie, was wir hier vorhaben?
Patient: Ja. Wollen Sie mich durch Fragen leiten? Sie können ruhig anfangen.
Ärztin: Ich möchte mir gern ein genaueres Bild von Ihnen machen, denn ich weiß kaum etwas über Sie. Sie waren ein gesunder Mann, verheiratet, arbeiteten . . .
Patient: Stimmt. Drei Kinder.

Ärztin: ... drei Kinder. Wann wurden Sie krank?

Patient: Seit 1963 bin ich invalide. Ich glaube, daß ich schon 1948 diese Krankheit hatte. Es begann mit einem Ausschlag auf der linken Seite der Brust und unter dem rechten Schulterblatt. Zuerst war es gar nichts weiter, eine kleine Sache, wie jeder sie mal hat. Ich nahm die gewöhnlichen Mittel, Salben, Wässer, Vaselin, was man so in der Drogerie erhält. Fühlte mich kaum behindert. Aber so nach und nach, etwa um 1955, griff es auf die untere Körperhälfte über, allerdings zunächst nur an einigen Stellen. Es war alles so trocken, so schuppig, daß ich eine Menge fetter Salben brauchte, um die Haut feucht zu halten und mich einigermaßen wohl zu fühlen. Ich arbeitete ohne Unterbrechung, hatte zeitweilig sogar zwei Jobs, weil meine Tochter ihre Zeit im College beenden sollte. Ungefähr 1957 war ich dann doch so weit, daß ich zu mehreren Ärzten ging. Einer behandelte mich drei Monate. Keine Besserung. Seine Honorare waren niedrig genug, aber die Medizin machte so zwischen fünfzehn und achtzehn Dollar die Woche aus, und wenn man drei Kinder mit einem Arbeitereinkommen erziehen soll, ist das auf die Dauer zuviel. Und deshalb ging ich in ein Krankenhaus, wo sie nur eine flüchtige Untersuchung vornahmen, die mir nicht genügte. Hatte keine Lust, nochmal dahin zu gehen. So machte ich weiter und fühlte mich immer schlechter, bis mich Dr. Y. 1962 in ein anderes Krankenhaus einwies. Da war ich fünf Wochen, nichts geschah, ich kam wieder nach Hause und schließlich zum zweiten Mal in die erste Klinik. Im März 1963 haben sie mich dann hier in dieses Krankenhaus eingewiesen. Inzwischen ging es mir so schlecht, daß ich Invalidengeld bekomme.

Ärztin: Wußten Sie, an welcher Krankheit Sie litten?

Patient: Ich wußte, daß es Mykosis fungoides ist, und das wußte jeder.

Ärztin: Seit wann kennen Sie den Namen Ihrer Krankheit?

Patient: Ich hatte lange den Verdacht, der dann durch eine Probeexzision bestätigt wurde, ein paar Monate vor der endgültigen Diagnose. Wenn man eine solche Sache hat, liest man alles, was man in die Finger kriegt, überall hört man etwas, und schließlich lernt man auch die Namen der verschiedenen Krankheiten. Und beim Lesen merkte ich, daß „Mykosis fungoides" genau auf meine Sache paßte, und dann erhielt ich Gewißheit, und dann war ich wirklich fertig. Meine Knöchel schwollen an, ich schwitzte immerzu und war sehr herunter.

Ärztin: Was meinen Sie mit „wirklich fertig"? Daß Sie sich körperlich elend fühlten?

Patient: Klar. Es ging mir einfach miserabel, es juckte, es schuppte sich, ich schwitzte, die Knöchel taten weh, ich war durch und durch nur noch ein gequältes menschliches Wesen. Na ja, in solchen Zeiten wird man verdrießlich. Sicher fragt sich jeder: „Warum ich, warum stößt mir das zu?" Aber dann kommt man wieder zu Verstand und sagt sich: „Warum denn nicht ich? Schließlich bin ich auch nicht besser als andere." Damit beruhigt man sich sozusagen selbst. Und dann fängt man an, jedem Menschen, der einem begegnet, auf die Haut zu gucken, ob er vielleicht Flecken und Stellen hat, irgendwelche Anzeichen für ein Hautleiden, denn dann hat man nur noch ein einziges Interesse, man will wissen, ob auch andere Leute an solchen Sachen leiden. Und sicher wird man genauso angestarrt, weil man anders aussieht als die übrigen.

Ärztin: Bei Ihnen handelt es sich eben um ein sichtbares Leiden. Was bedeutet nun diese Krankheit für Sie? Wie wirkt die Mykosis fungoides auf Sie?

Patient: Vor allem bedeutet es, daß man noch niemanden davon geheilt hat. Doch man hat Besserung für eine bestimmte Zeit erreicht, man hat Besserung für unbegrenzte Zeit erreicht. Irgendwo leistet irgend jemand Forschungsarbeit; viele kluge Köpfe sind an der Arbeit. Vielleicht entdecken sie zufällig ein Heilverfahren, während sie auf ein ganz anderes Ziel lossteuern. Und ich denke, daß ich die Zähne zusammenbeißen und von einem Tag auf den anderen hoffen kann; eines Morgens sitze ich vielleicht auf der Bettkante, und der Doktor kommt und sagt: „So, jetzt gebe ich Ihnen diese Spritze." Das wird vielleicht ein Serum sein oder etwas Ähnliches, und in ein paar Tagen sieht alles wieder anders aus.

Ärztin: Sie meinen etwas, das wirksam ist.

Patient: Dann kann ich wieder arbeiten. Ich habe mich zu einer guten Stellung als Aufsichtsbeamter hochgearbeitet.

Ärztin: Was haben Sie gemacht?

Patient: Ich hatte die Aufsicht in unserer Hauptpost, hatte mich ganz schön heraufgearbeitet. Sieben oder acht Vorarbeiter mußten mir über jede Arbeit Bericht erstatten. Ich hatte vor allem mit dem Betriebseinsatz zu tun. Meine Aussichten auf Beförderung waren gut, weil ich meine Arbeit kannte und gern tat. Ich habe die Arbeitsstunden immer gern abgeleistet. Zu Hause habe ich meiner Frau geholfen, als die Kinder noch klein waren. Wir dachten, daß sie eines Tages auf eigenen Füßen stehen könnten, und dann wollten wir uns ein bißchen von all dem gönnen, worüber wir so viel gelesen und gehört hatten.

Ärztin: Zum Beispiel?

Patient: Ein paar Reisen, wir haben ja niemals Urlaub gemacht. Unser erstes Kind kam zu früh auf die Welt, und es hing an einem Haar, ob es durchkäme. Wir haben sie erst nach einundsechzig Tagen nach Hause geholt, und ich habe noch einen ganzen Packen Rezepte aus dieser Zeit. Morgens auf dem Weg zur Arbeit stieg ich aus dem Zug, brachte zwei Flaschen Muttermilch ins Krankenhaus, nahm zwei leere Flaschen wieder mit und fuhr weiter zur Arbeit. Meine Frau hatte so viel Milch, daß es gewiß für alle Frühgeburten in der Säuglingsstation reichte. Wir haben die Kinder prima versorgt, und allmählich schafften wir alles. Ich wäre bald in eine Lohnklasse gekommen, wo man nicht mehr jeden Cent umzudrehen braucht. Und dann hätten wir ein paar Reisen geplant, was bisher nie möglich war – es kam immer etwas dazwischen, Zahnarzt oder so etwas. Und die Krankheit bedeutet, daß es nichts wird mit ein paar guten Jahren.

Ärztin: Nach einem langen, harten Arbeitsleben.

Patient: Na ja, den meisten Leuten fällt die Arbeit schwerer als mir, ich fand es nie so mühevoll. Ich habe früher in der Gießerei im Akkord gearbeitet. Ich konnte wie der Teufel schaffen. Manchmal kamen Kollegen zu mir und sagten zu meiner Frau, daß ich zuviel arbeitete. Dann knöpfte sie mich natürlich vor. Ich habe ihr klargemacht, daß es bloß Eifersucht sei, denn wenn man mit Leuten zusammenarbeitet, wo es auf Muskeln ankommt, will keiner zugeben, daß der andere mehr Muskeln hat als er selbst, und ich hatte nun einmal mehr Kraft, denn wenn ich schon arbeiten soll, dann aber auch richtig. Und wenn es eine Beförderung gab, erhielt ich sie. Einmal haben sie mich ins Büro gerufen und gesagt, wenn wir einen Farbigen als Vorarbeiter einsetzen werden, sollst du es sein. Im Augenblick war ich obenauf, aber beim Rausgehen fiel mir ein, daß sie gesagt hatten, wenn ... und das konnte morgen oder im Jahr zweitausend sein. So etwas macht einen ganz schön fertig. Aber sonst ist mir damals nichts schwergefallen. Ich war stark, ich war jung, und ich glaubte, ich würde es schon schaffen.

Ärztin: Sagen Sie, Herr J., jetzt sind Sie nicht mehr jung, und vielleicht werden Sie das alles nicht mehr machen können – wie finden Sie sich damit ab? Wahrscheinlich wird der Arzt mit der heilenden Spritze niemals an ihrem Bett stehen.

Patient: Stimmt. Man lernt es, sich damit abzufinden. Man sieht es irgendwann ein, daß man vielleicht nicht wieder gesund werden wird.
Ärztin: Und wie wirkt das auf Sie?
Patient: Das geht einem durch und durch. Man versucht, nicht daran zu denken.
Ärztin: Aber Sie denken doch manchmal daran?
Patient: Natürlich. In vielen Nächten, in denen man nicht schlafen kann, denkt man über eine Million Dinge nach, in der Nacht. Aber man soll sich nicht dabei aufhalten. Ich habe eine schöne Kindheit gehabt, meine Mutter lebt noch und besucht mich hier sehr oft. Ich kann mich immer wieder zusammenreißen und an frühere Ereignisse denken. Wir hatten da so eine alte Kiste, mit der wir in der Gegend herumfuhren, wir kamen ganz schön herum – die meisten Wege waren noch nicht gepflastert, und man versank manchmal bis zur Radnabe im Schlamm. Dann mußte man die Karre rausziehen oder -schieben. Ich glaube, ich habe eine wunderbare Kindheit gehabt. Meine Eltern waren sehr nett, es gab nie Streit oder schlechte Laune – es war wirklich herrlich. Daran denke ich also, und dann sage ich mir, daß es ein schönes Leben war. Es hat doch wohl kaum einen Menschen auf der Erde gegeben, der nichts als Elend erlebt hat. Ich sehe mich um und sage, daß ich meine „Bonus-Tage" gehabt habe.
Ärztin: Sie wollen sagen, daß Sie ein erfülltes Leben gehabt haben. Aber wird das Sterben dadurch leichter?
Patient: Ich denke nicht ans Sterben. Ich denke an Leben. Ich habe meinen Kindern immer gesagt – als sie noch klein waren und auch jetzt immer wieder –: tut immer euer Bestes, dann seid ihr nicht verloren. Ich sagte: Denkt immer im Leben daran, daß ihr zufrieden sein sollt. Das ist der Ausdruck, den ich immer gebraucht habe. Und ich selbst habe mich auch immer zufrieden gefühlt. Wenn ich an die Jungs denke, mit denen ich früher zusammen war – wie viele sitzen im Gefängnis oder sind drin gewesen! Das hätte mir ebensogut wie ihnen passieren können, aber ich habe mich immer rausgehalten, wenn sie etwas Gesetzwidriges vorhatten. Deshalb hat es viel Streit gegeben, weil man dann für feige gehalten wird, aber ich habe mich gewehrt. Besser, man läßt die Finger von solchen Sachen, sonst sitzt man eines Tages in der Patsche, das ganze Leben ist zerstört, und man kann nicht zurück. Es ist nichts mit dem Gerede, daß man sich selber an den Haaren wieder aus dem Sumpf ziehen kann, denn wenn man

erst einmal in ihren Akten auftaucht, braucht nur irgendwo in der Gegend etwas vorzufallen – schon sind sie da, nehmen einen mit und wollen wissen, wo man in der und der Nacht gewesen ist. Ich bin glücklich darum herumgekommen. Und wenn ich auf mein Leben zurückblicke, sage ich mir, daß ich glücklich gewesen bin und es noch ein bißchen bleiben will. Ich habe immer noch etwas Glück zugute. Denn jetzt war es wahrhaftig alles andere als Glück, und das muß sich eines Tages ausgleichen. Es wird der Tag sein, an dem ich dies Krankenhaus verlasse und niemand mich überhaupt erkennen wird.

Ärztin: Bewahrt Sie das davor, irgendwann zu verzweifeln?

Patient: Nichts bewahrt einen davor, irgendwann zu verzweifeln. Man kann noch so gut bei Verstand sein, man verzweifelt trotzdem. Aber ich könnte sagen, daß es mich vor dem Zerbrechen bewahrt hat. Man kann verzweifeln. Man kommt an einen Punkt, wo man nicht mehr schlafen kann. Man wehrt sich. Je mehr man kämpft, um so schlimmer wird es, es wird eine Art körperlicher Kampf, man gerät in Schweiß wie im Training, und doch ist alles nur seelisch.

Ärztin: Auf welche Weise kämpfen Sie? Was hilft Ihnen dabei? Die Religion oder bestimmte Menschen?

Patient: Halte mich nicht für sehr religiös.

Ärztin: Was gibt Ihnen die Kraft, das alles zwanzig Jahre lang zu ertragen – denn so lange dauert es doch schon?

Patient: Ich glaube, es gibt mehr Hilfsquellen, als man weiß. Meine Mutter hat einen tiefen, beständigen Glauben. Wenn ich mir nicht alle nur denkbare Mühe gäbe, hätte ich das Gefühl, sie im Stich zu lassen. Also hilft mir meine Mutter. Meine Frau hat einen tiefen, beständigen Glauben, also hilft mir meine Frau. Meine Schwestern – anscheinend sind die Frauen in unserer Familie am frommsten – beten wahrscheinlich am aufrichtigsten. Für mich, für so einen Durchschnittsmenschen, ist Beten einfach Bitten um etwas. Ich habe immer zuviel Stolz gehabt, um zu bitten. Ich glaube, deshalb kann ich dabei auch nicht richtig meine Gefühle äußern, kann sie einfach dabei nicht loswerden.

Ärztin: Zu welcher Konfession gehören Sie? Sind Sie katholisch oder protestantisch?

Patient: Ich bin zum Katholizismus übergetreten. Bei meinen Eltern war einer Baptist, einer Methodist, sie kamen gut damit zurecht.

Ärztin: Warum wurden Sie katholisch?

Patient: Der Katholizismus schien dem zu entsprechen, was ich mir unter einer richtigen Religion vorstellte.
Ärztin: Wann sind Sie übergetreten?
Patient: Als die Kinder klein waren und in die katholische Schule gingen, Anfang der fünfziger Jahre, schätze ich.
Ärztin: Hing es irgendwie mit Ihrer Krankheit zusammen?
Patient: Nein, denn damals hat mich meine Haut noch kaum beunruhigt. Ich dachte, wenn ich mir mal richtig Zeit nehme und zum Doktor gehe, wird die Sache bald wieder in Ordnung sein. Aber so kam es nicht.
Ärztin: Ist Ihre Frau katholisch?
Patient: Ja. Sie konvertierte zur selben Zeit wie ich.
Ärztin: Ich weiß nicht, ob Sie einige Gedanken wiederholen möchten, die Sie gestern äußerten – es wäre sicher sehr nützlich. Als ich Sie fragte, wie Sie Ihr Leiden ertragen, entwarfen Sie mir ein vollständiges Bild des Menschen, der alles durchzumachen hat – bis hin zu Selbstmordgedanken, die Sie ablehnen. Sie erwähnten auch einen fatalistischen Standpunkt. Können Sie das wiederholen?
Patient: Ja, ich erzählte, daß ein Arzt mal zu mir gesagt hat: „Ich könnte das nicht aushalten. Ich weiß nicht, wie Sie das ertragen. Ich würde mir das Leben nehmen."
Ärztin: Ein Arzt sagte das?
Patient: Ja. Ich habe ihm geantwortet, daß Selbstmord für mich nicht in Frage kommt, weil ich einfach zu feige dazu bin. Damit entfällt eine Möglichkeit, darüber brauche ich nicht mehr nachzudenken. Ich habe mich innerlich von vielen belastenden Vorstellungen frei gemacht und brauche immer weniger darüber nachzudenken. Den Tod eliminiere ich, und damit habe ich auch den Gedanken an Selbstmord ausgeschlossen. Dann kam ich so weit, daß ich mir sagte, nun gut, da bist du nun. Jetzt kannst du das Gesicht zur Wand drehen und weinen. Oder du kannst versuchen, soweit es dein Zustand zuläßt, noch ein bißchen Freude und Vergnügen zu haben. Da gibt es immer noch etwas – eine gute Sendung im Fernsehen, oder man hört einem interessanten Gespräch zu –, schon hat man nach ein paar Minuten das Jucken und all das unbehagliche Gefühl vergessen. All diese kleinen Dinge bezeichne ich als Bonus. Und ich stelle mir vor, eines Tages werde ich so viele Bonusse zusammen haben, daß sie bis in alle Ewigkeit reichen, und dann ist jeder Tag ein guter Tag. Deshalb mache ich mir nicht zu viele trübe Gedanken. Wenn es mir ganz schlecht geht, lenke ich mich mehr oder weniger

ab oder versuche zu schlafen, denn Schlaf ist immer noch die beste Medizin, die jemals erfunden wurde. Manchmal schlafe ich auch nicht, liege nur da. Man lernt, wie man mit diesen Dingen fertig wird, denn was bleibt einem sonst auch übrig! Man kann herumtanzen und schreien und brüllen und mit dem Kopf gegen die Mauer rennen – das Jucken bleibt doch, und man fühlt sich immer noch miserabel.

Ärztin: Das Jucken ist wohl das Schlimmste an Ihrer Krankheit? Haben Sie keine Schmerzen?

Patient: Bisher war das Jucken am schlimmsten, aber jetzt sind die Fußsohlen so wund, daß es eine Tortur ist, sie irgendwie zu belasten. Bisher waren das Jucken und die Trockenheit und die Schuppen das Schlimmste für mich. Ich führe einen persönlichen Krieg gegen diese Schuppen. Das wird schon fast komisch. Man hat das Bett voll davon, und dann bürstet man darüber, und normalerweise macht sich jeder Krümel davon. Aber die Schuppen hüpfen nur rauf und runter, immer an einer Stelle, als wenn sie Krallen hätten, und man strengt sich wahnsinnig an.

Ärztin: . . . sie loszuwerden?

Patient: Sie loszuwerden. Sie kämpfen bis zum Waffenstillstand. Man ist völlig erschöpft und guckt nach – und da sind sie immer noch. Ich habe schon an einen kleinen Staubsauger gedacht, um mich sauber zu halten. Sauberkeit wird eine Art Besessenheit, und wenn man badet und den ganzen Kram runterspült, hat man immer noch nicht das Gefühl, sauber zu sein. Man denkt sofort danach, daß man wieder baden sollte, und könnte das Leben damit verbringen, in die Badewanne zu steigen und wieder raus.

Ärztin: Wer hilft Ihnen am besten in allen Schwierigkeiten? Ich meine, seit Sie hier im Krankenhaus sind?

Patient: Wer hilft am besten? Ich kann nur sagen, alle, mit denen man hier zu tun hat, erraten im voraus die Wünsche und erfüllen sie auch. Sie tun vieles, an das ich nicht einmal gedacht habe. Ein Mädchen hat gemerkt, daß meine Finger zum Anzünden der Zigarette zu wund sind, und ich hörte sie zu den anderen sagen: „Wer hier reinkommt, muß immer mal nachsehen, ob er eine Zigarette möchte." Wirklich, man kann sich nicht beklagen.

Ärztin: Sie geben sich viel Mühe.

Patient: Wissen Sie, es ist ein wunderbares Gefühl, daß man immer und überall von anderen Leuten geschätzt wird. Ich bin dafür sehr dankbar, demütig dankbar. Ich bin nie so weit von meinem Kurs abgewichen, daß ich die Welt verbessern wollte, aber es gibt hier eine Menge Leute, die genau angeben können, wann und wo ich ihnen geholfen habe. Ich weiß nicht einmal, warum ich es tat; es gehört einfach zu mir, Leuten seelisch beizustehen. Ich habe mich immer bemüht, jemandem zu helfen, daß er sein inneres Gleichgewicht wiederfindet. Ich stoße auf viele Leute, die anderen berichten, wie ich ihnen geholfen habe. Umgekehrt hat mir aber auch jeder, mit dem ich zu tun hatte, geholfen. Ich glaube nicht, daß ich einen einzigen Feind habe, daß irgendjemand mir Böses wünscht. Vor ein paar Jahren besuchte mich ein Mitschüler aus dem College, und wir haben uns über unsere Schulzeit unterhalten. Wir sprachen davon, wie oft irgend jemand im Laufe des Tages den Vorschlag machte: Wollen mal runtergehen und dem Soundso das Zimmer ausräumen. Sie kommen dann an und werfen den Betreffenden buchstäblich aus dem Bett und aus dem Raum – ein anständiger, sauberer Spaß, rauh, aber nett. Und dann hat er seinem Sohn erzählt, wie wir beiden den Burschen standhielten und sie wie Klafterholz übereinander warfen. Wir beide, wir waren stark, wir waren vom robusten Typ – und wir haben sie buchstäblich draußen im Gang zusammgeschoben wie die Holzscheite, unser Zimmer haben sie nie ausgeräumt. Wir hatten einmal einen aus der Leichtathletikmannschaft in unserem Zimmer, einen fabelhaften Hundertyard-Läufer. Wenn so fünf Burschen in der Tür auftauchten, war er schon raus und lief den Gang lang. Den konnte keiner einholen, wenn der mal loslegte. Wenn er schließlich zurückkam, hatten wir schon Ordnung gemacht, und dann gingen wir alle ins Bett.

Ärztin: Gehört das zu dem, was Sie als „Bonus" bezeichnen?

Patient: Ich denke daran zurück und an all den Unsinn, den wir damals getrieben haben. Eines Nachts kamen wir ins ungeheizte Zimmer und redeten davon, wer am meisten Kälte vertragen könnte, und das wollte natürlich jeder sein. Also machten wir das Fenster auf. Keine Heizung, draußen siebzehn Grad unter Null. Ich weiß noch, daß ich die wollene Mütze aufsetzte, zwei Schlafanzüge und darüber den Mantel und zwei Paar Socken anzog. Die anderen haben es wohl ebenso gemacht. Als wir morgens aufwachten, war alles festgefroren. Und wenn man die Wand anfaßte, konnte man dran hängenbleiben – auch voll von Frost. Wir brauchten vier Tage, um den Raum wieder aufzutauen und warm zu kriegen. Ich meine, solchen Unsinn hat man damals gemacht. Manchmal merken die hier, daß ich ein bißchen lache, und denken, der spinnt, der dreht ja

wohl völlig durch – aber dann ist mir gerade wieder etwas von damals eingefallen und bringt mich zum Lachen. – Also gestern haben Sie mich gefragt, womit die Ärzte und Schwestern den Patienten vor allem helfen könnten. Das hängt weitgehend vom Patienten selbst ab. Wenn man so richtig krank ist, möchte man gar nicht beachtet werden. Man mag nicht, daß jemand herumhantiert und Blutdruck oder Temperatur mißt. Es scheint aber, daß immer, wenn man sich mal ganz entspannen will, irgend jemand etwas zu tun hat. Ich glaube, Ärzte und Schwestern sollten dann die Kranken so wenig wie möglich stören. Sobald sie sich besser fühlen, kommen sie schon von selbst wieder hoch und zeigen auch Interesse. Dann können die wieder mit Aufmuntern und Necken anfangen.
Ärztin: Herr J., fühlen sich denn die Schwerkranken nicht noch viel elender und ängstlicher, wenn man sie allein läßt?
Patient: Das glaube ich nicht. Man soll sie ja nicht isolieren oder etwas ähnliches. Ich meine nur, wenn man friedlich vor sich hin döst, kommt gleich jemand, um das Kissen aufzuschütteln, aber man möchte es gar nicht aufgeschüttelt haben. Oder jemand fragt, ob man ein Glas Wasser möchte – na, wenn man Wasser will, kann man ja danach fragen. Aber nein, sie bringen Wasser. Das ist pure Freundlichkeit, sie wollen es einem angenehm machen. Aber zuweilen wäre es einem viel wohler, wenn man gar nicht beachtet würde, jedenfalls vorübergehend nicht.
Ärztin: Möchten Sie gern jetzt in Ruhe gelassen werden?
Patient: Ach, in der vorigen Woche . . .
Ärztin: Nein, ich meine jetzt, beim Interview. Werden Sie vielleicht müde?
Patient: Müde – will ich nicht mal sagen. Aber ich halte es für nicht sehr sinnvoll, wenn wir fortfahren. Nach einiger Zeit fängt man nämlich an, sich zu wiederholen.
Ärztin: Darüber haben Sie sich gestern schon Sorgen gemacht.
Patient: Ja, denn noch vor einer Woche hätten Sie mich sehen sollen – Sie wären gar nicht auf den Gedanken gekommen, ein Interview mit mir zu machen. Ich redete halbe Gedanken in halben Sätzen und hätte nicht mal meinen Namen gewußt. Aber das ist völlig vorbei.
Pastor: Wie beurteilen Sie das, was seitdem mit Ihnen vorgegangen ist? Halten Sie das auch für einen „Bonus" in Ihrem Sinne?
Patient: Ich denke, daß es so weitergehen wird wie bisher, denn es dreht sich sozusagen im Kreis wie ein großes Rad. Von dieser neuen Medizin, die man jetzt an mir ausprobiert, erwarte ich etwas

Besserung. Ich glaube, daß es mir entweder sehr gut oder zuerst sehr schlecht gehen wird. Den bösen Zauber habe ich hinter mir, nun kommt der gute, und ich werde mich sehr wohl fühlen. Selbst dann, wenn ich keine Medizin nehme und alles nur so laufen lasse.
Ärztin: Sie kommen also jetzt an die gute Seite des Rads?
Patient: Das scheint mir so.
Ärztin: Ich glaube, wir sollten Sie jetzt wieder in Ihr Zimmer bringen. Vielen Dank, daß Sie hierher kamen.
Patient: In Ordnung.

Herr J., in zwanzig Jahren des Leidens zum Philosophen geworden, verriet seinen verborgenen Zorn – im Grunde klingt es durch das ganze Interview hindurch: „Warum gerade ich, obwohl ich so anständig war?" Er schildert ausführlich, wie stark und zäh er war, wie arbeitsam, anständig und solide er lebte, wie gut er für seine Familie sorgte. Für die Zeit, in der seine Kinder auf eigenen Füßen stehen können, hat er auf ein paar gute Jahre mit Urlaub und Reisen gerechnet; nun muß er einsehen, daß seine Hoffnungen wohl vergebens waren – jetzt braucht er seine Kraft, um bei Verstand zu bleiben und das Jucken und Unbehagen zu bekämpfen, das er so anschaulich schildert.
Im Rückblick auf die Jahre des Leidens und Kämpfens schließt er immer mehr Alternativen aus: den Selbstmord auf der einen Seite, das friedliche Alter im Genuß des Erreichten auf der anderen. Erwartungen und Ansprüche schrumpfen, und schließlich akzeptiert er die Tatsache, daß er nur noch von einer Remission zur anderen leben kann. Wenn er sich besonders elend fühlt, möchte er in Ruhe gelassen werden und zu schlafen versuchen; geht es ihm besser, dann gibt er zu verstehen, daß er wieder zu geselligem Kontakt und zu Kommunikation bereit ist. Seine Formel „Man muß zufrieden sein" besagt, daß er auf eine weitere Periode der Remission hofft. Und er hofft auf eine neue Therapie, ein frisch entdecktes Medikament, die ihn von seinem Leiden befreien werden.
An dieser Hoffnung hat Herr J. bis zu seinem letzten Tag festgehalten.

Die Familie des Kranken

Der Vater kehrte von der Begräbniszeremonie zurück. Sein siebenjähriger Sohn stand mit weit offenen Augen am Fenster, das goldene Amulett am Hals. Er war zu jung, um mit seinen Gedanken ins reine zu kommen.
Der Vater nahm ihn in die Arme, und der Knabe fragte: „Wo ist Mutter?"
„Im Himmel", antwortete der Vater und wies nach oben.
Der Knabe erhob die Augen zum Himmel und starrte lange in das Schweigen. Sein verstörter Geist sandte eine Frage in die Nacht: Wo ist der Himmel? Keine Antwort kam. Und die Sterne waren wie brennende Tränen dieser Nacht ohne Antwort.

Tagore

Veränderungen im Haushalt und deren Wirkung auf die Angehörigen

Wir können einem todkranken Patienten nicht helfen, wenn wir nicht seine Familie einbeziehen, denn sie spielt in einer Periode der Krankheit eine wichtige Rolle, und ihre Reaktion wirkt nachhaltig auf die Einstellung des Kranken zu seinem Leiden ein: Die schwere Erkrankung und der Krankenhausaufenthalt des Ehemannes bedingen für seine Frau entscheidende Änderungen im Haushalt, die ihr den Verlust an Sicherheit und die Abhängigkeit von ihrem Mann deutlich machen. Sie muß den Tagesablauf an neue, ungewohnte und gesteigerte Ansprüche anpassen und oft geschäftliche und finanzielle Fragen regeln, vor denen sie sich vielleicht bisher gescheut hat.
Die Zeit für die Besuche im Krankenhaus und die Versorgung der Kinder während der Abwesenheit der Mutter müssen vorausbedacht und geregelt werden. Kinder reagieren außerdem auf die unmerklichen oder drastischen Veränderungen der häuslichen Atmosphäre. Alles steigert die Belastung für die Hausfrau, die zudem ohne den Rat und die Hilfe des Partners auskommen muß. Sorge um den Kranken, vermehrte Arbeit und Verantwortung rufen das Gefühl wachsender Einsamkeit und oft auch eine gewisse Gereiztheit hervor. Die erwartete Hilfe von Verwandten und Freunden bleibt aus oder nimmt unangebrachte Formen an; nachbarschaftlicher Rat stört oft mehr, als daß er hilft. Andererseits kann eine verständnisvolle Nachbarin, die nicht nur das „Neueste hören" will, sondern auch einmal eine Mahlzeit kocht und die Kinder zum Spielen holt, sehr willkommen sein. Das Interview mit Frau S. bietet ein anschauliches Beispiel dafür.

Für den Mann einer erkrankten Hausfrau ist die Belastung vermutlich noch spürbarer, weil er mit der Versorgung der Kinder, ihren Schulfragen, ihrer Kleidung und ihrem Essen kaum vertraut sein wird. Das Gefühl, einen Verlust erlitten zu haben, stellt sich oft schon dann ein, wenn seine Frau bettlägerig oder nicht mehr voll funktionsfähig ist, so daß er nicht mehr bedient wird, sondern möglichst selbst bedienen soll. Kommt er von der Tagesarbeit nach Hause und sieht seine Frau auf der Couch vor dem Fernsehapparat, dann nützt es wenig, daß er die Gründe genau kennt und respektiert: Unbewußt oder bewußt ist er verärgert. „Warum muß sie denn gerade jetzt krank werden, wo ich mein neues Projekt in Angriff nehme?" sagte ein Mann zu uns. Solche Reaktionen sind häufig und werden verständlich, wenn wir sie als Ausdruck des Unbewußten hinnehmen: Der Mann reagiert wie das von der Mutter verlassene Kind. Wir übersehen ja oft, daß in jedem von uns noch viel vom Kind vorhanden ist. Man kann solchen Ehemännern schon dadurch helfen, daß man ihnen Gelegenheit zur Aussprache gibt und ihnen möglichst eine Hilfe für den Haushalt verschafft, so daß sie doch einen Abend in der Woche ohne Schuldbewußtsein zum Kegeln gehen und etwas Dampf ablassen können – was in dem Haus, in dem eine Schwerkranke liegt, kaum möglich wäre.

Ich halte es für grausam, von jedem Familienmitglied dauernde Anwesenheit zu erwarten, denn jeder hat es nötig, seine „Batterien aufzuladen", und zwar außerhalb des Krankenzimmers. Von Zeit zu Zeit müssen wir ein normales Leben führen dürfen, und wir können im nie aussetzenden Bewußtsein der Krankheit nicht voll funktionieren. Ich habe schon oft Klagen über ein Familienmitglied gehört, das einen Wochenendausflug machte, Theater oder Kino besuchte; ihm wurde vorgeworfen, daß es sich seines Lebens freute, während zu Hause ein todkranker Angehöriger lag. Doch nach meiner Meinung ist es für alle Beteiligten wichtiger, daß der Haushalt nicht völlig durcheinander gerät und die Krankheit nicht allen Angehörigen sämtliche Entspannungsmöglichkeiten raubt. Es ist wohltuender, wenn sich die Familie nach und nach schon auf die Verhältnisse umstellt, mit denen sie sich nach dem Todesfall abzufinden hat. Genausowenig, wie der Todkranke ständig seinen Tod vor Augen haben kann, ist die Familie imstande, nur noch bei dem Kranken zu sitzen und das normale Leben ganz aufzugeben: Auch der Angehörige hat das Recht, die traurige Wirklichkeit gelegentlich zu leugnen oder ihr aus dem Wege zu gehen, um besser gerüstet zu sein, wenn

seine Anwesenheit schließlich wirklich einmal unumgänglich notwendig ist.
Die Bedürfnisse der Familie ändern sich grundlegend vom Beginn der Krankheit bis lange nach dem Todesfall. Man sollte seine Kräfte schonen, damit man nicht im entscheidenden Augenblick zusammenbricht, und ein verständnisvoller Außenstehender kann viel dazu beitragen, das gesunde Gleichgewicht zwischen dem Dienst am Kranken und der Erfüllung eigener Bedürfnisse herzustellen.

Probleme der Kommunikation

Oft ist es der Ehepartner, dem der Ernst einer Diagnose anvertraut wird und dem es überlassen bleibt, ob und wie weitgehend er sein Wissen mit dem Patienten und den Angehörigen teilen will. Auch die schwierigste Aufgabe fällt ihm meistens zu: die Informierung der Kinder, die besonders bei sehr jungen Kindern Probleme stellt.
In so entscheidenden Tagen hängt viel vom Zusammenhalt und der Struktur der Familie ab, von ihrer Fähigkeit zur Aussprache und der Verfügbarkeit verständiger Freunde. Ein neutraler Außenstehender, der emotional weniger beteiligt ist, kann von großer Hilfe sein, wenn er auf Sorgen, Wünsche und Bedürfnisse der Familienmitglieder eingeht. Er kann in rechtlichen Angelegenheiten beraten und vielleicht für die vorübergehende oder ständige Unterbringung von Kindern, denen der Vater oder die Mutter genommen wird, sorgen – doch ganz abgesehen von solchen praktischen Fragen brauchen die Angehörigen manchmal einen Vermittler, wie es ja aus dem Interview mit Herrn H. (Kapitel VI) hervorging.
Die Probleme des Sterbenden gehen zu Ende, doch die der Familie entwickeln sich weiter. Manche könnten entschärft werden, wenn sie mit dem Schwerkranken besprochen würden. Aber im allgemeinen möchte man ja dem Kranken lieber die eigenen Gefühle verbergen und gibt sich möglichst unbefangen und heiter. Ein Ehemann sagte im Interview: „Ich weiß, daß ich nur noch kurze Zeit zu leben habe, aber teilen Sie es meiner Frau nicht mit, sie könnte es nicht ertragen.“ Die zufällige Begegnung mit der Frau brachte zutage, daß sie genau informiert war, aber ihren Mann schonen wollte. Beide wußten Bescheid, aber keiner hatte den Mut, mit dem anderen zu reden – und das nach dreißigjähriger Ehe! Der junge Seelsorger ermutigte sie zu einer Aussprache, an der er auf Wunsch des Kranken teilnahm. Beide waren sehr erleichtert, daß sie endlich

die Täuschung fallenlassen konnten, und regelten nun gemeinsam die Angelegenheiten, die einer allein nicht entscheiden konnte. Später waren sie imstande, über ihr „kindisches Spiel", wie sie es nannten, zu lachen.

Ich meine, daß der Sterbende seinen Angehörigen entscheidend helfen kann, sich mit seinem Tod abzufinden: einmal natürlich dadurch, daß er seine Gedanken und Empfindungen ausspricht und seine Angehörigen dadurch ermuntert, es ebenfalls zu tun; dann aber auch, wenn er seinen eigenen Schmerz so weit überwindet, daß er seiner Familie das Beispiel gelassener Haltung vermittelt, an das sie sich erinnern und das ihr zu ähnlicher Würde verhelfen kann.

Schuldbewußtsein ist wohl der quälendste Begleiter des Todes. Wenn mit einem tödlichen Ausgang der Krankheit gerechnet werden muß, fragen sich die Angehörigen oft, ob sie schuld sind: „Hätte ich ihn nur früher zum Arzt geschickt, hätte ich nur früher die Veränderungen bemerkt und ihn veranlaßt, etwas zu unternehmen", sind häufige Äußerungen von Ehefrauen schwerkranker Männer. Natürlich können hier ein Freund der Familie, der Hausarzt, der Geistliche helfend eingreifen, wenn sie die unrealistischen Auffassungen ausräumen und der Frau klarmachen, daß sie vermutlich alles Notwendige getan habe. Mir scheint allerdings, daß man sich dabei nicht mit allgemeinen Redewendungen wie „fühlen Sie sich nicht schuldig, denn Sie haben keine Schuld daran", begnügen sollte: Wer aufmerksam hinhört, wird meistens ein überzeugendes Motiv für das Schuldbewußtsein entdecken. Wie oft werden Angehörige gepeinigt, weil sie sich an Situationen erinnern, in denen sie dem Verstorbenen alles Böse an den Hals gewünscht haben! Jeder von uns kennt solche Augenblicke. Der Patient, dessen Interview Kapitel XII wiedergibt, bietet ein anschauliches Beispiel dafür: Er hatte durchaus Grund zum Groll gegen seine Frau, die ihn zeitweilig verlassen hatte, um bei ihrem Bruder – den unser Patient für einen Nazi hielt – zu leben; außerdem hatte sie den Sohn, obwohl der Vater Jude war, als Christen erzogen. Schließlich starb sie, als er abwesend war, und gerade das warf er ihr vor: Er hatte niemals die Möglichkeit gefunden, seinen aufgestauten Zorn auszusprechen. Nach ihrem Tode peinigten ihn Gram und Schuldbewußtsein so sehr, daß er selbst schwer erkrankte.

Sehr viele Witwen und Witwer kommen zum Arzt mit somatischen Symptomen, die aus dem Unvermögen stammen, mit Kummer und Schuldbewußtsein fertig zu werden. Hätte man ihnen vor dem

Tode des Partners geholfen, die Kluft zwischen sich und dem Sterbenden zu überbrücken, wären viele Folgen zu vermeiden gewesen. Aber auch hier haben wir es wieder damit zu tun, daß ein Gespräch über Sterben und Tod um so zögernder aufgenommen wird, je näher sie uns selbst betreffen. Doch die wenigen Menschen, die in unmittelbarer Todesnähe gelebt haben, erklären, die Aussprache sei nur zu Anfang schwierig und werde immer einfacher, je mehr man sich darin übt.
Statt Entfremdung und Isolierung erleben die Eheleute durch die aufrichtige und wesentliche Aussprache eine Nähe und ein Verständnis, wie sie nur das Leiden entstehen läßt.

Ein Beispiel für das Ausbleiben jeder Kommunikation zwischen dem Sterbenden und seinem Angehörigen bot uns Frau F.
Sie war eine todkranke und völlig entkräftete Schwarze, die seit Wochen bewegungslos und stumm im Bett lag und mich mit den verkrüppelten Gliedern und entstellten dunklen Zügen in den weißen Kissen immer an Baumwurzeln erinnerte. Ihre unverheiratete Tochter, Ende dreißig, die immer nur mit der Mutter zusammengelebt hatte, saß genauso bewegungslos und stumm Stunde um Stunde an ihrem Bett. Frau F. konnte nach einem Schlaganfall weder sprechen noch ein einziges Glied rühren und war nach Meinung der Schwester auch nicht mehr imstande, geistig noch irgend etwas aufzunehmen. Die Tochter ließ durch kein Wort, keine Geste etwas von Zuneigung und Fürsorge erkennen, sondern saß nur täglich länger am Krankenbett, hatte ihre Arbeit, fast alle Kontakte zur Außenwelt und im Grunde auch schon ihre Wohnung aufgegeben und reagierte so wenig auf Fragen der Schwestern, daß diese sich um sie sorgten und uns um Intervention baten.
Wir kamen ins Zimmer der Kranken, um die Tochter zu fragen, ob sie sich mit uns unterhalten wolle; wir hofften, hinter die Ursache ihres Schweigens und der freiwilligen Isolierung zu kommen. Als ich das Zimmer mit ihr verlassen wollte, veranlaßte mich ein Impuls, mich noch einmal an die Kranke zu wenden – vielleicht in dem Gefühl, daß wir ihr nun ihren Besuch entzogen, vielleicht auch nur, weil ich immer den Patienten über unser Vorhaben aufkläre. Jedenfalls sagte ich ihr, daß wir mit ihrer Tochter deren Zukunft als Hinterbliebene besprechen wollten. Die Patientin sah mich an, und ich begriff zweierlei: Erstens, daß sie genau wußte, was um sie her vor sich ging, aber nicht imstande war, sich irgendwie mitzuteilen;

zweitens, eine unvergeßliche Lektion, daß man niemals von einem Patienten annehmen sollte, daß er nur noch dahinvegetiert, weil er auf Stimulantien augenscheinlich nicht mehr anspricht.
Wir unterhielten uns lange mit der Tochter, die bis dahin offenbar nie über ihre Zukunft nachgedacht und auch nicht mit der Mutter über die Krankheit und deren Verlauf gesprochen hatte, obwohl die Patientin noch bis vor kurzer Zeit sprechen konnte. Die Tochter fühlte sich verpflichtet, möglichst Tag und Nacht am Krankenbett zu sitzen, und wagte das Zimmer kaum zu verlassen, weil die Mutter gerade dann sterben könne. Auf diese Weise hatte sie wochenlang höchstens drei Stunden täglich Schlaf gefunden. Im Gespräch mit uns fragte sie sich nun aber, ob sie sich vielleicht absichtlich so ermüdet habe, um nur nicht nachdenken zu müssen. Gegen Ende unserer Unterhaltung war sie imstande, einige Empfindungen zu äußern – Schuldbewußtsein, Zwiespalt, Bedauern über ein isoliertes und künftig völlig vereinsamtes Dasein. Wir forderten sie auf, sich öfter bei uns auszusprechen und sich vor allem eine Teilzeitbeschäftigung zu suchen, um Kontakt zur Außenwelt zu finden.
Als wir mit ihr ins Krankenzimmer zurückkehrten, informierte ich die Patientin von unserem Gespräch und bat sie um ihr Einverständnis, daß die Tochter sie künftig nur noch für Stunden besuchen werde. Sie sah uns voll an und schloß dann mit einem Seufzer der Erleichterung die Augen – für die anwesende Schwester eine erstaunliche, aber sehr befriedigende Reaktion, denn alle Schwestern hatten die Kranke ins Herz geschlossen und sorgten sich auch um die Tochter. Die Besuche der Tochter wurden nun sinnvoller, weil sie eine Beschäftigung fand und der Mutter davon berichtete; sie hatte der Patientin künftig etwas zu erzählen und fand sogar neue Bekannte, ehe ihre Mutter bald darauf friedlich starb.

Auch Herrn Y. werden wir nie vergessen, denn er verkörperte geradezu die Angst, Verzweiflung und Vereinsamung des alten Menschen, der nach vielen glücklichen Ehejahren den Partner verliert.
Der hagere, „wettererprobte“ alte Farmer war vorher noch nie in der Großstadt gewesen; er hatte sein Land bebaut, sein Vieh gezüchtet und die Kinder erzogen, die nun in alle Richtungen verstreut waren. Seit Jahren lebte er allein mit seiner Frau, und sie hatten sich, wie er sagte, „ziemlich aneinander gewöhnt“.
Im Herbst 1967 wurde sie ernstlich krank, so daß die Ärzte rieten,

Hilfe in der Großstadt zu suchen. Der Mann sperrte sich noch eine Weile dagegen, aber als seine Frau immer schwächer und magerer wurde, brachte er sie endlich „in das große Krankenhaus", wo sie sofort in die Intensivabteilung kam. Wer jemals eine solche Abteilung gesehen hat, kann ermessen, wie befremdlich und beängstigend sie dem alten Landmann vorkommen mußte: In jedem Bett liegt ein Schwerkranker, vom Neugeborenen bis zum sterbenden Greis; jedes Bett ist von modernster Apparatur umgeben, wie sie der Farmer natürlich nie gesehen hatte. An Ständern hängen die Infusionsflaschen, die Absaugermaschinen arbeiten geräuschvoll, ständig ist das Pflegepersonal beschäftigt, die Instrumente zu überwachen und auf Alarmzeichen zu achten. Alles ist laut und betriebsam; in dieser Atmosphäre ständiger Krise findet sich kein Platz für einen alten Landmann.

Doch Herr Y. bestand darauf, bei seiner Frau zu bleiben, obwohl man ihm bündig mitteilte, daß er sie nur alle Stunden für fünf Minuten sehen dürfe. Da stand er also jede Stunde kurz an ihrem Bett, blickte auf ihr weißes Gesicht, versuchte ihre Hand zu fassen und murmelte ein paar verzweifelte Worte. Dann hieß es wieder in bestimmtem Ton: „Gehen Sie jetzt bitte, Ihre Zeit ist um."

Einem unserer Studenten fiel der alte Herr auf, der so verloren und verzweifelt den Gang auf und ab wanderte. Er brachte ihn in unser Seminar, wo er endlich seinem Herzen Luft machen konnte. Herr Y. hatte ein Zimmer im Internationalen Haus gemietet, in dem meistens Studenten wohnten. Da viele von ihnen zum Semesterbeginn zurückkehrten, konnte er dort nicht wohnen bleiben; das traf ihn um so härter, weil das Wohnheim nahe bei der Klinik lag, so daß der Weg, den er täglich viele Male hin und her ging, nicht allzu lang wurde. Er konnte mit niemandem ein Wort reden und wußte nicht, wo er bleiben sollte, falls seine Frau länger als nur ein paar Tage zu leben hatte. Hinzu kam das bittere Bewußtsein, daß er sie am Ende doch verlieren werde und ohne sie auf die Farm heimkehren müsse. Während wir ihm zuhörten, brach sich sein Zorn Bahn – Zorn vor allem auf die Schwestern, die so grausam waren, ihm nur fünf Minuten Besuchszeit einzuräumen. Außerdem spürte er, daß er ihnen auch in dieser kurzen Zeit im Wege stand. Das also sollte nach fünfzig Jahren der Abschied von seiner Frau sein? Es war schwierig, dem alten Mann klarzumachen, daß eine Intensivabteilung nicht anders geführt werden kann, daß die Besuchszeiten durch Vorschriften geregelt werden müssen, wenn nicht die Patienten und schließlich auch die empfindlichen Geräte unter zu vielen Besuchern leiden sollen. Es hätte auch wenig Sinn gehabt, wenn man ihm gesagt hätte: „Sie haben nun Ihre liebe Frau so lange bei sich auf der Farm gehabt, warum darf sie nicht hier sterben?“ Die beiden waren zu sehr zusammengewachsen, um sich ein Leben ohne den Partner vorstellen zu können; der Farmer hatte sich auf das Abenteuer mit dem großstädtischen Krankenhaus nur eingelassen, weil man dort in der Lage schien, das Leben seiner Frau noch etwas zu verlängern. Wir konnten wenig für ihn tun, fanden aber ein ruhiges und für ihn erschwingliches Zimmer und benachrichtigten seine Söhne, daß ihre Anwesenheit notwendig sei. Eine Intervention bei der Leitung der Intensivabteilung führte zwar nicht zu verlängerter Besuchserlaubnis, aber der alte Mann brauchte sich jetzt wenigstens in den fünf Minuten, die ihm gestattet waren, nicht so unwillkommen zu fühlen.

Solche Fälle sind natürlich in einer großen Klinik nichts Ungewöhnliches, und man sollte wirklich dafür sorgen, daß den Angehörigen, deren Patienten in Spezialabteilungen liegen, der Aufenthalt möglichst erleichtert wird. In Nebenräumen sollten sie Gelegenheit haben, zu warten, zu essen und untereinander ihre Sorgen und Kümmernisse zu besprechen, damit sie in den endlosen Stunden des Wartens ihre Verlassenheit weniger spüren. Es wäre gut, wenn dann auch Fürsorger und Seelsorger mit viel Zeit zur Verfügung ständen; Ärzte und Schwestern müßten die Warteräume gelegentlich aufsuchen, um Fragen der Angehörigen zu beantworten. Bisher überläßt man sie meistens sich selbst, und sie verbringen Stunden in den Gängen, den Cafeterias, auf ziellosen Wanderungen rund um das Hospital. Schüchterne Versuche, einen Arzt oder eine Schwester zu sprechen, scheitern meistens schon an der Auskunft, daß der Arzt gerade im Operationsraum und die Schwester anderswo zu tun habe. Außerdem sind oft so viele Menschen um einen Schwerkranken beschäftigt, daß keiner den Patienten und seine Angehörigen wirklich kennt; der Kranke selbst weiß oft nicht, wie der ihn behandelnde Arzt heißt. Es kommt vor, daß man die Angehörigen von einer Instanz zur anderen schickt, bis sie schließlich beim Krankenhausseelsorger landen, wo sie zwar kaum Auskunft über ihren Kranken erwarten können, aber doch Trost und Verständnis für ihre eigenen Schwierigkeiten finden.
Manche Angehörige würden ihrem Patienten und den Schwestern

einen besseren Dienst erweisen, wenn sie den Kranken weniger häufig und nicht so ausführlich besuchten. Ich erinnere mich an eine Mutter, die niemandem erlauben wollte, ihren zweiundzwanzigjährigen Sohn zu pflegen; sie behandelte ihn wie einen Säugling, bestand darauf, ihm die Zähne zu putzen, und reinigte ihn sogar nach einer Darmentleerung. Der Patient gab sich gereizt und verärgert, wenn sie auftauchte, die Schwestern fühlten sich herausgefordert und lehnten sie immer eindeutiger ab. Vergeblich versuchte der Fürsorger, mit ihr zu sprechen – er wurde mit ein paar brüsken Bemerkungen abgewiesen.

Wie kommt eine Mutter zu solcher übertriebenen und feindseligen Sorge? Wir versuchten, sie zu verstehen, Mittel und Wege zu finden, um ihre für den Patienten wie für die Schwestern kränkende und aufreizende Gegenwart einzuschränken. Doch in Diskussionen mit den Schwestern wurde uns klar, daß wir vielleicht nur unsere eigenen Wünsche in den Patienten projiziert hatten und daß er, wenn man es recht bedachte, das Verhalten seiner Mutter nicht nur bestärkte, sondern forderte. Er sollte nach ein paar Wochen Strahlenbehandlung in der Klinik zunächst nach Hause entlassen und vermutlich später noch einmal eingewiesen werden. War es wirklich richtig, in seine Beziehung zur Mutter einzugreifen, wenn sie uns auch noch so unsinnig erscheinen mochte? Waren wir selbst vielleicht nur verstimmt über ihre allzu besorgte Art, weil sie den Schwestern das Gefühl gab, selbst „keine gute Mutter" zu sein, und uns damit zu einer Intervention aufrief? Als wir diese Zusammenhänge besprochen hatten, reagierten wir weniger verstimmt auf ihr Verhalten, behandelten den Sohn aber betont als Erwachsenen und gaben ihm zu verstehen, daß er selbst seiner Mutter die Grenzen setzen müsse.

Ich weiß nicht, ob es Zweck hatte, weil er uns bald verließ. Doch nach meiner Meinung unterstreicht der Fall, daß man sich nicht von den Vorstellungen hinreißen lassen darf, die man sich vom Wohl und Wehe eines anderen Menschen gebildet hat: Es ist durchaus denkbar, daß der junge Mann seine Krankheit nur ertragen konnte, wenn er sich zeitweise in den Zustand des Kleinkindes zurückversetzte, und daß seine Mutter Trost daraus gewann, die Bedürfnisse des Kleinkindes erfüllen zu können. Allerdings traf beides auf diesen Fall nicht unbedingt zu, denn wiederum gab sich der Sohn ja gereizt und verärgert, wenn seine Mutter bei ihm war. Andererseits versuchte er kaum, ihre Fürsorge zu bremsen, obwohl er durchaus imstande war, andere Angehörige und das Pflegepersonal in ihre Schranken zu weisen.

Anpassung der Familie an die Realität des Endstadiums

Ähnlich wie der Kranke selbst macht auch die Familie verschiedene Stadien der Anpassung durch. Zunächst können auch die Angehörigen oft nicht fassen, daß alles wahr ist, daß die Familie von einem solchen Leiden befallen werden kann. Sie suchen einen Arzt nach dem anderen auf und hoffen, daß sich die Diagnose als falsch herausstellt; ähnliche Beruhigungen erwarten sie vielleicht von Wunderheilern und Wahrsagern. Sie unternehmen kostspielige Reisen zu berühmten Kliniken und Ärzten und erfassen dann doch nach und nach den Tatbestand, der ihr Dasein so drastisch verändert. In der Anpassung an solche Veränderungen hängt die Familie weitgehend von der Haltung, der Bewußtheit und Fähigkeit zur Kommunikation des Patienten selbst ab. Wenn alle zur Aussprache fähig sind, können wichtige Entscheidungen gemeinsam und in einem emotionell noch nicht so angespannten Stadium getroffen werden. Behält aber jeder Wissen und Gefühle für sich, dann erschwert es eine künstliche Schranke dem Patienten und seinen Angehörigen, die Phase des vorbereitenden Schmerzes zu erreichen. Die letzte Wendung tritt dann viel dramatischer ein, als wenn sie imstande wären, miteinander zu reden und gelegentlich auch zu weinen.

Die Familie hat auch ihre Phase des Zorns zu bewältigen: Die Angehörigen grollen entweder dem Arzt, der die erste Untersuchung vornahm, aber die Diagnose nicht nannte, oder demjenigen, der sie mit der traurigen Wahrheit konfrontierte. Vielleicht projizieren sie den Zorn auch auf das Pflegepersonal, das sich angeblich nie genug um den Kranken kümmert – gleichgültig, wie tüchtig es wirklich ist. In dieser Reaktion liegt ein gut Teil Neid, weil es den Angehörigen nicht möglich oder nicht erlaubt ist, selbst für den geliebten Kranken zu sorgen. Schuldbewußtsein und der Wunsch, versäumte Fürsorge nachzuholen, sind ebenfalls beteiligt. Je besser wir imstande sind, den Angehörigen den Ausdruck solcher Emotionen vor dem Tod des Patienten zu ermöglichen, um so besser wird die Familie später damit fertig werden.

Wenn Zorn, Reue und Schuldgefühle bewältigt worden sind, gerät die Familie wie der Sterbende in die Phase des vorbereitenden

Schmerzes; je unverhüllter der Schmerz jetzt herrschen darf, um so leichter ist er nach dem Tode des Patienten zu ertragen. Oft erzählen Angehörige mit gewissem Stolz, daß sie sich immer um ein lächelndes Gesicht bemüht haben – bis sie eines Tages nicht mehr dazu imstande waren. Sie glauben einfach nicht, daß der Kranke die echten Emotionen seiner Angehörigen viel besser hinnehmen kann als eine täuschende Maske, die er ohnehin durchschaut und die ihm nur verbietet, seine eigene Trauer mit der Familie zu teilen.

Ist aber eine Familie zur Aussprache imstande, dann wird sie sich auch allmählich an die Realität der bevorstehenden Trennung gewöhnen und sie gemeinsam akzeptieren. Die wohl schmerzlichste Phase ist für sie das Endstadium der Krankheit, wenn sich der Patient langsam von allem löst, auch von der Bindung an seine Lieben, und in diesem Verlangen nach Loslösung verstanden werden muß. Wie könnte er jemals zum Sterben bereit sein, wenn er sich an die Bindungen klammert, die für jeden Menschen so wesentlich sind? Sobald der Kranke bittet, daß ihn nur noch einige Freunde, dann nur die Familie und schließlich allein der Ehepartner besuchen, sollte man das Verlangen nach allmählicher Loslösung akzeptieren und es nicht als Ablehnung mißverstehen. Wir haben Ehepartner erlebt, die höchst dramatisch auf diesen ganz natürlichen und heilsamen Prozeß reagierten. Wir erweisen ihnen einen großen Dienst, wenn wir ihnen den Vorgang erklären und begreiflich machen können. In dieser Zeit braucht der Patient den letzten, die Familie wohl den stärksten Beistand. Der Kranke soll nicht alleingelassen werden – wir müssen uns immer zur Verfügung halten –, doch in dieser Phase endgültiger Zustimmung und Ablösung ist er von zwischenmenschlichen Beziehungen kaum noch abhängig. Wenn die Familie allerdings seinen Zustand falsch interpretiert, können sich Probleme ergeben, wie sie im Fall von Frau W. (Kapitel VII) auftraten.

Abgesehen vom Tode ganz junger Menschen ist der ganz alter Leute besonders tragisch, wenn man ihn einmal im Kontext der Familie sieht. Ob die Generationen miteinander oder getrennt leben – jede hat das Bedürfnis und das Recht, sich das Leben auf eigene Weise, in eigener Privatsphäre einzurichten. Nach den Begriffen unseres ökonomischen Systems haben die alten Menschen ihre Nützlichkeit überlebt – aber schließlich haben sie unbestreitbar das Recht erworben, ihre Tage in Würde und Frieden zu Ende zu leben. Das ist nicht unmöglich, solange sie an Geist und Körper gesund sind und sich selbst versorgen können. Doch wir kennen die vielen alten

Frauen und Männer, die körperlich oder geistig in ihrer Funktion eingeschränkt sind und deren würdige Versorgung auf dem von der Familie gewünschten Niveau oft immense Summen verschlingt. Die Angehörigen haben sich sehr einzuschränken, müssen Darlehen aufnehmen, Rücklagen für das eigene Alter angreifen und so fort. Die eigentliche Tragödie liegt aber darin, daß alle Opfer keine Wiederherstellung der Gesundheit bewirken, sondern nur den untersten Grad des Existierens aufrechterhalten können. Wenn dann medizinische Komplikationen weitere finanzielle Belastungen erfordern, wünscht die Familie dem Kranken oft ein rasches, schmerzloses Ende – freilich fast immer, ohne es auszusprechen; daß solche Wünsche zu Schuldbewußtsein führen, liegt auf der Hand. Ich erinnere mich an eine alte Frau, die seit einigen Wochen in einem Privatkrankenhaus eine sehr intensive und kostspielige Pflege erhielt. Jeder rechnete mit ihrem raschen Tod, doch Tag auf Tag verging bei unverändertem Zustand. Die Tochter wurde von der Frage gepeinigt, ob sie die Mutter in ein Pflegeheim bringen oder weiter im Krankenhaus lassen sollte, was die Kranke offenbar vorzog. Da der Schwiegersohn sich ärgerte, weil die Ersparnisse der Familie draufgingen, stritt er sich täglich mit seiner Frau, die sich aber zu schuldbewußt fühlte, um die Mutter aus der Klinik zu holen. Als ich die alte Frau besuchte, fiel mir ihr angsterfüllter und müder Blick auf. Ich fragte sie einfach, wovor sie sich denn so fürchte. Sie sah mich an und sprach endlich aus, was sie nie zu sagen gewagt hatte, weil sie es selbst als völlig unrealistisch empfand: Sie fürchtete sich davor, „bei lebendigem Leibe von den Würmern aufgefressen zu werden". Ich hielt den Atem an und versuchte, hinter die eigentliche Bedeutung dieser Äußerung zu kommen, aber die Tochter fuhr plötzlich auf: „Wenn es das ist, was dich am Sterben hindert – wir können dich ja verbrennen." Natürlich wollte sie damit nur sagen, daß eine Feuerbestattung vor jeder Berührung mit Würmern schützen werde, doch ihr ganzer unterdrückter Zorn lag in diesem Ausbruch. Ich blieb eine Weile allein bei der Patientin sitzen. Wir sprachen ruhig über ihre lebenslange Todesangst, die sich in der Angst vor Würmern ausdrückte, als ob sie das Gewürm noch nach dem Tode wahrnehmen könne. Die alte Frau fühlte sich unendlich erleichtert, weil sie ihre Angst endlich doch ausgesprochen hatte, und zeigte nichts als Verständnis für die Haltung der Tochter. Ich ermutigte sie, mit ihr darüber zu sprechen, um sie vor allzu schlimmer Reue über ihre Bemerkung zu bewahren.

Als ich die Tochter vor der Zimmertür traf, berichtete ich ihr, wie verständnisvoll ihre Mutter sei. Die beiden kamen schließlich so weit, daß sie über ihre Sorgen sprechen und auch festlegen konnten, daß die Mutter verbrannt werden sollte. Statt schweigend und grollend beieinander zu sitzen, sprachen sie sich aus und trösteten einander. Die alte Frau starb am nächsten Tag, und hätte ich nicht den friedlichen Ausdruck in ihren letzten Lebensstunden gesehen, hätte ich wahrscheinlich angenommen, daß der Zornausbruch der Tochter sie umgebracht habe.

Ein Aspekt, den man nicht übersehen sollte, ist die Art der Erkrankung: Mit Krebs verbinden sich ganz andere Vorstellungen als etwa mit einem Herzleiden; beim Karzinom fürchtet man die schleichende, schmerzhafte Krankheit, während man beim Herzleiden mit einem raschen, unvermittelten und schmerzlosen Ende rechnet. Ich halte es für einen großen Unterschied, ob ein geliebter Mensch langsam stirbt, so daß für alle Beteiligten viel Zeit zur Vorbereitung auf den Tod bleibt, oder ob der gefürchtete Telefonanruf meldet: „Es ist geschehen, es ist alles vorbei." Mit einem Krebskranken spricht man schon eher einmal über Tod und Sterben, während man sich scheut, einen Herzkranken damit zu erschrecken und vielleicht einen Herzanfall und damit sein Ende hervorzurufen. Ich denke an die Mutter eines jungen Mannes in Colorado, die ihrem Sohn absolut nicht erlauben wollte, irgendwelche Aufgaben zu machen, obwohl die Ärzte gerade dazu rieten. Sie sagte mehrmals: „Wenn er zuviel tut, fällt er mir tot um" – als rechnete sie mit einem feindseligen Akt des Sohnes gegen ihre Person. Sie war sich ihrer eigenen Abneigung keineswegs bewußt, auch nicht nach Gesprächen mit uns, in denen sie uns etwas von ihrer Enttäuschung über den „schwächlichen Sohn" erkennen ließ; in ihren Gedanken verband sich mit dem Sohn sofort das Bild ihres untüchtigen und erfolglosen Ehemannes. Wir mußten ihr monatelang geduldig und sehr aufmerksam zuhören, bis die Mutter imstande war, einige ihrer destruktiven Wünsche gegen das eigene Kind zu äußern. Sie begründete sie damit, daß er die Ursache ihrer eigenen sozialen und beruflichen Frustrierung sei; seinetwegen sei sie so erfolglos wie ihr Ehemann. In solchen komplizierten Familiensituationen, bei solchen Konflikten der nächsten Angehörigen kann ein Kranker kaum Ruhe finden. Wenn wir lernen könnten, auf solche Familienmitglieder mit Verständnis und Mitgefühl einzugehen, statt sie zu verurteilen und zu kritisieren, würden wir zweifellos auch dem Patienten helfen, mit seinem Schicksal leichter fertig zu werden.

Das folgende Beispiel zeigt die Schwierigkeiten, mit denen ein Patient kämpft, wenn er selbst mit seinem Leben abgeschlossen hat, die Familie aber die Realität nicht akzeptieren kann und ihn damit belastet. Wir sollten auch hier dem Kranken und seinen Angehörigen helfen, die Krise gemeinsam zu überwinden, damit sie zu gleicher Zeit die Phase der endgültigen Hinnahme erreichen.

Herr P. war Mitte der Fünfzig, sah aber um fünfzehn Jahre älter aus. Die Ärzte wußten, daß keine Behandlung – es ging um die Frage, ob Bestrahlung oder Operation – viel Aussicht bot, denn Krebs und allgemeiner Verfall waren schon sehr weit fortgeschritten. Vor allem aber fehlte es dem Patienten an „Kampfgeist". Man hatte ihm vor fünf Jahren den Magen entfernt, und er hatte sich zunächst gut mit der Krankheit abgefunden und war voller Hoffnung gewesen; dann wurde er aber zusehends schwächer und magerer und geriet, als er wieder in die Klinik eingewiesen wurde, in tiefe Depression. Eine Röntgenaufnahme zeigte Metastasen in der Lunge. Vom Ergebnis einer Probeexzision war er noch nicht informiert worden, als ich ihn zum ersten Mal aufsuchte, um den Kontakt mit ihm aufzunehmen. Ich sagte ihm, daß ich zur Verfügung stände, falls er sich über den Ernst seines Leidens und die damit verbundenen Probleme auszusprechen wünsche. Ein Anruf unterbrach die erste Fühlungnahme; ich verließ ihn, bat, über meinen Vorschlag nachzudenken, und stellte meinen Besuch für den kommenden Tag in Aussicht.
Am nächsten Tag streckte er mir die Hand zum Gruß entgegen und lud mich mit einer Handbewegung zum Sitzen ein. Trotz vieler Unterbrechungen durch das Auswechseln von Infusionsflaschen, die Verabreichung von Medikamenten und das Messen von Puls und Blutdruck saßen wir eine Stunde zusammen. Herr P. spürte, daß er nun „die Jalousien hochziehen" konnte, wie er sich ausdrückte. In seinen Worten lag nichts von Auflehnung oder Ausweichen. Sein Leben zählte offenbar nur nach Stunden, und er wollte keine kostbare Zeit verlieren, sondern endlich seine Sorgen und seinen Schmerz einem Menschen mitteilen, der zuhören wollte.
Er wiederholte seine Worte vom Tag zuvor: „Ich möchte schlafen, schlafen, schlafen und nie wieder aufwachen." Diesmal setzte er ein „aber ..." hinzu. Als ich ihn fragend ansah, berichtete er mit

schwacher, sanfter Stimme, daß ihn seine Frau besucht habe. Sie war überzeugt, daß er es schaffen werde, sie erwartete, daß er heimkommen und sich um den Garten und die Blumen kümmern werde, und hatte ihn an sein Versprechen erinnert, die Arbeit aufzugeben und vielleicht nach Arizona zu ziehen, um noch ein paar gute Jahre zu genießen...

Zärtlich und mit viel Wärme sprach Herr. J. von seiner einundzwanzigjährigen Tochter, die vom College gekommen war, um ihn zu besuchen, und sich über seinen Verfall entsetzt hatte. Er erwähnte das alles, als habe er sich gegen Vorwürfe zu wehren, daß er seine Familie enttäuschte und ihrer Erwartung nicht entsprach.

Ich sagte ihm das, er nickte. Dann berichtete er von seinen Versäumnissen: In den ersten Ehejahren hatte er nur daran gedacht, die materielle Grundlage für die Familie zu schaffen, um ihr „ein gutes Zuhause" zu bereiten; das allerdings hatte ihn die meiste Zeit von zu Hause ferngehalten. Seit er Krebs hatte, versuchte er jede freie Minute mit den Seinen zu verbringen, aber nun schien es zu spät zu sein, denn die Tochter war nicht mehr im Haus und hatte ihren eigenen Kreis. Als sie klein war und den Vater brauchte, war er unterwegs gewesen, um Geld zu verdienen.

Über seine augenblickliche Verfassung sagte er: „Schlaf ist die einzige Erleichterung, jeder Augenblick des Wachseins ist erfüllt von Qual, purer Qual. Es gibt keine Entspannung. Mit Neid denke ich an zwei Männer, deren Hinrichtung ich beobachtet habe – ich saß unmittelbar vor dem einen. Ich fühlte nichts. Heute glaube ich, daß er Glück hatte. Er verdiente den Tod. Er hatte keine Angst, es ging schnell und schmerzlos. Hier liege ich aber in meinem Bett, und jeder Tag, jede Stunde ist Qual."

Ihn peinigten Schmerz und körperliche Beschwerden weniger als das Bedauern, daß er nicht alle Erwartungen seiner Angehörigen erfüllen konnte, daß er „ein Versager" sei. Ihn marterte sein einziges Bedürfnis, alles gehen zu lassen und nur zu schlafen, während seine ganze Umgebung immerzu etwas von ihm erwartete. „Die Schwestern kommen ins Zimmer und wollen, daß ich esse, weil ich sonst zu schwach werde; und die Ärzte kommen und berichten von neuen Behandlungsmethoden, die sie begonnen haben, und darüber soll ich mich freuen; und meine Frau kommt und erklärt mir, was ich alles tun soll, wenn ich hier entlassen werde, und meine Tochter sieht mich nur an und sagt: ‚Du mußt gesund werden' – wie kann ein Mensch dabei in Frieden sterben!"

Er lächelte flüchtig und sagte: „Ich werde diese Behandlung über mich ergehen lassen und dann noch einmal heimkehren. Am Tage darauf will ich meine Arbeit wieder aufnehmen und noch ein bißchen verdienen. Zwar wird die Ausbildung meiner Tochter von meiner Versicherung bezahlt, aber sie braucht ihren Vater wohl noch eine Weile. Aber Sie wissen, und ich weiß, daß ich es gar nicht mehr schaffen kann. Vielleicht werden sie es jetzt auch erkennen. Das Sterben wäre dann so viel einfacher!"

Herr P. bot wie Frau W. (Kapitel VII) ein Beispiel dafür, wie schwer es dem Patienten fällt, den nahen und schon antizipierten Tod hinzunehmen, wenn die Familie mit Andeutungen oder klaren Worten verhindert, daß er sich aus den irdischen Bindungen löst. Der Ehemann von Frau W. stand an ihrem Bett, beschwor sie im Namen der glücklichen Ehejahre und flehte die Ärzte an, alles nur Denkbare zu tun. Die Frau von Herrn P. mahnte ihn an unerfüllte Versprechen und unerledigte Arbeiten. Man kann nicht sagen, daß sie und Herr W. die Realität nicht wahrhaben wollten; sie kannten den wahren Zustand ihrer Kranken durchaus, leugneten ihn auch nicht in Gegenwart anderer Menschen, fühlten aber die eigenen Bedürfnisse so übermächtig, daß sie dem Kranken das vorenthielten, was er so dringend brauchte: das Bewußtsein, daß sich die Angehörigen in sein Schicksal fügten. Unser Gespräch endete mit dem Wunsch, daß die entscheidenden Menschen in seiner Umgebung lernen möchten, sich der Realität seines Sterbens anzupassen, statt immer noch von Hoffnung auf eine längere Lebensspanne zu sprechen.
Der Mann war zum Sterben bereit, bereit für das Endstadium, in dem der Tod verheißungsvoller und die Lebenskraft fast erloschen ist. Man muß sich fragen, ob dann noch umfassende medizinische Bemühungen angebracht sind. Mit genügend Infusionen, Transfusionen, mit Vitaminen und Anregungsmitteln, mit Psychotherapie und Behandlung der Symptome kann man dem Patienten noch eine zusätzliche „Lebensfrist" verschaffen, aber ich habe mehr Flüche als Dankesworte für die gewonnene Zeitspanne gehört. Ich wiederhole hier meine Überzeugung, daß der Kranke ein Recht auf den Tod in Frieden und Würde hat. Wir dürfen ihn nicht zur Erfüllung unserer eigenen Bedürfnisse mißbrauchen, wenn seine eigenen ihnen widersprechen. Ich beziehe mich hier auf Patienten mit körperlichem Leiden, die geistig gesund und imstande sind, über sich selbst

zu entscheiden. Ihre Wünsche und Meinung sollten gehört und respektiert werden, und wenn ihre Bedürfnisse im Gegensatz zu unseren eigenen stehen, muß der Konflikt offen ausgesprochen werden, damit der Patient selbst über die weitere Behandlung entscheiden kann. Bei den vielen Todkranken, die ich bisher befragte, habe ich kein unvernünftiges Verhalten oder unannehmbare Ansprüche erlebt; das gilt auch für die beiden psychotischen Frauen, von denen ich berichtete, die sich bis zum letzten Tag an die Behandlung klammerten – wobei noch die eine von ihnen ihre Krankheit überhaupt leugnete.

Die Familie nach dem Tod ihres Angehörigen

Wenn der Patient stirbt, halte ich es für grausam und unangemessen, von Gottes Liebe zu sprechen. Wir sind über den Verlust – vor allem, wenn wir uns nicht auf ihn vorbereiten konnten – empört, zornig, verzweifelt und sollten diese Gefühle auch ausdrücken dürfen. Oft überläßt man die Familie sich selbst, wenn sie die Genehmigung zur Autopsie gegeben hat. Bitter, grollend oder wie erstarrt wandern sie durch die Gänge der Klinik, kaum imstande, die brutale Wirklichkeit zu begreifen. Die ersten Tage sind dann von Geschäftigkeit aller Art angefüllt, so daß sich die Leere erst nach dem Begräbnis, nach dem Aufbruch der Trauergäste, wirklich zeigt. Dann sind die Familienmitglieder dankbar, wenn sie sich aussprechen dürfen, besonders, wenn der Gesprächspartner den Verstorbenen gekannt hat und vielleicht Erinnerungen vorbringen kann oder ein paar gute Momente seiner letzten Lebenstage erlebt hat. Das hilft über den Schock und den ersten Schmerz hinweg und bereitet auf die allmähliche Hinnahme vor.

Viele Angehörige ergehen sich völlig in Erinnerungen und Phantasievorstellungen und sprechen mit dem Verstorbenen, als sei er noch um sie. Sie isolieren sich nicht nur von den Lebenden, sondern erschweren es sich selbst, die Wirklichkeit des Todes zu begreifen. Allerdings ist es für manchen der einzige Weg, sich mit dem Verlust abzufinden, und es wäre grausam, ihn lächerlich zu machen oder täglich wieder auf die unakzeptable Realität hinzuweisen. Man muß den Hintergrund verstehen und den Trauernden allmählich aus der Isolierung herauslösen. Ich habe solche Reaktionen vor allem bei jungen Witwen erlebt, die in keiner Weise auf den frühen Tod ihres Mannes vorbereitet waren. Vielleicht hat es das im Kriege noch häufiger gegeben, aber andererseits ist das allgemeine Bewußtsein in Kriegszeiten so auf den Tod eingestellt, daß er weniger unerwartet kommt, als wenn ein junger Mann von einer Krankheit sehr rasch hingerafft wird.

Ein letztes Wort über die Kinder, an die man oft nicht genügend denkt. Gewiß, man kümmert sich um sie, doch nur wenige Leute verstehen es, mit ihnen über den Tod zu sprechen. Kleine Kinder haben ganz eigene Vorstellungen vom Tod, die man kennen muß, wenn man mit ihnen sprechen und ihre Reaktionen verstehen will. Bis zu drei Jahren ist ein Kind nur von der Trennung betroffen, später folgt die Angst vor Verstümmelung. In diesem Alter wird das Kind beweglich, macht seine ersten Ausflüge „in die Welt" und erlebt vielleicht, wie ein Hund überfahren, ein hübscher Vogel von der Katze zerrissen wird: In solchen Vorgängen erkennt das Kind eine Verstümmelung, denn in diesem Alter sorgt es sich um die Unverletzlichkeit des eigenen Körpers und fühlt sich von allem bedroht, das ihn zerstören kann.

Wie bereits im ersten Kapitel erwähnt, ist der Tod für den Drei- bis Fünfjährigen auch kein permanenter Zustand, sondern vorübergehend wie der einer Blumenknolle, die im Herbst in die Erde gelegt wird, damit sie im folgenden Frühling Blüten treibt.

Ein Kind, das über fünf Jahre alt ist, sieht den Tod oft als Menschen an, als den Schwarzen Mann, der die Leute fortholt: Tod ist immer noch ein Eingriff von außen.

Erst das neun- bis zehnjährige Kind entwickelt eine realistische Vorstellung des Todes und begreift ihn allmählich als unveränderliches biologisches Geschehen.

Auf den Tod von Vater oder Mutter reagieren Kinder sehr unterschiedlich; ihr Verhalten reicht von stummer Isolierung bis zu wildem, lautem Jammer, der Aufmerksamkeit wecken und Ersatz für das geliebte und notwendige Objekt beschaffen soll. Da Kinder (wie im ersten Kapitel ausgeführt) zwischen Tat und Wunsch nicht unterscheiden können, werden sie vielleicht von Gewissensbissen gequält und fürchten, für ihre Schuld am Tod der Eltern später grausam bestraft zu werden. Andere Kinder nehmen die Trennung verhältnismäßig gelassen hin und machen Bemerkungen wie „in den Frühjahrsferien kommt sie bestimmt zurück", oder legen auch wohl einen Apfel hin, damit die verstorbene Mutter auf ihrer Reise zu essen hat. Wenn Kinder dann von den begreiflicherweise nervösen Erwachsenen mißverstanden, ermahnt oder korrigiert

werden, tragen sie künftig ihre Trauer stumm und allein, worin oft die Wurzel späterer emotionaler Störungen liegt.
Der Heranwachsende reagiert wesentlich wie der Erwachsene, doch der Verlust des Vaters oder der Mutter in der ohnehin schwierigen Reifezeit ist für den jungen Menschen oft kaum zu ertragen. Man sollte ihm zuhören und gestatten, daß er seine wahren Gefühle ausspricht, mögen nun Schuldbewußtsein, Zorn oder schlichte Trauer zum Vorschein kommen.

Entlastung von Zorn und Trauer

Ich wiederhole hier noch einmal, daß die Hinterbliebenen reden, weinen oder sogar schreien dürfen, wenn es notwendig ist: In jedem Fall müssen sie auf unseren Beistand rechnen können. Von dem Augenblick an, in dem die verhängnisvolle Diagnose der Krankheit bekannt wurde, bis lange Monate nach dem Tode ihres Kranken braucht die Familie Hilfe.
Ich denke dabei nicht an das Eingreifen eines Fachpsychiaters, das in den meisten Fällen weder notwendig noch erschwinglich ist, sondern an die Anwesenheit eines mitfühlenden Menschen, sei er Freund, Arzt, Geistlicher oder Krankenschwester. Zuweilen kann auch die Fürsorgerin sehr viel helfen; hat sie zum Beispiel dazu beigetragen, daß der Verstorbene in ein Pflegeheim gebracht wurde, wird die Familie gern mit ihr über die letzte Lebenszeit im Pflegeheim sprechen, um sich damit ein wenig von Schuldgefühlen zu entlasten, die manche Hinterbliebenen nach der Einweisung in ein solches Heim quälen. Wir kennen Fälle, in denen die Trauernden nach dem Tode ihres Verwandten weiterhin Besuche im Pflegeheim gemacht und sich um andere alte Leute gekümmert haben. Dahinter stand sicher das Bedürfnis, den Tod des Angehörigen zu leugnen, aber auch das Verlangen, an anderen gutzumachen, was vielleicht bei der Großmutter versäumt wurde. Wir haben uns um Verständnis für solche Verhaltensweisen zu bemühen und müssen den Hinterbliebenen helfen, ihre Bedürfnisse konstruktiv einzusetzen, um mit den Gefühlen von Schuld, Scham oder Angst vor Vergeltung fertig zu werden. Die beste Hilfe, die wir Erwachsenen oder Heranwachsenden bieten können, liegt aber immer noch darin, sie vor dem Tod des Angehörigen zu veranlassen, ihre Emotionen auszusprechen.
Wenn wir später ihren Zorn geduldig hinnehmen – ob er sich gegen

uns, gegen den Toten oder Gott richtet –, helfen wir den Hinterbliebenen, sich allmählich ohne Schuldgefühle mit dem Verlust abzufinden. Wenn wir ihnen aber vorwerfen, daß sie solche nach allgemeinem Urteil unangebrachten Empfindungen zu äußern wagen, dann sind wir es, die Vorwürfe verdienen, weil wir ihren Kummer, ihre Scham und ihr Schuldbewußtsein verlängern und in vielen Fällen mittelbar zu physischen oder geistigen Störungen beitragen.

Interviews mit Kranken im Endstadium

Der Tod, dein Diener, steht vor meiner Tür. Er hat die unbekannte See durchfahren und deinen Ruf zu mir gebracht.
Dunkel ist die Nacht und mein Herz voller Furcht, doch ich will die Lampe aufnehmen, meine Tür öffnen und ihm Willkommen bieten. Dein Bote ist es, der vor meiner Tür steht.
Ich will ihn mit gefalteten Händen verehren und mit Tränen. Ich will ihn ehren und meinen Schatz zu seinen Füßen niederlegen.
Er wird gehen, wenn er deine Botschaft überbracht hat, und einen Schatten über meinen Morgen werfen. Und in meinem leeren Haus wird mein verlassenes Ich bleiben als meine letzte Gabe für dich.

Tagore

In den voraufgegangenen Kapiteln wurde versucht, die Gründe aufzudecken, die dem Patienten in Zeiten ernster oder tödlicher Erkrankung die Aussprache erschweren. Wir haben einige Ergebnisse zusammengefaßt und versucht, die Methoden zu schildern, mit denen wir den Grad der Bewußtheit und die Probleme, Sorgen und Wünsche der Patienten ans Licht zu bringen suchten. Nun scheint es angebracht, einige Interviews ungekürzt zu bringen, um einen anschaulichen Eindruck von den vielfältigen Reaktionen und Antworten von Patient und Interviewer gleicherweise zu vermitteln. Ich erinnere noch einmal daran, daß sich beide vorher meistens nur bei der Besprechung über die Möglichkeit des Interviews kurz gesprochen hatten, einander also kaum kannten.
Unter anderem habe ich das Interview mit einer Patientin ausgewählt, deren Mutter sie gerade besuchte und auch bereit war, in einer Aussprache mit uns ihre eigene Einstellung preiszugeben; es wird zeigen, wie sich die Familienmitglieder jeweils mit der Aussicht auf eine tödlich verlaufende Erkrankung abfinden und wie verschieden die Erinnerungen an das gleiche Ereignis sein können.
Jedem der hier wiedergegebenen Interviews lassen wir eine kurze Zusammenfassung folgen, die an die Thesen der voraufgegangenen Kapitel anknüpft. Wir haben die Interviews absichtlich nicht redigiert oder gekürzt, damit auch die Momente sichtbar werden, in denen wir die angedeuteten oder ausgesprochenen Mitteilungen des Patienten richtig aufnahmen oder auch nicht sinnvoll reagierten. Freilich können wir dem Leser nicht vermitteln, was an wortlosen

Mitteilungen fortwährend zwischen dem Patienten und dem Arzt, dem Arzt und dem Seelsorger, dem Seelsorger und dem Patienten hin und her geht: Seufzer, feuchte Augen, Lächeln, Gesten, verlorener Blick, erstauntes Aufblicken, ausgestreckte Hände – das alles sind Kommunikationen, deren Aussage oft über die des gesprochenen Worts hinausgeht.
Obwohl die folgenden Interviews mit einigen Ausnahmen jeweils die ersten waren, die wir mit dem betreffenden Patienten durchführten, blieben sie nicht die einzige Begegnung. Wir haben jeden so oft, wie es angebracht schien, bis zu seinem Tode besucht. Viele konnten noch einmal nach Hause entlassen werden, starben dort oder wurden doch wieder bei uns eingewiesen. Sie baten gelegentlich auch um unseren Besuch zu Hause oder riefen einen Interviewer nur an, „um in Kontakt zu bleiben". Gelegentlich wurden wir auch von den Angehörigen aufgesucht, die entweder Klarheit über das Verhalten des Patienten zu gewinnen und Hilfe und Verständnis zu finden suchten oder sich nach dem Tode des Kranken gern mit uns gemeinsam seiner erinnern wollten. Wir versuchten, den Hinterbliebenen genauso wie vorher dem Kranken zur Verfügung zu stehen.

Die ersten beiden Interviews unterstreichen die wichtige Rolle, die den Angehörigen Schwerkranker zufällt. Im Fall von Frau S., die von ihrem Mann verlassen worden war, übernahm eine Nachbarin und Freundin diese Funktion; das Interview mit der Siebzehnjährigen zeigt die Tapferkeit eines sehr jungen Menschen in solcher Krise. Ihrem Interview folgt das mit der Mutter. Beide sprechen für sich selbst.
Frau C. wurde durch zu viele familiäre Verpflichtungen gehindert, sich auf ihr bevorstehendes Ende einzustellen: ein überzeugendes Beispiel dafür, wie wichtig die Beratung der Familien in Fällen ist, wo kranke, unselbständige oder alte Menschen von der Fürsorge des Schwerkranken abhängen.
Frau L. hatte ihrem Ehemann, der kaum sehen konnte, die Augen ersetzen müssen und hielt daran auch während der Krankheit fest, um sich ihre Funktionsfähigkeit zu beweisen. Sie wie ihr Mann versuchten teilweise die Realität zu leugnen.
Die protestantische Frau S. lebte allein mit beiden jungen Söhnen. Sie äußerte den Wunsch nach einer Aussprache, und wir luden sie in unser Seminar ein. Sie kam etwas zögernd und ängstlich, fühlte sich

nachher aber sehr erleichtert. Auf dem Weg zum Interview sprach sie von ihren beiden Söhnen, die offensichtlich ihre tiefste Sorge bildeten.

Ärztin: Frau S., wir wissen von Ihnen nur das, was wir bei unserer Verabredung erfuhren. Wie alt sind Sie?
Patientin: Mal nachdenken – Sonntag werde ich achtundvierzig.
Ärztin: Am kommenden Sonntag? Ich will daran denken. Sie sind jetzt zum zweiten Mal in der Klinik? Wann kamen Sie zum ersten Mal hierher?
Patientin: Im April.
Ärztin: Und weshalb?
Patientin: Wegen des Tumors in der Brust.
Ärztin: Welche Art von Tumor war es?
Patientin: Das kann ich nicht genau sagen, ich weiß zu wenig über die Krankheit, um die Unterschiede zu kennen.
Ärztin: Wie brachte man es Ihnen bei, was Ihnen fehlt?
Patientin: Ich ging ins Krankenhaus, wo man eine Probeexzision machte. Und ein paar Tage darauf kam unser Hausarzt und sagte, der Befund sei gekommen, die Sache bei bösartig. Aber wie man es genau nannte, weiß ich nicht.
Ärztin: Wann war das?
Patientin: In der zweiten Märzhälfte muß es gewesen sein.
Ärztin: In diesem Jahr? Und bis dahin waren Sie gesund?
Patientin: Nein, ich habe eine zum Stillstand gebrachte Tuberkulose und bin immer wieder im Sanatorium gewesen.
Ärztin: In Colorado?
Patientin: In Illinois.
Ärztin: Wenn Sie so oft krank waren, haben Sie sich gewiß an Krankenhäuser gewöhnt.
Patientin: Nein, ich glaube nicht, daß man sich jemals daran gewöhnt.
Ärztin: Wie begann Ihre Krankheit? Warum gingen Sie in die Klinik?
Patientin: Ich hatte da einen kleinen Knoten, es war eigentlich nur so etwas wie ein Mitesser. Hier. Er wurde immer größer und tat weh. Aber ich bin genau wie andere Leute, ich gehe nicht gern zum Arzt und habe es immer aufgeschoben. Schließlich wurde es aber so schlimm, daß ich doch zum Arzt gehen mußte. Nun war aber unser alter Hausarzt vor ein paar Monaten gestorben, und ich wußte nicht

recht, wen ich aufsuchen sollte. Sehen Sie, ich habe ja keinen Mann mehr. Ich habe vor zweiundzwanzig Jahren geheiratet, und eines Tages meinte mein Mann, daß er eine andere haben müßte. Deshalb war ich mit den beiden Jungen allein; wußte, daß sie mich brauchen. Ich glaube, das ist auch ein Grund, daß ich mir immer wieder sagte, es darf nicht sein, es kann nichts Schlimmes sein, ich muß doch zu Hause bei den Jungen bleiben. Das war der eigentliche Grund, daß ich nicht gleich zum Arzt ging. Als ich dann endlich doch ging, war es schon so groß und schmerzhaft geworden, daß ich es einfach nicht länger aushielt. Und der Hausarzt sagte dann, er könne in der Praxis nichts feststellen, ich müsse ins Krankenhaus zur Untersuchung. Man hat mich für vier oder fünf Tage aufgenommen – und dann hatte ich auch noch einen Tumor an einem Eierstock.

Ärztin: Zur gleichen Zeit? Das stellte man fest?

Patientin: Ja, und ich glaube, man wollte gleich etwas dagegen unternehmen. Aber weil die Probeexzision einen bösartigen Tumor ergeben hatte, konnte man natürlich nichts weiter unternehmen. Der Arzt sagte, er könne nichts mehr für mich tun, ich müsse mich für ein Krankenhaus entscheiden.

Ärztin: Sie haben sich dann für diese Klinik hier entschieden. Wie kamen Sie dazu?

Patientin: Ich habe einen Freund, den ich von der Versicherung her kenne, der hat hier als Patient gelegen und konnte das Haus und die Ärzte und Schwestern nicht genug loben. Er sagte, es seien Spezialisten, und die Pflege sei fabelhaft.

Ärztin: Stimmt das?

Patientin: Ja.

Ärztin: Ich möchte wissen, wie Sie die Nachricht aufnahmen, daß Sie an einer bösartigen Erkrankung litten. Zuerst haben Sie ja die Möglichkeit, die Wahrheit zu erfahren, immer vor sich her geschoben, weil Sie zu Hause bleiben und die Kinder versorgen mußten. Aber als man Ihnen die Wahrheit nun doch mitteilte – wie haben Sie das aufgenommen?

Patientin: Ich bin fast zusammengebrochen.

Ärztin: In welcher Beziehung?

Patientin: Seelisch.

Ärztin: Waren Sie sehr deprimiert, weinten Sie?

Patientin: Na ja, vorher hatte ich mir immer eingebildet, daß mir so etwas nicht zustoßen könne. Als ich dann erfuhr, wie ernst die Sache stand, habe ich mir gesagt, daß ich mich damit abfinden muß und daß ein Zusammenbruch auch nichts hilft. Ich dachte, je früher ich jemanden finde, der mir helfen könne, um so besser ist es.

Ärztin: Haben Sie mit Ihren Kindern darüber gesprochen?

Patientin: Ja, ich habe ihnen davon erzählt, weiß aber nicht, wieviel sie begriffen haben. Sie wissen, daß es sich um eine ernste Sache handelt, aber ob sie es ganz erfassen, kann ich nicht sagen.

Pfarrer: Wie steht es mit Ihrer übrigen Familie? Haben Sie noch Angehörige, und haben Sie sich mit denen über Ihr Leiden unterhalten?

Patientin: Seit mehr als fünf Jahren habe ich einen Freund, der wirklich nett ist, gut zu mir und zu den Jungs. Seit ich im Krankenhaus liege, hat er sie beaufsichtigt und dafür gesorgt, daß ihnen jemand Abendessen gibt und sich um sie kümmert. Der Ältere würde schon vieles übernehmen können, aber er ist noch lange nicht volljährig.

Pfarrer: Es beruhigt Sie, daß sich jemand um sie kümmert?

Patientin: Ja. Und ich habe eine Nachbarin – sie bewohnt die andere Hälfte von unserem Doppelhaus –, die bei mir aus und ein geht. In den zwei Monaten, in denen ich zu Hause war, hat sie meine Hausarbeit gemacht und mich auch gepflegt, hat mir ein Bad gemacht und zu essen gegeben. Sie ist einfach großartig, eine sehr fromme Frau mit sehr starkem Glauben. Für mich hat sie ungeheuer viel getan.

Ärztin: Zu welcher Konfession gehört sie?

Patientin: Ich glaube, ich weiß nicht einmal, in welche Kirche sie geht.

Pfarrer: Aber sie ist protestantisch?

Patientin: Ja.

Pfarrer: Haben Sie keine weiteren Angehörigen?

Patientin: Einen Bruder, der auch hier wohnt.

Pfarrer: Der Ihnen aber offenbar nicht so nahesteht wie Ihre Nachbarin?

Patientin: Mein Bruder und ich haben uns nie sehr nahegestanden. Ich glaube wirklich, daß meine Nachbarin in der kurzen Zeit, seit der wir uns kennenlernten, mir am meisten nahestand. Ich will sagen, daß ich mit ihr und sie mit mir reden kann – das hilft uns beiden.

Ärztin: Das ist sehr schön für Sie.

Patientin: Sie ist wunderbar. Ich kenne niemanden, der wie sie wäre. Fast jeden Tag bekomme ich hier mit der Post eine Karte oder ein paar Zeilen von ihr, mal lustige, mal ernste. Ich warte schon immer darauf, daß ich etwas von ihr höre.

Ärztin: Weil es jemand ist, der sich um Sie kümmert. Wann hat Ihr Mann Sie verlassen?

Patientin: Im September 1959.

Ärztin: Und damals hatten Sie Tuberkulose?

Patientin: Ich habe sie schon seit 1946. Da starb meine kleine Tochter im Alter von zweieinhalb Jahren. Mein Mann war beim Militär. Das Kind wurde sehr krank, ich brachte sie ins Krankenhaus zu einem Spezialisten. Ach, das Schlimmste war, daß ich sie dort nie besuchen durfte. Sie fiel in ein Koma und wachte nicht wieder auf. Dann wurde ich gefragt, ob ich mit einer Autopsie einverstanden sei, und ich sagte: Also gut, vielleicht hilft es später jemand anders. Bei der Autopsie stellte sich heraus, daß sie Miliartuberkulose gehabt hatte. Seit mein Mann beim Militär war, lebte mein Vater bei mir. Wir wurden nach dem Tode der Kleinen auch untersucht, und bei meinem Vater stellten sie eine ziemlich große Kaverne in einem Lungenflügel fest. Bei mir stimmte auch nicht alles. Deshalb kamen wir beide in ein Sanatorium. Da bin ich drei Monate geblieben und mußte Bettruhe halten und Spritzen bekommen, keine Operation. Später mußte ich jedesmal vor und nach einer Entbindung wieder ins Sanatorium, bin aber seit der Geburt des Jüngsten im Jahre 1953 nicht mehr dort gewesen.

Ärztin: Ihre Tochter war Ihr erstes Kind? Und blieb das einzige Mädchen?

Patientin: Ja.

Ärztin: Das muß sehr schwer für Sie gewesen sein. Wie haben Sie sich damit abgefunden? Was gab Ihnen die Kraft?

Patientin: Wahrscheinlich mehr als alles andere das Gebet. Sie und ich – ich wollte sagen, sie war damals alles, was ich hatte. Als sie drei Monate alt war, mußte mein Mann fort. Sie war . . . ich habe nur für das Kind gelebt, und ich glaubte, ich könnte ihren Tod nicht ertragen. Aber ich konnte es.

Ärztin: Und seit Ihr Mann Sie verlassen hat, leben Sie für die Jungen.

Patientin: Ja.

Ärztin: Das muß Ihre jetzige Situation sehr schwer machen. Und nun ist es das Gebet, der Glaube – oder was hilft Ihnen, wenn Sie sich elend oder wegen Ihrer Krankheit völlig deprimiert fühlen?

Patientin: Beten ist wohl das Wichtigste.

Ärztin: Denken Sie jemals darüber nach – oder sprechen Sie davon – wie es sein wird, wenn Sie an dieser Krankheit sterben müssen? Sie denken überhaupt nicht darüber nach?

Patientin: Nicht sehr oft, nein. Nur mit meiner Freundin . . . sie unterhält sich mit mir darüber, daß es schlecht um mich steht und solche Sachen, aber mit anderen Menschen habe ich noch nicht darüber gesprochen.

Pfarrer: Kommt Ihr Pfarrer zu Ihnen? Gehen Sie zum Gottesdienst?

Patientin: Früher bin ich zur Kirche gegangen. Aber jetzt habe ich mich ja schon viele Monate elend gefühlt. Ich bin nicht gerade ein eifriger Kirchgänger gewesen, aber . . .

Pfarrer: Besucht Ihr Pfarrer Sie denn nicht?

Patientin: Doch, als ich bei uns zu Hause in der Klinik lag, ist er gekommen. Er wollte mich auch noch einmal besuchen, ehe ich hierher fuhr, aber ich entschloß mich so plötzlich, daß aus seinem Besuch nichts mehr wurde. Als ich zwei oder drei Wochen hier war, kam Pfarrer D. zu mir.

Pfarrer: Sie haben sich also eigentlich Ihren Glauben und Ihre Frömmigkeit ganz allein, zu Hause, bewahrt? Sie hatten keine Gelegenheit, mit einem Geistlichen zu sprechen?

Patientin: Nein.

Ärztin: Vorhin klang es, als sei die Freundschaft mit Ihrer Nachbarin noch nicht sehr alt. Sind Sie oder ist Ihre Freundin erst vor kurzem in das Doppelhaus gezogen?

Patientin: Ich kenne sie erst seit . . . seit etwa anderthalb Jahren.

Ärztin: Länger nicht? Wie kam es denn, daß die Freundschaft in verhältnismäßig kurzer Zeit so eng wurde?

Patientin: Das weiß ich eigentlich nicht recht, man kann es kaum erklären. Ich glaube, sie sagte mal, daß sie sich ihr Leben lang eine Schwester wünschte, und ich antwortete, mir ginge es genauso, ich habe ja auch nur den einen Bruder gehabt. Da meinte sie, wir beide haben uns wirklich gefunden – jetzt hast du eine Schwester, und ich habe eine. Sie braucht nur ins Zimmer zu kommen, dann fühlt man sich – ja, man fühlt sich wie zu Hause.

Ärztin: Sie hatten also keine Schwester, nur den Bruder. Wie waren Ihre Eltern?

Patientin: Meine Eltern ließen sich scheiden, als wir noch klein waren.

Ärztin: Wie alt?

Patientin: Ich war wohl zweieinhalb, mein Bruder ungefähr ein Jahr älter. Wir wurden dann von einem Onkel und einer Tante erzogen.
Ärztin: Wie waren die beiden?
Patientin: Großartig.
Ärztin: Wer waren denn Ihre eigentlichen Eltern?
Patientin: Meine Mutter lebt noch, hier am Ort. Mein Vater starb bald, nachdem er im Sanatorium gewesen war.
Ärztin: Also an der Tuberkulose? Wem fühlten Sie sich mehr verbunden?
Patientin: Ich würde sagen, meinem Onkel und meiner Tante. Sie waren im Grunde für uns Vater und Mutter, und wir haben ja auch seit früher Kindheit bei ihnen gelebt. Sie haben uns niemals gesagt, daß sie Onkel und Tante sind, sondern sich immer wie Eltern verhalten.
Ärztin: Daran ist ja auch nichts Unrechtes, denn sie waren ja wie Eltern.
Pfarrer: Leben die beiden noch?
Patientin: Mein Onkel ist seit Jahren tot, meine Tante lebt hier, sie ist fünfundachtzig Jahre alt.
Pfarrer: Weiß sie, daß Sie krank sind?
Patientin: Ja.
Pfarrer: Haben Sie viel Kontakt mit ihr?
Patientin: O ja, aber sie kommt nicht mehr viel aus dem Haus, es geht ihr nicht besonders gut. Im vergangenen Jahr lag sie lange im Krankenhaus mit einer Arthritis an der Wirbelsäule, und ich wußte nicht, ob sie es überstehen werde. Aber sie wurde gesund, und jetzt geht es ihr viel besser. Sie hat ihre eigene kleine Wohnung und kann sich selbst versorgen – das ist natürlich sehr schön für sie.
Ärztin: Sie ist vierundachtzig?
Patientin: Fünfundachtzig.
Ärztin: Wovon leben Sie? Haben Sie gearbeitet?
Patientin: Bis jetzt hatte ich eine Teilzeitbeschäftigung.
Ärztin: Bis April?
Patientin: Ja. Aber mein Mann gibt uns wöchentlich Geld.
Ärztin: Dann sind Sie also nicht auf Ihre Arbeit angewiesen?
Patientin: Nein.
Ärztin: Ihr früherer Mann steht also noch mit Ihnen in Verbindung?
Patientin: Er kann die Jungen sehen, wann immer er will, und das

ist ... Ich fand immer, es sei seine Sache, ob er sie sehen will. Er wohnt in derselben Stadt wie ich.

Ärztin: Und ist wieder verheiratet?

Patientin: Er hat etwa ein Jahr, nachdem er uns verlassen hatte, wieder geheiratet.

Ärztin: Weiß er, daß Sie krank sind?

Patientin: Ja, aber sicher nicht mehr, als ihm die Kinder mitgeteilt haben.

Ärztin: Sie selbst haben keine direkte Verbindung zu ihm? Haben Sie ihn nie wiedergesehen?

Patientin: Jedenfalls nicht mit ihm gesprochen. Ich möchte ... nein.

Ärztin: Welche Teile Ihres Körpers sind von der Erkrankung betroffen?

Patientin: Da ist der Tumor hier und eine Stelle an der Leber. Dann ist da die große Geschwulst am Bein, die fast den ganzen Knochen aufgelöst hat, so daß man ihn nageln mußte.

Ärztin: Das war in diesem Frühjahr oder Sommer?

Patientin: Im Juli. Und dann ist da immer noch der Tumor am Eierstock, aber es ist noch nicht geklärt – man muß noch feststellen, wo alles begonnen hat.

Ärztin: Ja. Man kennt die befallenen Stellen, weiß aber noch nicht, von wo die Krankheit ausging. Was ist für Sie am schwersten zu ertragen? Wie weit beeinflußt die Krankheit Ihr Leben und Ihre Tätigkeit? Sie können doch noch gehen, nicht wahr?

Patientin: Nein, nur mit Krücken.

Ärztin: Mit Krücken können Sie aber im Haus umhergehen?

Patientin: Ja. Aber bei der Hausarbeit ist man doch sehr behindert.

Ärztin: Welche Beschwerden haben Sie sonst?

Patientin: Ich weiß nicht recht.

Ärztin: Sagten Sie nicht vorhin zu mir, daß Sie viele Schmerzen haben?

Patientin: Ja. Aber ich glaube, in so langen Monaten lernt man, damit zu leben, ich will sagen, wenn es völlig unerträglich wird, muß man eben um ein Mittel bitten. Aber ich gehöre nicht zu den Leuten, die sofort etwas haben müssen.

Ärztin: Frau S. imponiert mir, denn sie hält viele Schmerzen aus, ehe sie etwas sagt. Aber sie hat ja auch lange Zeit gewartet und den Tumor wachsen sehen, ehe sie zum Arzt ging.

Patientin: Das war für mich immer das Schwierigste.

Ärztin: Sind Sie für die Schwestern eine schwierige Patientin? Sagen Sie ihnen Bescheid, wenn Sie etwas brauchen? Zu welcher Sorte Patienten gehören Sie, was meinen Sie?
Patientin: Danach müßten Sie wohl die Schwestern fragen. (Lacht)
Pfarrer: Das können wir natürlich, aber wir möchten gern wissen, wie Sie selbst darüber denken.
Patientin: Ich weiß es wirklich nicht. Ich glaube, ich komme mit jedermann aus.
Ärztin: Das nehme ich auch an, aber vielleicht sollten Sie ruhig öfter um etwas bitten.
Patientin: Ich mag nicht mehr bitten, als irgend nötig ist.
Ärztin: Wie kommt das?
Patientin: Das weiß ich wirklich nicht. Die Menschen sind doch so verschieden. Ich war immer zufrieden, wenn ich für mich selbst sorgen und meinen Haushalt allein erledigen und etwas für die Jungs tun konnte. Das quält mich jetzt auch so – ich weiß, daß sich jemand anders um mich kümmern muß. Damit kann ich mich nur sehr schwer abfinden.
Ärztin: Ist das Schlimmste daran, daß man immer elender wird? Daß man vielleicht nichts mehr für andere tun kann?
Patientin: Ja.
Ärztin: Auf welche Weise könnten Sie denn etwas für andere tun, auch wenn Sie körperlich nichts mehr leisten?
Patientin: Man kann für andere beten.
Ärztin: Und das ist das, was Sie jetzt hier tun?
Patientin: Ach ja.
Ärztin: Glauben Sie nicht, daß Sie damit anderen Patienten helfen?
Patientin: Doch ja, ich hoffe es.
Ärztin: Was meinen Sie, wie wir sonst noch helfen können? Was bedeutet das Sterben für Sie?
Patientin: Ich habe keine Angst davor.
Ärztin: Nicht?
Patientin: Nein.
Ärztin: Hat es für Sie keine schlimme Bedeutung?
Patientin: Das meine ich nicht. Jeder möchte natürlich so lange wie nur möglich am Leben sein.
Ärztin: Natürlich.
Patientin: Aber ich habe keine Angst vor dem Sterben.
Ärztin: Wie stellen Sie sich das Sterben vor?
Pfarrer: Das frage ich mich auch. Denken Sie daran, was geschehen

wird, wenn Ihre Krankheit zum Tode führt? Haben Sie schon darüber nachgedacht? Sie erwähnten, daß Sie mit Ihrer Freundin darüber gesprochen haben.

Patientin: Ja, wir haben uns darüber unterhalten.

Pfarrer: Könnten Sie uns etwas von Ihren Gedanken und Gefühlen mitteilen?

Patientin: Das fällt mir sehr schwer, wissen Sie . . . reden . . .

Pfarrer: Es ist viel einfacher für Sie, mit Ihrer Freundin darüber zu sprechen als mit anderen Menschen?

Patientin: Man muß den Betreffenden sehr gut kennen.

Pfarrer: Darf ich Sie im Zusammenhang damit etwas anderes fragen? Wie weit hat Ihre Krankheit – sie ist ja nach der Tuberkulose Ihre zweite schwere Erkrankung, außerdem haben Sie Ihre kleine Tochter verloren – wie also haben diese Erlebnisse Ihre Einstellung zum Leben und Ihre religiösen Vorstellungen beeinflußt?

Patientin: Ich möchte sagen, daß es mich näher zu Gott gebracht hat.

Pfarrer: In welcher Hinsicht – etwa durch das Gefühl, daß Gott Ihnen helfen könnte, oder . . .

Patientin: Ja, ich habe einfach das Gefühl, daß mein Leben in seiner Hand liegt. Bei Gott liegt die Entscheidung, ob ich gesund werden, das heißt, ob ich wieder ein normales Leben führen kann.

Pfarrer: Sie ließen durchblicken, daß Sie ungern von anderen Menschen abhängen, und doch sind Sie imstande, die Hilfe Ihrer Freundin anzunehmen. Ist es schwer, sich von Gott abhängig zu wissen? Nein? Nehmen Sie seine Hilfe an wie die Ihrer Freundin?

Patientin: Ja.

Ärztin: Wenn ich Sie recht verstanden habe, hat Ihre Freundin ähnliche Bedürfnisse gehabt wie Sie selbst: Sie braucht ja auch eine Schwester, und deshalb handelt es sich bei Ihnen beiden um Nehmen und Geben – es ist nicht so, daß nur Sie nehmen.

Patientin: Sie hat im Leben viele Sorgen und Schwierigkeiten gehabt, vielleicht hat uns das einander näher gebracht.

Ärztin: Steht sie allein im Leben?

Patientin: Sie hat viel Verständnis. Sie ist verheiratet, hat aber niemals eigene Kinder gehabt, obwohl sie Kinder sehr liebt. Sie liebt die Kinder aller anderen Leute. Sie und ihr Mann haben im Kinderheim gearbeitet, als Hauseltern. Immer haben sie Kinder um sich gehabt, und sie waren sehr nett zu meinen Jungen.

Ärztin: Wer wird sich um Ihre beiden kümmern, falls Sie noch sehr lange hier im Krankenhaus bleiben müssen oder falls Sie sogar sterben?

Patientin: Ich glaube, wenn mir etwas zustößt, wäre es selbstverständlich, daß ihr Vater sich um sie kümmert. Das wäre ja auch seine Aufgabe.

Ärztin: Wie denken Sie selbst darüber?

Patientin: Ich glaube, es wäre das beste . . .

Ärztin: . . . für die Jungen.

Patientin: Nein, ich weiß nicht, ob es für die Jungen das beste wäre, aber . . .

Ärztin: Wie verstehen sich die Kinder denn mit der zweiten Frau Ihres Mannes? Denn sie würde ja doch ihre Ersatzmutter sein.

Patientin: Ach, sie haben nichts für sie übrig.

Ärztin: In welcher Beziehung meinen Sie das?

Patientin: Ich weiß wirklich nicht, ob ihr die Jungen zuwider sind, ich weiß es nicht. Aber ich glaube, daß ihr Vater sie im tiefsten Innern liebt, ich glaube, er hat es immer getan. Wenn es nötig wäre, dann gäbe es sicher nichts, was er nicht für sie tun würde.

Pfarrer: Ihre Söhne sind ja nicht mehr so klein, der jüngere ist dreizehn?

Patientin: Ja, in der achten Klasse. Der älteste hat im letzten Jahr das Abschlußexamen an der Oberschule gemacht. Er ist im September achtzehn geworden. Deshalb sollte er zum Militär, worüber er nicht gerade glücklich ist, und ich bin es auch nicht. Ich will aber nicht daran denken. Ich versuche, nicht daran zu denken, aber ich tue es doch.

Ärztin: Gerade in Zeiten wie diesen denkt man sehr ungern daran. Haben nun das Krankenhaus als Ganzes und die einzelnen Leute auf Ihrer Station Ihnen geholfen, wo es nur ging, oder könnten Sie uns Vorschläge machen, wie man die Verhältnisse hier für Patienten wie Sie verbessern könnte? Sie gehören sicherlich zu den Kranken, die viele Probleme und Sorgen haben, aber selten darüber sprechen.

Patientin: Oh, ich möchte sehr gern, daß mir die Ärzte alles etwas besser erklären würden. Ich habe das Gefühl, daß ich noch völlig im dunkeln tappe, was meine Krankheit angeht. Aber es gibt doch sicher manche Leute, die genau wissen möchten, wie es mit ihnen steht, und andere möchten nichts davon hören. Wenn ich nur noch kurze Zeit zu leben habe, möchte ich das wissen.

Ärztin: Haben Sie Ihren Arzt gefragt?

Patientin: Nein, die Ärzte sind immer in Eile.

Ärztin: Wollen Sie ihn bitte beim nächsten Mal stellen und ihn fragen?
Patientin: Ich weiß doch, daß seine Zeit kostbar ist. Ich glaube, ich möchte nicht . . .
Pfarrer: Das paßt zu allem, was sie vorher über ihre Beziehungen zu Menschen gesagt hat. – Sie möchte niemanden belästigen, und die Zeit eines anderen in Anspruch zu nehmen, kommt ihr aufdringlich vor, solange sie ihn nicht sehr gut kennt.
Ärztin: Bis dann der Tumor so groß und der Schmerz so stark werden, daß Sie es nicht mehr aushalten, nicht? Von welchem Arzt möchten Sie näher informiert werden? Werden Sie von mehreren behandelt? Mit wem fühlen Sie sich besonders vertraut?
Patientin: Ich habe viel Vertrauen zu Dr. Q., es kommt mir immer vor, wenn er ins Zimmer tritt, als ob alles, was er zu mir sagt, in Ordnung ist.
Ärztin: Vielleicht wartet er nur auf die Gelegenheit, daß Sie ihm Fragen stellen?
Patientin: Ich weiß gar nicht. Wahrscheinlich sagt er eben das zu mir, was ich nach seiner Meinung wissen sollte.
Ärztin: Aber das genügt Ihnen nicht?
Pfarrer: Nein, denn sie sagt ja ausdrücklich, daß sie mehr wissen möchte. – Sie erwähnten als Beispiel, daß Sie Bescheid wissen möchten, falls Sie nur noch kurze Zeit zu leben hätten. Ich frage mich nun, ob Sie darüber besonders beunruhigt sind. Drücken Sie es so auch vor sich selbst aus?
Ärztin: Was heißt eine „kurze Zeit zu leben“, Frau S.? Das ist ja sehr relativ.
Patientin: Ach, ich weiß nicht – vielleicht sechs Monate oder ein Jahr.
Pfarrer: Wäre Ihnen auch dann so viel an genauer Informierung gelegen, wenn es sich nicht um die Aussicht auf den Tod handelte? Haben Sie nur das als Beispiel genannt?
Patientin: Was immer ich habe, das habe ich. Und Bescheid wissen möchte ich in jedem Fall. Es gibt eben Leute, denen man es sagen kann, und andere, bei denen man es nicht kann.
Ärztin: Was würde sich ändern, wenn Sie Bescheid wüßten?
Patientin: Ach, ich weiß nicht. Vielleicht würde ich nur jeden Tag ein bißchen mehr genießen, wenn ich . . .
Ärztin: Sie wissen, daß Ihnen kein Arzt eine eindeutige Frist setzen kann. Er weiß es selbst nicht . . . Einige Ärzte meinen es gut

und nennen eine geschätzte Zeit, aber manche Patienten werden dann völlig deprimiert und genießen danach nicht einen einzigen Tag mehr. Was meinen Sie dazu?

Patientin: Mich würde es nicht stören.

Ärztin: Aber Sie verstehen, warum manche Ärzte so mißtrauisch sind.

Patientin: Ja. Sicher gibt es Leute, die aus dem Fenster springen oder etwas anderes Drastisches täten.

Ärztin: Ja, manche Leute sind so. Aber Sie haben offenbar seit langem darüber nachgedacht, denn Sie wissen, wo Sie stehen. Ich glaube, Sie sollten den Arzt ruhig fragen, Sie können mit ihm sprechen. Lassen Sie einen Versuchsballon steigen und sehen Sie, wie weit Sie damit kommen.

Patientin: Vielleicht meint er, daß ich lieber nicht wissen soll, was mir fehlt?

Pfarrer: Das werden Sie dann schon merken.

Ärztin: Sie müssen immer fragen, dann erhalten Sie auch Antwort.

Patientin: Der erste Doktor, den ich hier kennenlernte, als ich zum ersten Mal zur Untersuchung hier war, gerade zu dem hatte ich besonders viel Vertrauen, vom ersten Augenblick an.

Pfarrer: Das ist sicher auch gerechtfertigt.

Ärztin: Und sehr wichtig.

Patientin: Zu Hause hatten wir den Hausarzt, an den man sich ja auch sehr gewöhnt.

Ärztin: Und der starb.

Patientin: Das war sehr hart für mich, er war großartig. Er hat sein Leben so voll ausgefüllt und war erst Ende Fünfzig. Natürlich hat ein Arzt kein leichtes Leben, und ich glaube, daß er zuwenig an sich selbst gedacht hat. Seine Patienten gingen allem vor.

Ärztin: Wie bei Ihnen – für Sie stehen Ihre Jungen an erster Stelle.

Patientin: Das haben sie immer getan.

Ärztin: War dieses Interview nun so schwierig, wie Sie gefürchtet haben? Gestern hatten Sie ja noch viele Bedenken.

Patientin: Ja, begeistert war ich nicht gerade. Aber dann habe ich mich eben doch dazu entschlossen.

Pfarrer: Und wie beurteilen Sie es jetzt?

Patientin: Ich bin froh, daß ich kam.

Ärztin: Es war nicht so schlimm, nicht? Sie meinten, daß Sie sich nicht gut audrücken könnten, aber Sie haben es sehr gut gemacht.

Pfarrer: Das kann ich nur unterstreichen. Ich frage mich allerdings,

ob Sie noch ein paar Fragen an uns haben. Anders als die Ärzte haben wir wirklich Zeit genug, wenn Sie uns also noch etwas fragen möchten?
Patientin: Ach, als Sie mich gestern fragten, ob ich mitmachen wolle, wußte ich nicht recht, was dabei herauskommen sollte, um was es eigentlich ging.
Pfarrer: Und das ist jetzt wenigstens zum Teil für Sie beantwortet?
Patientin: Teilweise ja.
Ärztin: Sehen Sie, wir möchten vom Patienten lernen, wie wir mit uns völlig fremden Menschen, die wir vorher nicht gesehen haben, sprechen sollen, wie wir einen Patienten dazu bringen können, seine Probleme offen und ohne Scheu darzulegen. So habe ich von Ihnen vieles gelernt, zum Beispiel, daß Sie Ihre Krankheit kennen, daß Sie wissen, wie ernst man sie nehmen muß, und daß sie bereits verschiedene Organe betroffen hat. Ich glaube, daß Ihnen niemand sagen kann, wie lange es noch weitergehen wird. Man versucht es mit einer neuen Diät, die offenbar noch nicht an vielen Patienten ausprobiert worden ist, von der man sich viel verspricht. Ich weiß wohl, daß die Diät Ihnen unerträglich vorkommt, aber man tut wirklich für Sie, was man kann.
Patientin: Wenn die Ärzte glauben, daß sie mir helfen könnte, möchte ich es damit versuchen.
Ärztin: Man erhofft sich viel davon. Vor allem brauchen Sie aber einen Arzt, der sich Zeit für Sie nimmt, selbst wenn er nicht alle Fragen klar und eindeutig beantworten kann – niemand wäre dazu imstande. Sie möchten aber über Ihre Krankheit sprechen können wie früher mit dem Hausarzt und jetzt mit uns.
Patientin: Ich bin jetzt nicht so nervös, wie ich vorher gefürchtet habe. Ich fühle mich ganz wohl.
Pfarrer: Sie machen auch einen völlig entspannten Eindruck.
Ärztin: Aber jetzt sollten wir Sie wohl wieder in Ihr Zimmer bringen. Dürfen wir Sie ab und zu besuchen?
Patientin: Natürlich.
Ärztin: Wir danken Ihnen für Ihr Kommen.

Wir haben es hier mit dem typischen Fall einer Patientin zu tun, die in ihrem Leben viele Verluste hinzunehmen hatte und sich danach sehnte, ihre Angelegenheiten mit jemandem zu besprechen; sie fühlte sich erleichtert, als wir anteilnehmend auf sie eingingen.
Frau S. war zweieinhalb Jahre alt, als sich ihre Eltern scheiden ließen;

sie wurde von Verwandten aufgezogen. Ihre einzige Tochter starb mit zweieinhalb Jahren an Tuberkulose, als der Mann beim Militär war und ihr nichts so nahestand wie dieses Kind. Dann starb der Vater, sie selbst mußte mit Tuberkulose ins Krankenhaus. Nach zweiundzwanzigjähriger Ehe verließ der Mann sie und die Kinder wegen einer anderen Frau. Der Hausarzt, dem sie bedingungslos vertraute, starb, als sie ihn am nötigsten brauchte, als sie nämlich den verdächtigen Knoten entdeckte, der sich später als bösartig erwies. Bei allem Elend und aller Einsamkeit fand sie doch immer wieder gute Freunde, mit denen sie auch ihre Sorgen besprechen konnte. Auch sie waren Ersatz: wie Onkel und Tante die richtigen Eltern ersetzten, ein Freund den Ehemann, so wurde die Nachbarin Ersatz für die nie besessene Schwester. Die Nachbarin erwies sich als besonders hilfreich, nahm nach und nach den Rang einer Ersatzmutter für die Patientin und ihre Kinder an und leistete ihre Dienste aus eigenem inneren Bedürfnis und in unaufdringlicher, einfühlender Weise.
In der späteren Sorge für die Patientin spielte die Fürsorgerin eine wichtige Rolle, daneben aber auch der Arzt, den wir von ihrem Wunsch informierten, mehr über ihre persönlichen Angelegenheiten mit ihr zu sprechen.

Es folgt das Interview mit der Siebzehnjährigen, die an aplastischer Anämie litt; sie wollte in Gegenwart der Studenten interviewt werden. Unmittelbar danach unterhielten wir uns mit ihrer Mutter, anschließend fand eine Diskussion der Medizinstudenten, behandelnden Ärzte und Schwestern ihrer Station statt.

Ärztin: Ich möchte es Ihnen möglichst leicht machen. Geht es so? Und sagen Sie, wenn Sie zu müde oder wenn die Schmerzen zu groß werden. Können Sie der Gruppe berichten, wie lange Sie krank waren und wie alles begann?
Patientin: Es kam einfach über mich.
Ärztin: Und auf welche Weise?
Patientin: Wir hatten in einem kleinen Nachbarort eine Veranstaltung von der Kirche. Ich hatte an allem teilgenommen. Dann gingen wir zum Essen ins Schulgebäude, ich nahm mein Tablett und setzte mich. Plötzlich wurde mir sehr kalt, ich bekam Schüttelfrost und einen scharfen Schmerz in der linken Seite. Man brachte mich ins Haus des Pastors und legte mich ins Bett. Der Schmerz wurde

heftiger und ich immer noch kälter. Sie holten ihren Arzt, der sprach von Blinddarm und ließ mich ins Krankenhaus bringen – da verging der Schmerz ganz von selbst. Sie haben mich gründlich untersucht und mir gesagt, es sei nicht der Blinddarm. Also fuhr ich mit den anderen wieder nach Hause. Ein paar Wochen lang war alles in Ordnung, ich ging wieder zur Schule.

Ärztin: Woran glaubten Sie zu leiden?

Patientin: Ich hatte keine Ahnung. Nach ein paar Wochen wurde ich sehr krank, fiel die Treppe hinunter und wurde ohnmächtig. Unser Hausarzt sagte, ich sei anämisch. Im Krankenhaus gab man mir Blutinfusionen. Dann begann es hier drinnen sehr weh zu tun. Man hielt es für die Milz und wollte sie entfernen, sie haben viele Röntgenaufnahmen gemacht. Aber ich hatte sehr viele Beschwerden und man wußte nicht, was man tun sollte. Schließlich wurde Dr. Y. konsultiert, ich kam in diese Klinik hier zu einer zehntägigen Untersuchung. Sie machten immer neue Röntgenaufnahmen und stellten schließlich fest, daß ich an aplastischer Anämie litt.

Student: Wann war das?

Patientin: Mitte Mai etwa.

Ärztin: Was bedeutet das für Sie?

Patientin: Ich wollte gern Klarheit haben, weil ich so viel in der Schule versäumte, außerdem waren die Schmerzen oft unangenehm – überhaupt, man möchte doch wissen, woran man ist. Deshalb blieb ich zehn Tage in der Klinik und ließ die vielen Untersuchungen über mich ergehen. Sie sagten mir, um was es sich handelte und daß es nicht schlimm sei. Sie hatten keine Ahnung, wodurch die Krankheit ausgelöst worden war.

Ärztin: Man sagte Ihnen, es sei nicht schlimm?

Patientin: Ja, meinen Eltern hat man die Wahrheit mitgeteilt. Meine Eltern haben mich dann gefragt, ob ich alles wissen wolle, ich sagte ja. Also haben sie mir Bescheid gesagt.

Student: Wie haben Sie es aufgenommen?

Patientin: Zuerst wußte ich nicht, wie ich es auffassen sollte, dann fand ich sozusagen heraus, daß Gott meine Krankheit wollte, denn ich war so plötzlich krank geworden und war vorher immer gesund gewesen. Und ich stellte mir vor, daß Gott für mich sorgt und ich keinen Grund habe, traurig zu sein. Das habe ich seitdem immer gespürt, und ich glaube, das hat mich bisher auch am Leben erhalten.

Student: Sind Sie manchmal sehr deprimiert?

Patientin: Nein.

Student: Glauben Sie, daß andere in Ihrer Lage deprimiert wären?
Patient: Manchen geht es sehr, sehr elend. Ich weiß, dagegen gibt es kein Mittel, jeder, der schwer krank wird, fühlt sich wohl einmal niedergeschlagen.
Student: Wünschen Sie manchmal, daß nicht gerade Ihre Eltern Ihnen die Wahrheit mitgeteilt hätten – vielleicht wäre es Ihnen lieber gewesen, wenn die Ärzte gekommen und Ihnen berichtet hätten?
Patientin: Nein, es ist mir lieber, daß meine Eltern mit mir gesprochen haben. Nein, wirklich, es war ganz richtig, daß sie mich aufgeklärt haben ... aber ich hätte es sehr angenehm gefunden ... wenn der Arzt es mir mitgeteilt hätte. (Dieser Satz zeigt einen gewissen Zwiespalt in ihrer Reaktion auf die Benachrichtigung durch die Eltern.)
Student: Glauben Sie, daß die Menschen, die mit Ihnen beschäftigt sind – Ärzte und Schwestern –, das Thema vermeiden?
Patientin: Mit mir sprechen sie nie darüber, höchstens mit meinen Eltern, die es mir dann sagen sollen.
Student: Glauben Sie, daß Sie jetzt anders über die Konsequenzen Ihrer Krankheit denken als in der ersten Zeit, nachdem Sie mit der Wahrheit konfrontiert wurden?
Patientin: Nein, ich empfinde es genauso.
Student: Haben Sie viel darüber nachgedacht?
Patientin: Na ja.
Student: Und dadurch haben sich Ihre Empfindungen nicht verändert?
Patientin: Nein. Ich habe gerade Schwierigkeiten hinter mir, weil man keine brauchbaren Venen bei mir findet. Da sind so viele Dinge und immer neue Schwierigkeiten, aber man muß an seinem Glauben festhalten.
Student: Meinen Sie, daß Ihr Glaube sich in dieser Zeit noch gefestigt hat?
Patientin: Ja, das meine ich.
Student: Haben Sie sich also hierin nicht doch gewandelt? Ist Ihr Glaube jetzt nicht die wichtigste Hilfe, die Sie durchbringen wird?
Patientin: Ich weiß es nicht, es heißt, daß ich nicht durchkommen werde, aber wenn er es will, werde ich gesund werden.
Student: Hat sich Ihre Persönlichkeit verändert, haben Sie jeden Tag irgendwelche Veränderungen bemerkt?
Patientin: Ja, ich komme mit mehr Menschen gut aus. Allerdings habe ich mich schon immer mit Menschen verstanden. Ich besuche

die Patienten und helfe ihnen. Auch mit den Zimmergenossen verstehe ich mich, und das ist gut, weil ich dann jemanden habe, mit dem ich sprechen kann. Wissen Sie, wenn man deprimiert ist, hilft es, mit anderen Leuten zu sprechen.

Ärztin: Sind Sie oft deprimiert? Vorher waren Sie zu zweit im Zimmer, jetzt sind Sie ja allein?

Patientin: Das hat man wohl so angeordnet, weil ich so elend war. Seit einer Woche bin ich nicht mehr aus dem Zimmer gekommen.

Ärztin: Werden Sie jetzt müde? Sagen Sie es mir, damit wir die Sitzung beenden.

Patientin: Ich bin überhaupt nicht müde.

Student: Haben Sie festgestellt, ob sich Ihre Umgebung, Familie und Freunde, jetzt anders als vorher verhält?

Patientin: Ich bin meinen Angehörigen viel näher gekommen. Wir kommen gut miteinander aus, mein Bruder und ich verstanden uns schon sehr gut, als wir klein waren. Er ist achtzehn, ich bin siebzehn, wir sind nur vierzehn Monate auseinander. Auch meine Schwester und ich stehen uns sehr nahe, und sie und meine Eltern sind sich näher gekommen. Ich kann besser mit ihnen reden, und sie – ich weiß nicht, aber ich habe einfach das Gefühl größerer Verbundenheit.

Student: Ihre Beziehung zu Ihren Eltern hat sich vertieft, ist bereichert worden?

Patientin: Und auch zu anderen jungen Leuten.

Student: Empfinden Sie das als eine Art Hilfe in Ihrer Krankheit?

Patientin: Ja, ich glaube nicht, daß ich es ertragen würde ohne meine Familie und meine vielen Freunde.

Student: Sie möchten Ihnen auf jede Weise helfen. Wie ist es mit Ihnen – können Sie ihnen auf irgendeine Art auch helfen?

Patientin: Ich versuche . . . wenn sie kommen, versuche ich, ihnen die Sache leicht zu machen, damit sie beruhigt nach Hause gehen.

Student: Sind Sie sehr niedergeschlagen, wenn Sie allein bleiben?

Patientin: Es ist schon fast wie eine Art Panik, denn ich mag gern andere Leute, und ich mag, wenn Menschen um mich sind . . . Ich weiß nicht, wie es kommt, aber wenn ich allein bin, tauchen alle Probleme auf. Manchmal fühlt man sich deprimiert, wenn man mit niemandem sprechen kann.

Student: Ängstigt Sie irgend etwas besonders, wenn Sie allein sind?

Patientin: Nein, es ist nur das Gefühl, allein zu sein und sich mit niemandem unterhalten zu können.

Ärztin: Wie waren Sie, ehe Sie krank wurden? Waren Sie sehr gesellig, oder mochten Sie gern allein sein?
Patientin: Ich ging sehr viel aus, ich trieb gern Sport, mochte gern irgendwohin gehen, spielen und Veranstaltungen mitmachen.
Ärztin: Sind Sie vor Ihrer Erkrankung jemals längere Zeit allein gewesen?
Patientin: Nein.
Student: Wenn Sie zurückblicken – wäre es Ihnen lieber gewesen, wenn Ihre Eltern noch gewartet hätten, ehe sie Ihnen die Wahrheit mitteilten?
Patientin: Nein, ich bin froh, daß ich sie so rasch erfuhr, ich meine, es wäre am besten gewesen, wenn ich vom ersten Augenblick an gewußt hätte, daß ich an dieser Krankheit sterben werde und daß sie mir nichts vorzumachen brauchten.
Student: Was erschreckt Sie am meisten – welche Vorstellung haben Sie vom Tode?
Patientin: O ich glaube, er ist wunderbar, weil man ja nach Hause kommt, in das andere Zuhause, zu Gott. Ich fürchte mich nicht vor dem Sterben.
Ärztin: Haben Sie irgendeine bildliche Vorstellung von diesem „anderen Zuhause“? Wir alle machen uns ja irgendein Bild, sprechen aber niemals darüber. Möchten Sie jetzt darüber sprechen?
Patientin: Ich stelle es mir ungefähr wie ein Treffen vor, zu dem alle kommen, wo es herrlich ist und wo noch einer anwesend ist – ein Besonderer, Sie wissen. Und dadurch wird alles ganz anders sein als sonst.
Ärztin: Und wie werden wir uns dort fühlen?
Patientin: Ach, herrlich! Es wird keine Nöte mehr geben, man ist immer dort und nie allein.
Ärztin: Alles, wie es sein soll?
Patientin: Genau so.
Ärztin: Kein Bedürfnis nach Nahrung, um bei Kräften zu bleiben?
Patientin: Sicherlich nicht, wir werden die Kraft in uns selbst haben.
Ärztin: Man braucht keine irdischen Dinge mehr?
Patientin: Nein.
Ärztin: Aber sagen Sie, wie haben Sie die Kraft und diesen Mut gewonnen, von Anfang an alles zu ertragen? Viele Leute sind gläubig, aber nur wenige würden ihr Schicksal so aufnehmen wie Sie. Waren Sie immer so?

Patientin: Vielleicht.
Ärztin: Haben Sie niemals mit tiefer Abneigung ...
Patientin: Nein.
Ärztin: Haben Sie nie Bitterkeit gegen die Gesunden empfunden?
Patientin: Nein. Und ich komme mit meinen Eltern sicher auch deshalb so gut aus, weil sie zwei Jahre als Missionare in S. waren. Sie haben sich großartig für die Kirche eingesetzt und uns christlich erzogen. Das hat uns viel geholfen.
Ärztin: Glauben Sie, daß wir Ärzte mit Todkranken über das Künftige sprechen sollten? Was würden Sie uns lehren, wenn Sie die Aufgabe übernommen hätten, uns beizubringen, was wir für andere tun können?
Patientin: Mancher Arzt kommt ins Zimmer, wirft einen Blick in die Runde und sagt: Na, wie geht's uns denn heute – oder irgendsolchen Unsinn. Dann ärgert man sich plötzlich, daß man krank ist, weil er einfach nicht mit einem redet. Andere kommen ins Zimmer, als wenn sie zu einer ganz anderen Sorte Mensch gehörten, so sind die meisten, die ich kenne. Sie reden eine Weile mit mir, wollen wissen, wie ich mich fühle, und erkundigen sich gründlich. Sie sagen etwas über mein Haar und daß ich viel besser aussehe. Sie unterhalten sich eben, und dann erklären sie mir alles, so gut es eben geht. Das ist nicht so leicht für sie, weil sie meinen, sie dürften mir als Minderjähriger nichts sagen, sondern müßten alles mit meinen Eltern besprechen. Aber ich finde, daß es sehr wichtig ist, mit dem Patienten zu sprechen. Wenn man ein kühles Verhältnis zum Arzt hat, fürchtet man schon, wenn er eintritt, daß er sich kalt und geschäftsmäßig benimmt. Wenn der Doktor freundlich und menschlich ist, bedeutet das sehr viel.
Ärztin: War es Ihnen unbehaglich oder unangenehm, jetzt hier mit uns über diese Fragen zu sprechen?
Patientin: Gar nicht, ich spreche offen darüber.
Student: Wie benehmen sich denn die Schwestern in dieser Hinsicht?
Patientin: Die meisten sind wirklich sehr nett und unterhalten sich gern, ich kenne die meisten gut.
Ärztin: Haben Sie den Eindruck, daß die Schwestern besser als die Ärzte mit solchen Problemen fertig werden?
Patientin: Ja, denn man sieht sie ja viel häufiger, und sie haben mehr mit dem Kranken zu tun.
Student: Haben Sie den Tod eines Angehörigen erlebt?

Patientin: Der Bruder meines Vaters starb, und ich war bei seiner Beerdigung.
Student: Was empfanden Sie?
Patientin: Ich weiß nicht recht. Er sah irgendwie komisch aus, anders als sonst. Aber es war auch der erste Tote, den ich gesehen hatte.
Ärztin: Wie alt waren Sie damals?
Patientin: Vielleicht zwölf oder dreizehn.
Ärztin: Sie sagten „komisch" und lächelten dabei.
Patientin: Ja, er sah so ungewohnt aus, seine Hände hatten keine Farbe mehr und sahen so still aus. Dann starb meine Großmutter, als ich nicht zu Hause war. Mein Großvater starb in Anwesenheit meiner Mutter, ich war wieder nicht da, für mich änderte sich eigentlich nichts. Dann starb meine Tante, aber da war ich krank und konnte nicht an der Beerdigung teilnehmen.
Ärztin: Der Tod trifft auf ganz unterschiedliche Weise ein, nicht?
Patientin: Ja. Der Onkel war übrigens mein Lieblingsonkel. Man soll aber nicht weinen, wenn jemand stirbt, denn man weiß ja, daß sie in den Himmel kommen; man ist ihretwegen sogar froh, denn nun gehen sie ins Paradies.
Ärztin: Hat schon einmal jemand mit Ihnen über diese Fragen gesprochen?
Patientin: Ein sehr, sehr guter Freund starb vor einem Monat, und ich ging mit seiner Frau zur Beerdigung. Das war für mich sehr wichtig. Er hatte mir viel bedeutet, weil er so viel für mich getan hatte, als ich krank wurde. Wenn er bei mir gewesen war, fühlte ich mich immer sehr erleichtert.
Ärztin: Sie haben uns klargemacht, daß die Patienten etwas mehr Verständnis brauchen, daß der Arzt Zeit für sie haben und sich mit ihnen ausführlicher unterhalten sollte.

Kurz nach Beendigung des Interviews trafen wir die Mutter des jungen Mädchens. Das Interview mit ihr folgt:

Ärztin: Nur sehr wenige Eltern suchen uns auf, um mit uns über ihre schwerkranken Kinder zu sprechen. Ich weiß, daß diese Situation hier etwas ungewohnt ist.
Mutter: Ich bat ja um dieses Interview.
Ärztin: Mit Ihrer Tochter haben wir darüber gesprochen, wie sie sich fühlt und wie sie sich auf den Tod einstellt. Es hat uns großen

Eindruck gemacht, daß sie so gelassen ist und sich nicht fürchtet, wenn man sie nur nicht allein läßt.

Mutter: Hat sie heute viel gesprochen?

Ärztin: Ja.

Mutter: Sie hat heute sehr viel Schmerzen und fühlt sich besonders elend.

Ärztin: Sie hat ausführlich gesprochen, viel mehr als heute morgen. – Wir wollen Sie hier nicht lange aufhalten, aber ich wäre Ihnen dankbar, wenn die jungen Mediziner Ihnen ein paar Fragen stellen dürften.

Student: Als Sie informiert wurden, daß die Krankheit Ihrer Tochter unheilbar sei, wie haben Sie da reagiert?

Mutter: Mein Mann war nicht bei mir, und ich war etwas deprimiert über die Art, in der ich die Nachricht erhielt. Wir wußten bis dahin nur, daß sie sehr krank war, mehr aber auch nicht. Als ich sie damals besuchte, ging ich zum Arzt, um Näheres zu hören, und er sagte: „Oh, es geht ihr gar nicht gut. Ich habe sehr schlechte Nachrichten für Sie." Er führte mich in ein kleines Sprechzimmer und erklärte ganz offen: „Also, sie hat aplastische Anämie und wird nicht wieder gesund werden. Das ist alles." Er fügte noch hinzu: „Man kann überhaupt nichts dagegen unternehmen, wir kennen weder die Ursache noch die Therapie." Und ich sagte: „Darf ich Sie etwas fragen?" Und er: „Wenn Sie wollen." Ich sagte: „Wie lange hat sie noch zu leben, Doktor, vielleicht ein Jahr?" „Oh du meine Güte, nein!" Ich sagte: „Darüber sind wir froh!" Mehr sagte er nicht, obwohl ich noch eine ganze Menge Fragen gehabt hätte.

Ärztin: War das im Mai vorigen Jahres?

Mutter: Es war am 26. Mai. Und er sagte noch: „Viele Leute leiden daran, es ist unheilbar, und mehr kann man nicht sagen. Sie wird sich damit abfinden müssen." Dann ging er aus dem Zimmer. Ich konnte mich auf dem Weg zum Zimmer meiner Tochter gar nicht zurechtfinden, verlief mich in den Gängen und geriet in schreckliche Aufregung. Dann stand ich lange da und dachte nur immer: „Sie wird also nicht mehr lange leben." Ich war ganz herunter und wußte nicht, wie ich jetzt zu ihr gehen könnte. Dann riß ich mich zusammen, ging zu ihr und sprach mit ihr. Zuerst hatte ich Angst, mit ihr über den Ernst ihrer Erkrankung zu sprechen, weil ich fürchtete, ich würde vielleicht zu weinen beginnen. Ich nahm mich also sehr zusammen, ehe ich in ihr Zimmer ging. Aber die Art, wie man mir die Mitteilung machte, war doch eine Art Schock für mich,

vor allem, weil ich ganz allein war. Wenn er mir wenigstens Platz angeboten hätte, dann wäre es schon etwas einfacher gewesen.
Student: Welche Form der Mitteilung hätten Sie besser hinnehmen können?
Mutter: Er hätte warten können – es war nämlich das erste Mal, daß mich mein Mann nicht ins Krankenhaus begleitete. Er hätte uns ja beide zu sich rufen lassen und sagen können: „Sie hat eine unheilbare Krankheit." Er hätte es ruhig ganz offen sagen dürfen, aber mit einer Spur von Mitleid, nicht so ungerührt. Bei ihm klang nur hindurch: „Sie sind nicht die einzigen auf der Welt, die es trifft."
Ärztin: Wissen Sie, gerade gegen diese Art habe ich mich oft gewandt, denn sie ist schwer zu ertragen. Aber haben Sie nicht auch den Eindruck, daß der Arzt sich überwinden mußte, um Ihnen diese Mitteilung zu machen?
Mutter: Gewiß, daran habe ich auch schon gedacht, aber es ist trotzdem kränkend.
Ärztin: Manchmal sind die Ärzte zu solchen Mitteilungen nur imstande, wenn sie kühl und unbeteiligt bleiben.
Mutter: Gewiß, ein Arzt kann nicht und soll vielleicht auch nicht in solchen Situationen innerlich beteiligt sein. Aber ich glaube doch, daß es bessere Möglichkeiten gibt.
Student: Hat sich Ihre Einstellung zu Ihrer Tochter gewandelt?
Mutter: Nein, ich bin nur für jeden Tag dankbar, den ich um sie sein kann, aber ich hoffe und bete um mehr, und das ist nicht recht. Wir haben sie in dem Gedanken erzogen, daß der Tod schön sein kann und nicht gefürchtet zu werden braucht. Ich weiß, daß sie so tapfer wie jetzt sein wird, wenn er eintritt. Nur einmal habe ich sie weinen sehen, als sie sagte: „Mutter, du siehst so traurig aus, sei doch nicht traurig, ich habe ja keine Angst." Sie sagte: „Gott wartet auf mich, er wird mich behüten, du brauchst nicht traurig zu sein." Sie sagte: „Ich habe ein ganz klein wenig Angst, beunruhigt dich das?" Ich sagte: „Nein, ich glaube, jeder Mensch hat Angst. Mach du nur so weiter wie bisher." Ich sagte: „Möchtest du weinen? Dann tu es ruhig, jeder weint." Sie sagte: „Nein, es gibt keinen Grund zum Weinen." Sie hatte es also akzeptiert, und auch wir akzeptierten es.
Ärztin: Das liegt zehn Monate zurück, ja? Vor ganz kurzer Zeit hat man Ihnen noch „höchstens vierundzwanzig Stunden" gegeben.
Mutter: Am vergangenen Donnerstag sagte der Arzt, wir hätten Glück, wenn es noch zwölf bis vierundzwanzig Stunden dauerte. Er wollte ihr Morphium geben, um es abzukürzen und ihr die

Schmerzen zu ersparen. Wir fragten ihn, ob wir einen Augenblick darüber nachdenken könnten, und er antwortete: „Ich sehe nicht ein, warum Sie nicht gleich einwilligen und sie von den Schmerzen befreien." Dann ging er. Wir kamen überein, daß es wohl für sie das beste sei, wenn er es so machte, und baten den Stationsarzt, ihm das mitzuteilen. Doch wir haben ihn nie wiedergesehen, und er hat ihr die Spritze auch nicht gegeben. Sie hat seitdem noch recht gute und sehr schlechte Tage gehabt, aber allmählich häufen sich die schlechten, und alles das tritt ein, was ich schon über andere Patienten gehört hatte.

Ärztin: Durch wen?

Mutter: Meine Mutter stammt aus P., wo mehr als zweihundert Patienten an diesem Leiden erkrankt sind. Meine Mutter kennt sich ganz gut damit aus. Sie hat mir gesagt, daß zum Schluß jede Berührung am ganzen Körper weh tut, und wenn man die Patienten nur hochhebt, brechen die Knochen schon. Nun hat meine Tochter schon eine Woche lang nicht mehr essen wollen, und alles entwickelt sich wie erwartet. Noch bis zum 1. März jagte sie mit den Schwestern die Gänge auf und ab, half ihnen, brachte anderen Kranken Wasser und munterte sie auf.

Ärztin: Die letzten Monate waren also am schlimmsten.

Student: Hat die Krankheit das Verhältnis unter Ihren anderen Kindern verändert?

Mutter: Oh nein, sie haben sich immerzu gezankt, und meine Tochter hat sich mit ihnen herumgestritten und gesagt: „Ach, ich hoffe, das wird es leichter machen." Sie zanken sich auch jetzt noch ein wenig, aber sicher nicht mehr als andere Kinder, und sie haben einander nie gehaßt, sondern waren eigentlich im Grunde nett miteinander.

Student: Wie fühlen die Geschwister selbst?

Mutter: Absichtlich vermeiden sie es, ihre kranke Schwester wie ein Baby zu behandeln. Sie verhalten sich genauso wie früher, und das ist gut, weil bei ihr dann kein Selbstmitleid aufkommt. Sie widersprechen ihr auch einmal. Wenn sie etwas anderes vorhaben, erklären sie ihr: „Am Sonnabend werde ich dich nicht besuchen, aber statt dessen komme ich in der Woche. Das ist dir doch recht?" Und sie sagt dann: „Gut, viel Spaß!" Und jedesmal, wenn sie zu ihr kommen, wissen sie genau, daß ihre Schwester wahrscheinlich nie mehr heimkommen wird. Sie wissen also genau Bescheid und hinterlassen immer, wo sie zu erreichen sind.

Ärztin: Sie sprechen also mit den Kindern über das vermutliche Ende? Sprechen Sie ganz offen davon?
Mutter: Ja. Wir sind eine recht religiöse Familie und halten jeden Morgen eine Andacht ab, wir beten, bevor die Kinder zur Schule gehen, und das ist wahrscheinlich für die Kinder von großer Hilfe gewesen. Vor allem die Teenager haben ja immer irgend etwas vor, und man kommt einfach nicht dazu, sich zusammenzusetzen und Probleme zu besprechen. Aber jeden Morgen nehmen wir uns die Zeit zur Andacht und bringen dabei auch Familienprobleme vor. In diesen zehn oder fünfzehn Minuten täglich kann man so manches ausbügeln, und das bringt uns alle einander sehr nahe. Wir haben auch über die Krankheit gesprochen, und unsere Tochter hat sogar Einzelheiten für ihre Beerdigung festgelegt.
Ärztin: Mögen Sie uns davon berichten?
Mutter: Ja. In unserer Gemeinde kam ein Kind blind zur Welt. Es ist jetzt wohl sechs Monate alt, und eines Tages – noch im anderen Krankenhaus – sagte meine Tochter: „Mutter, ich möchte gern dem Kind meine Augen vermachen, wenn ich sterbe." Und ich sagte: „Gut, wir wollen sehen, was wir da tun können, ich weiß nicht, ob man sie nehmen würde." Ich sagte auch: „Es ist gut, daß wir über solche Fragen sprechen, denn man kann ja auch nicht wissen, ob Vater und ich immer nach Hause kommen, wenn wir mit dem Wagen unterwegs sind; es könnte ja auch sein, daß ihr Kinder plötzlich allein dasteht." Sie sagte: „Wirklich, wir müßten das alles regeln." Sie sagte: „Du und ich werden es jetzt für die anderen erleichtern. Wir werden aufschreiben, wie wir es im Todesfall haben möchten, und dann wollen wir die anderen fragen, was sie wünschen." Damit hat sie es mir sehr erleichtert, sie sagte: „Ich fange an, und dann sagst du mir deine Gedanken." Ich kritzelte also alles hin, was sie mir sagte, und das macht alles wesentlich leichter. Aber sie hat auch ihr Leben lang versucht, anderen alles leichter zu machen.
Student: Hatten Sie schon, bevor Sie die Gewißheit erhielten, den Verdacht, daß es sich um ein unheilbares Leiden handeln könne? Sie erzählten, daß Ihr Mann, der Sie sonst meistens begleitete, gerade an dem Tag nicht bei Ihnen war. Gab es einen besonderen Grund dafür?
Mutter: Ich gehe so oft wie möglich in die Klinik, und mein Mann, der im allgemeinen mehr Zeit hat als ich, begleitet mich fast immer. An diesem Tag war er aber krank.
Student: Ihre Tochter hat uns erzählt, daß Ihr Mann Missionar und

auch sonst in der Kirche tätig war, was zu dem tief religiösen Wesen Ihrer Familie beigetragen hat. Welche Art Missionsarbeit war es? Und warum ist er nicht mehr dabei?

Mutter: Er war Mormone, und die Mormonen haben lange alles für ihn bezahlt. Als wir verheiratet waren, bin ich deshalb im ersten Jahr allein zur Kirche gegangen, aber dann kam er mit mir, und seit siebzehn Jahren geht er jeden Sonntag mit mir und den Kindern in unsere Kirche. Vor vier oder fünf Jahren ist er in sie eingetreten und hat seitdem immer kirchliche Arbeit geleistet.

Student: Da es sich bei Ihrer Tochter um ein Leiden handelt, dessen Ursache und Heilungsmöglichkeit man nicht kennt, frage ich mich, ob Sie jemals ein irrationales Gefühl von Schuld gehabt haben.

Mutter: Ja, das haben wir. Ich denke oft daran, daß ich den Kindern keine Vitamine gegeben habe, weil unser Hausarzt immer meinte, es sei nicht nötig; jetzt frage ich mich, ob es nicht doch notwendig gewesen wäre. Ich denke über alle möglichen Dinge nach, die zur Krankheit geführt haben könnten. Damals im Osten hatte sie einen Unfall, und manche Ärzte meinen, er könnte durch eine Verletzung des Knochens die Krankheit ausgelöst haben. In dieser Klinik ist man anderer Ansicht, weil man meint, daß sich das Leiden dann ein paar Monate später hätte zeigen müssen. Sie hat so viele Schmerzen, aber sie erträgt sie so großartig. Wir beten immer „Dein Wille geschehe", und wir wissen, daß er sie zu sich nehmen wird, wenn es sein Wille ist – sonst wird er ein Wunder geschehen lassen. Man hat uns immer gesagt, daß wir ihr nie die Wahrheit mitteilen sollten. Sie ist in diesem letzten Jahr sehr herangereift. Frauen aller Art hat sie kennengelernt, auch eine, die Selbstmord zu begehen versuchte, und andere, die über ihre ehelichen Probleme redeten. Es gibt nichts mehr, was sie nicht kennt, und keinen Menschentyp, mit dem sie nicht Kontakt gehabt hätte. Das alles beschäftigt sie sehr, und sie möchte alles wissen; Leute, die ihr etwas verbergen, kann sie nicht leiden. Also haben wir offen mit ihr gesprochen, auch in der vorigen Woche, als es ihr so schlecht ging, daß wir mit dem Ende rechneten. Der Arzt sprach draußen auf dem Gang mit uns, und sie wollte sofort wissen, was er gesagt habe. „Was ist jetzt? Sterbe ich jetzt?" Ich sagte: „Wir wissen es nicht genau, aber es steht sehr schlecht um dich." Und sie: „Was will er mir jetzt geben?" Aber das habe ich ihr nicht mitgeteilt, sondern nur: „Irgend etwas gegen die Schmerzen." Sie sagte: „Bestimmt Morphium, aber das will ich nicht." Ich sagte: „Es würde dir aber die Schmerzen nehmen." Sie sagte: „Nein, ich will es lieber bis zum Schluß durchstehen. Ich will nicht süchtig werden.“ Ich sagte: „Das würdest du auch nicht.“ Und sie sagte: „Mutter, wirklich, ich wundere mich über dich.“ Sie hat niemals aufgegeben, sie hofft immer noch, gesund zu werden.

Ärztin: Wollen wir das Interview beenden? Wir haben nur noch ein paar Minuten. Wollen Sie unserer Gruppe noch mitteilen, wie Sie als Mutter eines sterbenden Kindes die Behandlung im Krankenhaus beurteilen? Hat man Ihnen geholfen?

Mutter: Im anderen Krankenhaus war es sehr nett, alle waren so freundlich. Hier ist man sehr betriebsam, aber die Pflege ist nicht so gut. Ich habe immer das Gefühl, im Wege zu sein, vor allem in Gegenwart einiger Ärzte. Manchmal versuche ich mich draußen auf dem Gang möglichst unsichtbar zu machen, und ich komme mir schon wie ein Eindringling, wie ein Dieb vor, wenn ich so verstohlen raus- und reingehen muß. Sie sehen mich an, als wollten sie sagen: „Sind Sie schon wieder da?“ Sie reden auch nie mit mir. Aber ich möchte dort bleiben, denn mein Kind hat mich darum gebeten, und das hat sie sonst nie getan. Ich versuche also, niemandem im Wege zu stehen, und schließlich kann ich auch wohl sagen, daß ich helfe, wo es nötig ist. In den drei, vier Nächten, in denen meine Tochter so krank war, mußte ich einspringen, denn hier fehlt es an Schwestern, und außerdem meiden die Schwestern das Zimmer mit meiner Tochter und der anderen Patientin. Das ist eine ältere Dame mit einem Herzleiden, der habe ich mehrere Nächte hindurch mit der Bettschüssel geholfen; meine Tochter erbrach sich und mußte gewaschen werden. Wenn ich es nicht getan hätte – ich weiß nicht, ob sich sonst jemand darum gekümmert hätte. Irgend jemand muß es doch tun.

Student: Wo schlafen Sie denn?

Mutter: Im Stuhl neben dem Bett. In der ersten Nacht hatte ich weder Kissen noch Decke, aber eine Patientin, die ohne Kissen schläft, gab mir ihres, und ich deckte mich mit meinem Mantel zu. Am nächsten Tag habe ich mir dann Sachen mitgebracht. Vielleicht dürfte ich es gar nicht erzählen – aber einer der Pförtner bringt mir ab und zu eine Tasse Kaffee.

Ärztin: Das ist recht von ihm.

Mutter: Vielleicht hätte ich all das nicht erzählen sollen, aber man muß es sich mal von der Seele reden.

Ärztin: Ich glaube auch, daß man über solche Dinge reden soll. Es hat keinen Zweck, so zu tun, als ob immer alles in Ordnung sei.

Mutter: Nein, denn wie ich sagte, es kommt für den Kranken und die Angehörigen so sehr darauf an, wie sich die Ärzte und die Schwestern verhalten.
Ärztin: Ich hoffe aber doch, daß Sie auch gute Erfahrungen gemacht haben.
Mutter: Ja, das will ich auch erwähnen. Einigen Patienten war nachts etwas weggekommen, sie beklagten sich, aber nichts geschah. Deshalb hielten sie sich wach, bis das Mädchen dagewesen war, das jetzt nachts Dienst macht. Sie ist auch so grob und ordinär, ein Hausmädchen. Und an einem Abend geht die Tür auf, und da steht ein großer, junger Farbiger und sagt: „Guten Abend, ich bin gekommen, um Ihnen die Nacht etwas angenehmer zu machen." Seine ganze Haltung war fabelhaft. Er kam jedesmal, wenn ich klingelte, er war einfach großartig. Und am nächsten Morgen fühlten sich beide Patientinnen hundertprozentig besser – dann wird aber auch der Tag angenehmer.
Ärztin: Vielen Dank, Frau M.
Mutter: Hoffentlich habe ich nicht zuviel erzählt.

Es folgt das Interview mit Frau C., die sich mit ihrem Tode nicht abfinden konnte, weil sie zu viele Familienverpflichtungen auf sich lasten fühlte.

Ärztin: Sie sagen, daß Ihnen vieles durch den Kopf geht, wenn Sie so allein liegen. Deshalb haben wir Ihnen vorgeschlagen, daß wir uns zu Ihnen setzen und zuhören. Ihre Kinder bilden wohl Ihre größte Sorge?
Patientin: Ja, vor allem meine kleine Tochter. Außerdem habe ich noch drei Söhne.
Ärztin: Die wohl schon ziemlich herangewachsen sind?
Patientin: Gewiß, aber Kinder sind immer sehr betroffen, wenn die Eltern ein schweres Leiden haben, vor allem, wenn es sich um die Mutter handelt. Sie wissen ja, wie schwer Kindheitseindrücke wiegen. Ich frage mich, ob es ihr nicht schadet, wenn sie so aufwächst, und was sie sagen wird, wenn sie als Erwachsene auf diese Zeit zurückblickt.
Ärztin: Warum?
Patientin: Ihre Mutter ist ja völlig untätig, mehr als je zuvor. Ich sorge mich sehr darum, daß sich jemand um meine Familie kümmert. Das belastet mich noch mehr als vor diesem Kranken-

hausaufenthalt, obwohl ich zu Hause ja auch nichts tun konnte. Oft ist es ja so, daß die Freunde nicht Bescheid wissen, weil niemand davon sprechen mag. Ich habe aber darüber gesprochen, weil mir schien, die Bekannten müßten Bescheid wissen. Nun frage ich mich, ob es richtig war. Vielleicht war es auch falsch, meine Tochter in so jungen Jahren schon mit diesem Wissen zu belasten.

Ärztin: Auf welche Weise haben Sie es ihr mitgeteilt?

Patientin: Die Kinder fragen immer sehr geradezu, und ich habe ebenso offen geantwortet, aber doch mit Beklommenheit. Ich hoffe aber immer noch, vielleicht entdeckt man eines Tages etwas Neues, so daß ich wieder eine Chance habe. Angst habe ich nicht, und ich meine, daß sie sich auch nicht fürchten sollte. Ich hätte auch dann keine Angst, wenn meine Krankheit in ein hoffnungsloses Stadium geriete und ich mich sehr elend fühlte. Ich hoffe, daß die Sonntagsschule meiner Tochter hilft, sich zu entwickeln und mit allem fertig zu werden. Wenn ich nur wüßte, daß sie damit weitermacht und meine Krankheit nicht als Tragödie auffaßt! Ich habe nie, nie gewünscht, eine Tragödie daraus zu machen, ich empfinde es selbst nicht so und habe auch nicht so mit ihr gesprochen. Wie oft habe ich versucht, mit ihr zusammen fröhlich zu sein. Sie glaubt immer, daß man mich hier wieder gesund machen wird – auch jetzt noch glaubt sie es!

Ärztin: Sie haben immer noch Hoffnung, aber weniger als Ihre Familie – das wollten Sie doch sagen? Wahrscheinlich ist alles viel schwieriger, wenn die Familienmitglieder die Situation nicht mit gleicher Klarheit erkennen.

Patientin: Niemand weiß, wie lange es so weitergehen wird. Ich habe immer noch an der Hoffnung festgehalten, aber so schlecht wie jetzt ging es mir noch nie. Die Ärzte haben nichts gesagt, auch nicht, was man bei der Operation festgestellt hat. Aber jeder wüßte wohl Bescheid, auch ohne daß man ihn ausdrücklich informiert. Mein Gewicht ist so niedrig wie noch nie, ich habe kaum Appetit. Es heißt, ich habe eine Infektion gehabt, die man noch nicht entdecken konnte, und bei Leukämie ist eine zusätzliche Infektion ja wohl das Schlimmste, das eintreten kann.

Ärztin: Als ich Sie gestern aufsuchte, waren Sie sehr aufgeregt. Man hatte ihren Dickdarm geröntgt, und Sie fühlten sich, als hätten Sie ein Stück Ihrer Persönlichkeit eingebüßt.

Patientin: Ja. Denn es sind ja nicht die großen Sachen, die zählen, wenn man so elend und schwach ist – es sind die Kleinigkeiten.

Warum in aller Welt können sie dann nicht mit mir reden? Warum sagen sie einem vor bestimmten Prozeduren nicht Bescheid? Warum lassen sie mich nicht vorher ins Badezimmer gehen, ehe sie mich wie ein Ding und nicht wie einen Menschen fortbringen?

Ärztin: Worüber waren Sie gestern so erregt?

Patientin: Das ist eine ganz persönliche Angelegenheit, aber ich will es erzählen. Warum geben sie mir nicht einen zweiten Schlafanzug mit, wenn der Darm geröntgt werden muß? Die Sache ist so schrecklich unappetitlich. Man weiß, daß alles voll von weißem Kalk ist, die Situation ist scheußlich. Oben auf der Station sind sie einfach großartig, aber wenn man zum Röntgen gebracht wird, fühlt man sich wie eine Nummer. Sie unternehmen die sonderbarsten Sachen, und es ist einfach schrecklich, in solchem Zustand zurückzukommen. Ich weiß nicht, wie es zugeht, aber es ist immer das gleiche. Ich glaube, das sollte nicht sein, man müßte den Patienten rechtzeitig informieren. Ich fühlte mich so elend, aber die Schwester, die mich ins Zimmer zurückbringen sollte, meinte, ich könnte gehen, und ich sagte: „Na ja, wenn Sie meinen, kann ich es ja versuchen", aber ich wußte kaum, wie ich das Zimmer erreichen sollte.

Ärztin: Es ist klar, daß Sie sich dann ärgern und frustriert sind.

Patientin: Dabei ärgere ich mich nicht so leicht. Ich glaube, daß ich zum letzten Mal wirklich böse war, als mein ältester Sohn fortging, mein Mann auf Arbeit war und das Haus nicht abgeschlossen werden konnte. Ich fühlte mich natürlich unsicher in dem unverschlossenen Haus, das direkt an der Ecke liegt. Ich konnte einfach nicht einschlafen, weil alles offen war. Das hatte ich ihm auch auseinandergesetzt, und meistens ist er vernünftig, aber an diesem Abend nicht.

Ärztin: Ihr Ältester ist etwas schwierig, nicht? Gestern haben Sie kurz erwähnt, daß er emotional gestört und in der Entwicklung zurückgeblieben ist.

Patientin: Ja, er war vier Jahre im Krankenhaus und ist jetzt wieder zu Hause.

Ärztin: Sie haben das Gefühl, daß Sie sein Tun und Lassen mehr unter Kontrolle haben müßten, und das macht Ihnen Kummer, wie damals auch die unverschlossene Tür.

Patientin: Ja, denn ich bin doch für ihn verantwortlich – und ich kann jetzt gar nichts tun.

Ärztin: Was wird geschehen, wenn Sie überhaupt keine Verantwortung mehr tragen können?

Patientin: Wir hoffen, daß dies alles ihm die Augen öffnen wird, denn bisher versteht er es noch nicht. Es steckt viel Gutes in ihm, aber er braucht Hilfe, allein kann er nicht zurechtkommen.
Ärztin: Wer könnte ihm helfen?
Patientin: Das ist eben die Frage. Solange mein Mann lebt, wird er sich um ihn kümmern, aber er ist ja viele Stunden nicht im Hause. Wir haben die Großeltern bei uns, aber auch das ist keine Lösung.
Ärztin: Wessen Eltern sind es?
Patientin: Mein Schwiegervater und meine Mutter, und beiden geht es auch nicht gut. Meine Mutter hat die Parkinsonsche Krankheit und mein Schwiegervater ein Herzleiden.
Ärztin: Und das alles kommt noch zu der Sorge um Ihre zwölfjährige Tochter? Sie haben Probleme mit dem Ältesten, sie haben eine Mutter mit Parkinsonscher Krankheit und einen herzleidenden Schwiegervater, der auch nicht leistungsfähig ist. Sie brauchen jemanden, der sich bei Ihnen zu Hause um diese Menschen kümmert. Dieser Gedanke quält Sie.
Patientin: Ja. Wir versuchen, Freunde zu finden, und hoffen, daß sich irgendwelche Hilfe bietet. Bisher leben wir von einem Tag zum anderen, irgendwie kommt es immer noch zurecht, aber man fragt sich doch, wie es weitergehen soll. Schließlich wird ja alles durch meine Krankheit kompliziert. Man weiß einfach nicht, ob man die Dinge von Tag zu Tag an sich herankommen lassen oder ob man eine drastische Änderung vornehmen soll.
Ärztin: Eine Änderung?
Patientin: Ja. Mein Mann hat schon gesagt, daß wir die alten Leute anders unterbringen müssen, meine Mutter bei meiner Schwester, seinen Vater in einem Pflegeheim. Wir müssen lernen, sachlich zu denken und die Familie so gut wie möglich zu versorgen. Unser Hausarzt meint sogar, daß ich meinen Ältesten in eine Anstalt bringen sollte. Aber ich kann es nicht. Und schließlich habe ich zu den beiden Alten gesagt: „Ich glaube, mir wird noch elender zumute sein, wenn ihr das Haus verlaßt. Also bleibt ihr. Vielleicht muß es doch einmal sein, aber wenn ihr es dann nicht aushalten könnt, kommt ihr hierher zurück. Wenn ihr jetzt das Haus verlaßt, wäre alles noch schlimmer." Ich erklärte ihnen, daß es in erster Linie um sie selbst geht.
Ärztin: Sie hätten Gewissensbisse, wenn sie in ein Pflegeheim kämen?
Patientin: Jedenfalls, solange sie noch ohne Gefahr die Treppen

benutzen können. Aber jetzt wird es schon etwas gefährlich für meine Mutter, wenn sie am Herd steht.

Ärztin: Wenn man so wie Sie daran gewöhnt ist, für andere zu sorgen, muß es schwer sein, von anderen völlig abhängig zu werden.

Patientin: Das ist wirklich schwierig. Meine Mutter will ja helfen, sie hat keine anderen Interessen als ihre Familie. Das ist gar nicht so gut, man braucht andere Interessen. Zum Glück wohnt meine Schwester nebenan. Meine Tochter kann zu ihr gehen, und meine Mutter findet bei ihr immer etwas Abwechslung.

Ärztin: Das macht natürlich alles etwas einfacher. – Frau C., berichten Sie doch bitte etwas über sich selbst. Sie sagten, daß Sie sich bei diesem Krankenhausaufenthalt elender als früher fühlen und daß Sie auch mehr Gewicht verloren haben. Woran denken Sie, was hilft Ihnen, wenn Sie so allein im Bett liegen?

Patientin: Die Verhältnisse, aus denen mein Mann und ich stammen, brachten es mit sich, daß wir von Anfang an in unserer Ehe bewußt eine Kraft von außen suchten. Mein Mann war Pfadfinderführer. Die Ehe seiner Eltern war problematisch und wurde schließlich geschieden. Mein Vater heiratete in erster Ehe eine junge Kellnerin, aber das ging nicht gut. Er heiratete dann meine Mutter, aber die drei kleinen Kinder waren zu bedauern, sie wurden an verschiedenen Orten untergebracht und nicht in die zweite Ehe übernommen. Mein Vater war sehr launisch und reizbar, nicht gut veranlagt. Heute frage ich mich, wie ich das alles ausgehalten habe. Mein Mann und ich lernten uns in der Kirche kennen und wußten, als wir heirateten, daß wir Hilfe brauchten. Wir waren beide sehr aktiv in der kirchlichen Arbeit; ich habe seit meinem siebzehnten Jahr in der Sonntagsschule unterrichtet und auch mit sehr viel Freude in der Kindertagesstätte gearbeitet, bis ich die beiden ältesten Söhne hatte. Oft habe ich selbst Andachten in der Kirche gehalten und den Zuhörern erklärt, was mir die Kirche, was mir Gott bedeutet. Das alles wirft man nicht einfach über Bord, wenn ein Unglück eintritt, man glaubt nach wie vor, daß geschieht, was geschehen soll.

Ärztin: Das hilft Ihnen auch jetzt?

Patientin: Ja. Mein Mann und ich empfinden es beide auf dieselbe Weise, und wir werden nie müde, anderen davon zu erzählen. Unsere Liebe ist noch genauso stark wie vor neunundzwanzig Jahren, als wir heirateten – das bedeutet sehr viel für mich. Wir haben die Schwierigkeiten unseres Lebens gemeinsam bewältigt. Er ist ein wunderbarer Mensch, ein großartiger Mensch!

Ärztin: Sie haben die Schwierigkeiten tapfer gemeistert. Das größte Problem ist für Sie doch der Sohn?

Patientin: Wir haben für ihn getan, was wir nur konnten, aber Eltern können nicht genügend ausrichten. Man weiß einfach nicht, wie man ihn behandeln soll. Zuerst glaubt man, es nur mit Eigensinn zu tun zu haben, man kennt sich ja nicht aus.

Ärztin: Wie alt war er, als Sie erkannten, daß er gestört ist?

Patientin: Ach, eigentlich war es gar nicht zu übersehen. Wenn ein Kind nicht das tut, was andere tun, wenn es zum Beispiel nicht Dreirad fahren will . . . Aber als Mutter möchte man es nicht wahrhaben und sucht nach anderen Erklärungen.

Ärztin: Wie lange brauchten Sie zu der Einsicht?

Patientin: Als er in den Kindergarten der Schule kam, hatte seine Lehrerin schon Schwierigkeiten mit ihm. Sie berichtete mir darüber, und ich mußte endlich die Wahrheit einsehen.

Ärztin: Sie haben es also nach und nach erkannt, wie auch bei Ihrer Leukämie. Welche Menschen hier im Krankenhaus helfen Ihnen am meisten?

Patientin: Für mich ist es immer eine große Hilfe, wenn ich einer Krankenschwester vertrauen kann. Ich erzählte ja schon, wie es gestern war, als ich zum Röntgen gebracht wurde und mir wie eine Nummer vorkam. Es war spät, alle ärgerten sich, weil noch ein Patient gebracht wurde; sie waren die ganze Zeit verärgert. Die Schwester, die mich hinfuhr, ließ mich einfach im Rollstuhl stehen, bis eine andere ihr sagte, sie müsse mich anmelden. Die technischen Assistentinnen waren auch gereizt, weil sie nach Hause wollten. Alles sind nur Kleinigkeiten, aber sie machen viel aus, denn es ist so sehr wichtig, daß die Schwestern freundlich und fröhlich sind.

Ärztin: Wie beurteilen Sie Menschen, die keinen Glauben haben?

Patientin: Solchen Menschen begegnet man ja oft, auch unter den Patienten. Bei meinem letzten Aufenthalt sagte ein Herr, nachdem er gehört hatte, was mir fehlt: „Das kann ich nicht verstehen. Es geht wirklich nicht gerecht zu in der Welt. Warum müssen Sie nun Leukämie haben – Sie haben nie geraucht, nicht getrunken, nichts dergleichen getan. Und ich bin ein alter Mann und habe vieles getan, was ich nicht hätte tun sollen." Aber darauf kommt es ja gar nicht an. Uns ist nicht zugesagt worden, daß alles im Leben glatt gehen soll. Unser Herr selbst hatte furchtbare Dinge zu ertragen, also müssen wir von ihm lernen, und ich versuche, ihm zu folgen.

Ärztin: Denken Sie manchmal an das Sterben?

Patientin: Ob ich an das Sterben denke?
Ärztin: Ja.
Patientin: Doch, ich denke oft daran. Mir ist der Gedanke so unsympathisch, daß jeder kommt, um mich noch einmal zu sehen, während ich so schrecklich aussehe. Warum muß das eigentlich sein? Warum begnügt man sich nicht mit einem kurzen Trauergottesdienst? Ich mag Beerdigungen nicht, vielleicht finden Sie das sonderbar. Aber ich ekle mich vor der Vorstellung, daß mein Körper da im Sarg liegt.
Ärztin: Ich glaube, jetzt verstehe ich Sie nicht.
Patientin: Ich möchte niemanden unglücklich machen, auch nicht meine Kinder in den Tagen bis zur Beerdigung. Ich habe schon darüber nachgedacht, aber noch nichts unternommen. Mein Mann hat mich früher einmal gefragt, ob wir unsere Augen oder den ganzen Körper als Spender zur Verfügung stellen wollten – damals haben wir nichts unternommen, später auch nicht. Man schiebt solche Fragen ja gern vor sich her.
Ärztin: Sprechen Sie jemals mit anderen Menschen darüber? Bereiten Sie sich sozusagen auf die Zeit vor, in der das Sterben an Sie herantritt?
Patientin: Wie ich schon zu Pastor C. gesagt habe, haben viele Menschen das starke Bedürfnis, sich an jemand anders zu halten, etwa den Pastor zu rufen und sich alle Fragen von ihm beantworten zu lassen.
Ärztin: Beantwortet er alle Fragen?
Patientin: Ich meine, wenn man das Christentum richtig auffaßt, müßte man in meinem Alter imstande sein, sich allein um diese Dinge zu bemühen und sie für sich selbst zu klären, denn man ist viele Stunden allein, man ist einsam und krank zugleich. Es kann ja nicht immer jemand dasein. Mein Mann würde gern soviel wie möglich bei mir sein.
Ärztin: Für Sie bedeutet die Anwesenheit anderer Menschen also Hilfe?
Patientin: Ja, sicher, vor allem bestimmter Menschen.
Ärztin: Und wer sind sie? Den Pastor und Ihren Mann haben Sie schon erwähnt.
Patientin: Ich freue mich, wenn der Pastor unserer Kirche mich besucht. Und ich habe eine Jugendfreundin, einen Menschen mit starker christlicher Überzeugung. Sie war erblindet und mußte im Krankenhaus monatelang flach auf dem Rücken liegen, ertrug es

aber sehr tapfer. Sie gehört zu den Menschen, die immer etwas für andere tun möchten. Sie besucht Kranke, sie sammelt Kleidung für arme Leute. Neulich schrieb sie mir sehr lieb und zitierte den 139. Psalm. Darüber habe ich mich sehr gefreut. Ich soll wissen, sagt sie, daß ich zu ihren engsten Freunden gehöre. Sehen Sie, das sind die Leute, die man um sich haben möchte. Im allgemeinen ist man hier in der Klinik sehr freundlich. Aber leider muß ich so oft mit anhören, wenn sich Patienten in anderen Zimmern quälen. Ich höre es und denke, daß doch jemand etwas unternehmen müßte. Man kann nicht einfach zu ihnen gehen, aber ihre Qual bleibt einem ja nicht verborgen. Das hat mich beim ersten Krankenhausaufenthalt so gequält, daß ich nicht schlafen konnte, bis ich mir sagte, daß ich Schlaf brauchte. Dann ging es. Hoffentlich werde ich nie so schreien! Vor kurzem starb eine ältere Kusine von mir an Krebs. Sie lag Monate im Krankenhaus, hat aber nie geschrien. Eine Woche vor ihrem Tod habe ich sie noch besucht – sie war so etwas wie eine Offenbarung für mich, denn selbst da sorgte sie sich mehr um mich als um sich selbst.

Ärztin: So möchten Sie auch sein, ja?

Patientin: Sie hat mir geholfen. Ich möchte auch helfen können.

Ärztin: Und das können Sie bestimmt, allein schon mit diesem Interview.

Patientin: Mich bedrückt auch der Gedanke, daß man nie weiß, wie man sich benimmt, wenn man nicht ganz bei sich ist. Die Menschen verhalten sich dann ganz unterschiedlich. Ich halte es für sehr wichtig, daß man sich für solche Fälle auf die Anwesenheit des Arztes verlassen kann. Dr. E. ist so beschäftigt, daß man nichts zu reden wagt, und falls er nicht selbst danach fragt, verschont man ihn mit Familienangelegenheiten. Dabei habe ich aber den Eindruck, daß häusliche Probleme den Gesundheitszustand sehr beeinflussen.

Pastor: Neulich sprachen Sie davon. Sie fragten sich, ob der Druck der häuslichen Probleme Ihrem Zustand schade.

Patientin: Das war zu Weihnachten. Mein Sohn war sehr schwierig, und mein Mann wollte ihn wieder in die staatliche Anstalt bringen. Er war auch einverstanden und sagte, er wolle packen, sobald sie aus der Kirche kämen. Er kam hin, änderte aber seine Meinung und fuhr wieder nach Hause. Sein Vater sagte, wenn er lieber zu Hause sein wolle, dann sei es auch gut. Wenn der Junge zu Hause ist, sitzt er keine Sekunde still, er geht immerzu auf und ab.

Ärztin: Wie alt ist er?

Patientin: Zweiundzwanzig. Es geht alles einigermaßen, wenn man ihn richtig anfaßt und seine Fragen beantworten kann, aber wenn man ihm auf keine Weise helfen kann, ist eine Unterhaltung mit ihm schrecklich. Vor kurzem versuchte ich ihm zu erklären, was bei seiner Geburt geschehen war, und er schien es auch zu begreifen. Ich sagte: „Du hast eine Krankheit, wie ich eine Krankheit habe, und manchmal hast du eine sehr häßliche Zeit. Ich weiß, daß es dann für dich sehr schwer ist, und ich rechne es dir hoch an, daß du sie überwindest und dich wieder fängst." Und so fort. Er gab sich danach noch mehr Mühe, aber man gerät selbst in eine Verfassung, in der man völlig ratlos ist.
Pastor: Ich kann mir denken, wie ermüdend es ist, in solcher dauernden Spannung zu leben.
Patientin: Mein Sohn ist das größte Problem.
Ärztin: Sie denken an die erste Frau Ihres Vaters, deren drei kleine Kinder voneinander getrennt wurden. Jetzt stehen Sie vor ähnlichen Fragen. Was geschieht mit Ihren Kindern?
Patientin: Ich sorge mich so darum, sie beieinander zu halten, damit sie nur nicht in alle möglichen Anstalten geschickt werden. Aber es wird schon irgendwie gehen. Wenn allerdings jemand bettlägerig wird, entstehen neue Schwierigkeiten. Mein Schwiegervater hatte einen schweren Herzanfall, hat sich aber erstaunlich gut erholt und fühlt sich wohl. Trotzdem denke ich manchmal, daß er in der Gesellschaft anderer alter Herren noch glücklicher wäre.
Ärztin: Dann käme ja ein Pflegeheim in Frage.
Patientin: Gewiß, und das wäre auch nicht so schlimm, wie er es sich jetzt vorstellt. Aber er ist so stolz, daß er bei seinem Sohn und dessen Frau leben kann.
Ärztin: Frau C., jetzt müssen wir wohl unser Gespräch beenden, denn ich habe versprochen, daß es nicht länger als fünfundvierzig Minuten dauert. Gestern sagten Sie, daß bisher niemand mit Ihnen darüber gesprochen hat, wie Sie von Ihren häuslichen Problemen belastet werden. Meinen Sie, daß Ärzte und Schwestern oder andere Angehörige der Klinik mit den Patienten über solche Dinge sprechen sollten, falls die Kranken es wünschen?
Patientin: Es ist sehr, sehr hilfreich.
Ärztin: Und wer sollte es übernehmen?
Patientin: Der Patient ist glücklich, wenn es sein Arzt tut, aber es gibt nur wenige Ärzte, die sich auch für solche Seiten im Leben ihrer Patienten interessieren, die meisten kümmern sich ausschließlich um

medizinische Fragen. Sehr verständnisvoll ist Dr. M. Er hat mich hier auch schon zweimal aufgesucht.
Ärztin: Woher stammt nach Ihrer Meinung die Zurückhaltung der Ärzte?
Patientin: Es ist hier nicht anders als in der Welt heute überhaupt. Woher kommt es, daß so wenig Leute das tun, was getan werden muß?
Ärztin: Ich glaube, wir machen jetzt Schluß. Möchten Sie uns gern noch etwas fragen, Frau C.? Wir werden Sie wieder besuchen.
Patientin: Ich hoffe nur, daß ich immer mehr Menschen darauf hinweisen kann, wo der Kranke Hilfe braucht. Mein Sohn ist ja nur ein Beispiel. Es gibt so viele Menschen auf der Welt – man versucht ja nur, irgend jemanden so weit an einem Fall zu interessieren, daß er vielleicht etwas unternimmt.

Es ist verständlich, daß die große und vielfältige Belastung, die Frau C., eine Frau in mittleren Jahren, zu tragen hatte, ihr ein friedvolles Sterben fast unmöglich machte, solange nicht Lösungen für ihre Probleme gefunden werden konnten. Zorn und Depression sind die Folgen, wenn eine Patientin wie sie nicht die Möglichkeit hat, sich über ihre Sorgen auszusprechen. Ihr Zorn zeigt sich vor allem in den Äußerungen über die Schwestern, die sie zu Fuß zum Röntgen gehen lassen, ihre Wünsche nicht beachten und mehr an den eigenen Feierabend als an Hilfe für eine Kranke denken, die sich selbst helfen möchte, solange es eben geht – aber nicht darüber hinaus –, und die ihre Würde auch unter peinlichen Umständen bewahren will.
Frau C. schildert wohl am besten das Bedürfnis nach aufmerksamer, verständnisvoller Umgebung und ihren Einfluß auf das Leiden. Sie selbst gibt ja ein Beispiel, wenn sie die alten Menschen nicht in ein Heim schickt, sondern sie im Haus behält und tätig sein läßt, soweit es möglich ist. Ebenso darf der Sohn, obwohl seine Gegenwart kaum zu ertragen ist, in der Familie bleiben und an ihrem Leben teilnehmen, soweit er es eben kann. Aus allem, was Frau C. über ihren Kampf für die Familie mitteilt, klingt auch immer der Wunsch hindurch, nach Hause entlassen zu werden und sich – wenn auch bettlägerig – um die Familie kümmern zu können. Der Wunsch, den sie zum Schluß ausspricht – einen immer größeren Kreis mit den Bedürfnissen von Kranken vertraut zu machen –, ist ihr durch unser Seminar wenigstens zum Teil erfüllt worden.
Frau C. sprach sich gern aus und nahm Hilfe dankbar entgegen, ganz

anders als Frau L., die zwar unserer Aufforderung folgte, aber zu einer wirklichen Artikulierung ihrer Sorgen erst kurz vor ihrem Tode imstande war und uns dann noch einmal zu sich bat.
Frau C. halfen das Verständnis ihres Mannes und ihre Religion über die letzten Leidenswochen. Er hatte auch Verständnis dafür, daß sie aus Rücksicht auf andere nicht wünschte, „so häßlich" im Sarg gesehen zu werden. Aus vielen ihrer Äußerungen geht ja ihre Angst hervor, die Kontrolle über sich selbst oder ihre menschliche Würde zu verlieren, wenn die Kräfte nachließen. Sie bekannte sich aber in einem späteren Gespräch zu ihrem Bedürfnis, ,,manchmal laut zu schreien". Ihre Erleichterung war groß, als der Pastor und die Fürsorgerin helfen konnten und der Psychiater sich um eine Unterbringung für den kranken Sohn bemühte. Erst als alle diese Fragen gelöst waren, empfand Frau C. Frieden und hörte auf, sich um ihr „schreckliches Aussehen" im Sarg zu sorgen: Diese Vorstellung wandelte sich in ein Bild von Frieden, Ruhe und Würde, das sich mit ihrer endgültigen Ergebung und Lösung aus allen Bindungen einstellte.

Das folgende Interview mit Frau L. spricht für sich selbst. Die Kranke gehörte zu dem Typ von Patienten, die uns am meisten frustrieren, weil ihre Bereitschaft, Hilfe anzunehmen, und die Behauptung, sie brauchten keine Hilfe, miteinander abwechseln. Es ist wichtig, solchen Kranken keine Hilfe aufzuzwingen, sich aber zur Verfügung zu halten, wenn sie uns brauchen.

Ärztin: Frau L., wie lange sind Sie schon in der Klinik?
Patientin: Seit dem 6. August.
Ärztin: Nicht zum ersten Mal?
Patientin: Nein, ich liege wohl schon zum zwanzigsten Mal im Krankenhaus.
Ärztin: Seit wann?
Patientin: Seit ich 1933 mein erstes Kind bekam. In diese Klinik bin ich 1955 zum ersten Mal eingewiesen worden, und zwar zu einer Adrenalektomie (Entfernung der Nebennieren).
Ärztin: Warum wurde die Operation vorgenommen?
Patientin: Ich hatte unten an der Wirbelsäule einen bösartigen Prozeß.
Ärztin: Seit elf Jahren leiden Sie also an einer bösartigen Erkrankung?

Patientin: Nein, schon länger. 1951 hat man mir eine Brust abgenommen, 1954 die andere. Dann kam die Adrenalektomie, dann, ebenfalls 1955, die Entfernung der Eierstöcke.
Ärztin: Wie alt sind Sie jetzt?
Patientin: Ich werde bald fünfundfünfzig.
Ärztin: Können Sie uns berichten, wie alles begann?
Patientin: 1951 hatten wir die Familie meines Mannes bei uns zu Besuch. Als ich ein Bad nehmen wollte, entdeckte ich einen Knoten oben auf der Brust. Ich zeigte ihn meiner Schwägerin und fragte, ob sie es für bedenklich hielte. Sie riet mir, sofort zum Arzt zu gehen. Ich meldete mich gleich bei ihm an, wurde in der nächsten Woche von ihm untersucht und am Tage darauf zum Röntgen geschickt. Dann hieß es bereits, daß es sich um Krebs handelte. In der Woche darauf wurde mir dann die eine Brust abgenommen.
Ärztin: Wie haben Sie das alles ertragen? Und wie alt waren Sie damals?
Patientin: An die vierzig Jahre. Alle meinten, ich würde wohl zusammenbrechen, und keiner konnte verstehen, warum ich so gelassen blieb. Ich habe sogar noch Unsinn geredet, und meine Schwägerin gab mir einen Klaps auf den Mund, als ich sofort sagte, es sei wohl Krebs. Ich habe es leichtgenommen. Meinen ältesten Sohn traf es am schwersten.
Ärztin: Wie alt ist er?
Patientin: Damals war er fast siebzehn, und er blieb zu Hause, bis ich die Operation hinter mir hatte. Dann ging er zum Militär, weil er fürchtete, ich würde nun krank und vielleicht ganz und gar bettlägerig sein oder etwas in der Art. Aber es gab sonst nichts, das mich bedrückt hätte, nur die Radiumbestrahlungen waren unangenehm.
Ärztin: Wie alt sind Ihre Kinder? Sie haben doch mehrere?
Patientin: Ja, ich habe noch einen Sohn, der jetzt achtundzwanzig Jahre alt ist und der damals in die höhere Schule ging.
Ärztin: Und der Älteste hat damals gefürchtet, daß Sie sterben würden, und ist deshalb aus dem Haus gegangen?
Patientin: So war es wohl.
Ärztin: Aber wie hat er sich denn später zu Ihrer Krankheit eingestellt?
Patientin: Na, ich ziehe ihn immer mit seiner „Idiosynkrasie gegen Kliniken" auf – er bringt es einfach nicht fertig, mich zu besuchen, wenn ich hier im Bett liege. Nur einmal war er hier, als ich eine

Bluttransfusion bekam. Manchmal bittet ihn sein Vater, etwas herzubringen, was ihm selbst zu schwer ist.

Ärztin: Wie hat man Ihnen den Krebsbefund mitgeteilt?

Patientin: Ach, ganz offen und geradeheraus.

Ärztin: Ist das gut oder schlecht?

Patientin: Mir war es gleich. Ich weiß nicht, wie andere es aufnehmen, aber ich wollte vor allen Dingen selbst so früh wie möglich im Bilde sein, ehe andere davon erfuhren. Man wird ja sehr hellhörig, wenn die Leute so besorgt sind, man spürt, daß etwas nicht stimmt.

Ärztin: Sie meinen, Sie hätten auf jeden Fall Verdacht geschöpft. – Nun, das war im Jahre 1951, jetzt haben wir 1966. Inzwischen waren Sie zwanzigmal im Krankenhaus. Was können Sie uns wohl lehren?

Patientin: Das weiß ich nicht, ich weiß nur, daß ich noch viel lernen muß. (Lacht)

Ärztin: Wie ist Ihr körperlicher Zustand? Ich sehe, daß Sie ein Stützkorsett tragen, haben Sie Schwierigkeiten mit der Wirbelsäule?

Patientin: Ja, im vorigen Jahr hat man im Juni einen künstlichen Wirbelblock hergestellt, und seitdem muß ich ständig das Korsett tragen. Zur Zeit macht mir mein rechtes Bein Schwierigkeiten, aber unsere tüchtigen Ärzte hier werden auch das für mich in Ordnung bringen. Ich konnte das Bein nicht richtig gebrauchen, es war taub und prickelte. Gestern aber verschwand das Gefühl wieder, alles scheint normal zu sein, ich kann das Bein wieder gebrauchen.

Ärztin: Hat sich das Karzinom wieder bemerkbar gemacht?

Patientin: Nein, man hat mir gesagt, daß ich mir keine Sorgen zu machen brauche, es ruht zur Zeit.

Ärztin: Seit wann?

Patientin: Ich vermute, seit der Adrenalektomie, aber ich weiß es natürlich nicht genau. Wenn mir die Ärzte gute Nachrichten mitteilen, lasse ich es dabei bewenden.

Ärztin: Sie hören sie also gern.

Patientin: Jedesmal, wenn ich die Klinik verlasse, sage ich zu meinem Mann, daß ich nun zum letzten Mal hiergewesen bin und nicht wiederkommen werde. Beim letzten Mal, am 7. Mai, war es mein Mann, der es sagte – aber das hielt nicht lange vor, denn ich mußte am 6. August wieder hierher.

Ärztin: Sie zeigen uns ein lächelndes Gesicht, aber tief innen ist Schatten und Kummer.

Patientin: Na ja, so wird es wohl jedem gehen.

Ärztin: Wie werden Sie damit fertig, daß Sie Krebs haben und zwanzigmal im Krankenhaus lagen, daß man Ihnen die Brüste abgenommen und die Nebennieren entfernt . . .

Patientin: und den Wirbelblock gemacht hat.

Ärztin: Ja, wie ertragen Sie das alles? Was gibt Ihnen Kraft, was macht Ihnen Sorgen?

Patientin: Das weiß ich nicht, wahrscheinlich hilft mir mein Glaube an Gott und an die Kunst der Ärzte.

Ärztin: Was ist wichtiger?

Patientin: Der Glaube an Gott.

Pfarrer: Wir haben ja schon früher darüber gesprochen. Aber wenn Sie auch Ihren Glauben haben, sind Sie doch manchmal unglücklich.

Patientin: Ja, freilich.

Pfarrer: Eine gelegentliche Depression ist schwer zu vermeiden.

Patientin: Ich bin vor allem dann deprimiert, wenn man mich längere Zeit alleingelassen hat. Ich denke an die Vergangenheit, aber dann sage ich mir, daß es keinen Sinn hat, im Bett zu liegen und an das Vergangene zu denken – es liegt ja so weit zurück. Ich sollte mehr an die Zukunft denken. Als ich zum ersten Mal an Krebs operiert werden mußte, waren die Jungen noch klein, und ich betete um die notwendige Frist, um sie aufziehen zu können.

Ärztin: Und jetzt sind die beiden erwachsen, nicht? Ihr Wunsch ist also erfüllt worden.

Patientin (weint): Entschuldigen Sie, aber ich muß einfach mal richtig weinen.

Ärztin: Und das ist auch gut so. Ich frage mich, Herr Pfarrer, warum Sie davon sprachen, daß die Depression vermieden werden sollte. Warum sollte das sein?

Pfarrer: Ich habe den falschen Ausdruck gebraucht. Frau L. und ich haben uns ausführlich darüber unterhalten, wie man mit der Depression fertig wird – man muß sich ihr stellen und sie überwinden.

Patientin: Manchmal kann ich einfach nicht anders, ich muß weinen, es tut mir leid.

Ärztin: Aber das sollen Sie ja auch! Sonst wird alles noch viel schlimmer, finden Sie das nicht?

Patientin: Nein, ich finde, daß man sich viel elender fühlt, wenn man sich hat gehen lassen. Denn wenn jemand so lange wie ich an solcher Krankheit gelitten hat, dann muß er dankbar für die zusätzliche Lebensspanne sein. Man hat vieles gehabt, was anderen nicht zuteil wurde. In den letzten Monaten habe ich in meiner Familie einiges erlebt und weiß jetzt, daß ich großes Glück habe, weil mir das nicht zugestoßen ist.

Pfarrer: Sie denken an Ihren Schwager, der hier starb?

Patientin: Ja, er war nicht lange krank und durfte bei weitem nicht mehr so lange leben wie ich. Dabei war er nicht alt. Hätte er gleich auf sein Leiden geachtet – ich glaube, er hat es einfach verbummelt, und dann war es bald aus mit ihm.

Ärztin: Wie alt war er?

Patientin: Dreiundsechzig. Er hatte Krebs.

Ärztin: Sie meinen, daß er nicht rechtzeitig darauf geachtet hat?

Patientin: Sechs Monate lang ging es ihm gar nicht gut, und jeder sagte, daß er zum Arzt gehen müsse. Aber er wartete, bis er es nicht mehr aushielt. Dann kam er in diese Klinik, und er und seine Frau waren völlig verstört, weil man hier nicht sein Leben retten konnte, wie man meines gerettet hat.

Ärztin: Ist eine solche Extra-Lebensspanne irgendwie anders als das Leben vorher?

Patientin: Nein, das kann ich nicht sagen. Ich empfinde mein Leben als so normal wie das Ihre und das des Pfarrers. Ich habe nie das Gefühl, auf geborgte Zeit zu leben, und auch nicht, daß ich aus der noch übrigen Zeit besonders viel herausholen müßte. Meine Zeit sehe ich nicht anders an als die Ihre.

Ärztin: Manche Menschen haben das Gefühl, daß sie intensiver leben.

Patientin: Nein.

Ärztin: Das gilt also nicht für alle Leute, für Sie nicht.

Patientin: Nein, nein, ganz gewiß nicht. Ich weiß, daß jeder von uns eines Tages davon muß und daß meine Zeit noch nicht gekommen ist. Das ist alles.

Ärztin: Haben Sie in dieser Zeit versucht – oder auch nur daran gedacht –, sich auf das Sterben vorzubereiten?

Patientin: Nein. Ich lebe wie vorher von einem Tag zum anderen.

Ärztin: Glauben Sie nicht, daß man darüber nachdenken sollte? Jeder von uns muß eines Tages sterben.

Patientin: Nein, ich bin nie auf den Gedanken gekommen, mich darauf vorzubereiten. Ich glaube, irgend etwas im eigenen Innern sagt es an, daß die Zeit gekommen ist. Ich fühle mich noch nicht bereit, ich rechne noch mit viel Zeit.

Ärztin: Aber niemand kann es wissen.

Patientin: Gewiß nicht, doch ich denke daran, daß ich meine beiden Jungen aufgezogen habe. Ich will mich auch um die Enkel kümmern.

Ärztin: Haben Sie Enkelkinder?

Patientin: Sieben. Und ich warte darauf, daß sie erwachsen sind, damit ich meine Urenkel sehen kann.

Ärztin: Wenn Sie im Krankenhaus liegen – welche Dinge helfen Ihnen am meisten?

Patientin: Oh, ich verlasse mich hundertprozentig auf die Ärzte.

Pfarrer: Mir scheint, es hilft Ihnen auch, daß Sie immer an einer Vorstellung von Ihrer Zukunft festhalten, an einem Ziel, das Sie durchaus erreichen wollen. Vor allem sagen Sie sich immer wieder, daß Sie nach Hause zurückkehren und sich frei bewegen möchten.

Patientin: Das stimmt. Ich möchte wieder gehen können. Ich bin auch ganz sicher, daß ich es wieder kann. Das ist Bestimmung.

Ärztin: Was hat Ihnen nach Ihrer Meinung geholfen, nicht zu verzagen und nicht aufzugeben?

Patientin: Ich habe doch meinen Mann zu Hause, und der ist ein größeres Kind als alle Kinder zusammengenommen. Er ist zuckerkrank, und seine Augen sind dadurch angegriffen, so daß er nicht mehr gut sieht. Wir leben schon von Invalidenrente.

Ärztin: Was kann er denn noch selbst tun?

Patientin: Viel ist es nicht mehr, weil er zu wenig sieht. Er kann nicht einmal die Verkehrslichter auf der Straße erkennen und in der Zeitung nur die größten Schlagzeilen lesen.

Ärztin: Wer kümmert sich um ihn?

Patientin: Als ich im vorigen Oktober hier entlassen wurde, haben wir einander versprochen, daß ich seine Augen und er meine Füße sein soll. Dabei sind wir geblieben.

Ärztin: Das ist sehr hübsch. Gelang es denn?

Patientin: Sogar sehr gut. Wenn er zum Beispiel etwas über den Tisch verschüttet, mache ich es ihm absichtlich nach, damit er nicht merkt, daß es am schlechten Sehen lag. Wenn er stolpert, sage ich einfach, daß ich noch viel öfter stolpere und doch zwei gute Augen habe, damit er sich nicht bedrückt fühlt.

Pfarrer: Ist er manchmal bedrückt?

Patientin: Ja, manchmal sehr.

Ärztin: Hat er nie daran gedacht, sich einen Blindenführhund anzuschaffen oder an einem Spezialtraining teilzunehmen?

Patientin: Wir haben eine Haushaltshilfe von der Heilsarmee. Die Fürsorgerin kommt auch, und sie will sich danach erkundigen, ob es für meinen Mann irgendwelche Hilfen gibt.
Ärztin: Die Organisation *Leuchtturm für Blinde* könnte feststellen, was er braucht, seine Selbständigkeit trainieren und ihm, wenn nötig, einen Stock beschaffen.
Patientin: Das wäre gut.
Ärztin: Sie ergänzen sich beide offenbar sehr gut, und jeder übernimmt das, wozu der andere nicht imstande ist. Dann haben Sie jetzt sicher große Sorgen, wie er ohne Sie auskommt.
Patientin: Ja.
Ärztin: Wie macht er es denn?
Patientin: Zum Abendessen geht er zu den Kindern, und dreimal in der Woche kommt die Haushaltshilfe zum Reinmachen und Bügeln. Waschen kann er selbst. Ich lasse ihn auch alles tun, wozu er sich noch imstande fühlt. Ich habe gemerkt, daß so manches verschlampt, aber ich sage natürlich, daß alles ordentlich aussieht, damit er weitermacht und sich verantwortlich fühlen kann.
Ärztin: Sie sagen ihm Dinge, die ihn froh stimmen.
Patientin: Ich versuche es jedenfalls.
Ärztin: Auch, wenn es sich um Ihr Befinden handelt?
Patientin: Ich bemühe mich, nicht zu klagen. Wenn er mich nach meinem Befinden fragt, sage ich immer, daß es großartig geht – bis zu dem Tag, wo ich wieder ins Krankenhaus muß. Das ist dann ungefähr das erste, was er erfährt.
Ärztin: Hat er denn niemals darum gebeten, daß Sie ihn früher informieren?
Patientin: Nein, denn ich habe mich von mir aus immer so verhalten. Eine Freundin von mir hat sich so lange eingeredet, daß sie krank sei, bis sie im Rollstuhl landete. Das war eine gute Lektion für mich; ich habe mir gesagt, daß es schon sehr schlimm kommen muß, wenn ich klage. Sie ging zu sämtlichen Ärzten in der Stadt, um sich bestätigen zu lassen, daß sie multiple Sklerose habe. Keiner fand etwas. Heute sitzt sie im Rollstuhl und kann nicht gehen; ob sie an der Krankheit wirklich leidet oder nicht, weiß ich nicht, jedenfalls benimmt sie sich seit siebzehn Jahren entsprechend.
Ärztin: Aber das ist ja ein Extrem in anderer Richtung.
Patientin: Ja, aber ich glaube, das ständige Klagen ... Eine andere Schwägerin klagt schon über Fingernägelschneiden und Beinerasieren, und ich kann das ständige Jammern der beiden nicht ertragen

und habe beschlossen, daß ich nicht klagen will, solange ich es irgendwie aushalte.

Ärztin: Ist das eine ererbte Eigenschaft? Waren Ihre Eltern auch so hart im Nehmen?

Patientin: Meine Mutter starb 1949 an Leukämie, und ich habe sie nur zweimal im Leben krank gesehen. Wie mein Vater war, weiß ich kaum, er starb 1918 an Grippe.

Ärztin: Für Sie ist Klagen gleichbedeutend mit Sterben, weil Ihre Eltern erst kurz vor ihrem Tode über Krankheit geklagt haben.

Patientin: Das stimmt! Das stimmt!

Ärztin: Aber Sie wissen doch auch, daß viele Leute Schmerzen und Beschwerden äußern, ohne deshalb zu sterben.

Patientin: Das weiß ich. Ich habe noch eine Schwägerin . . .

Pfarrer: Im Krankenhaus blicken die anderen Patienten oft zu Frau L. auf, und sie sieht, daß sie die anderen trösten kann.

Patientin: Meinen Sie?

Pfarrer: Und manchmal frage ich mich, ob Sie selbst nicht auch jemanden brauchen, bei dem Sie Trost finden und sich aussprechen könnten, statt immer nur andere zu trösten.

Patientin: Ich brauche keinen Trost, Herr Pfarrer, und schon gar kein Mitleid. Ich finde nicht, daß man mich bedauern sollte, und nichts war eigentlich so schlimm, daß ich darüber klagen dürfte. Nur die armen Ärzte tun mir leid.

Ärztin: Sie bedauern Sie? Die Ärzte wollen sicher nicht bedauert werden, sowenig wie Sie.

Patientin: Das weiß ich. Aber wenn sie von Zimmer zu Zimmer gehen und alle stöhnen und jammern hören, dann möchten sie gewiß davonlaufen. Die Schwestern natürlich auch.

Ärztin: Manchmal tun sie es ja.

Patientin: Und ich mache ihnen gewiß keinen Vorwurf daraus.

Ärztin: Sie haben berichtet, daß Sie mit den Ärzten sozusagen zusammenarbeiten. Verschweigen Sie ihnen denn manchmal etwas, um sie nicht zu belasten?

Patientin: Nein, nein, ich sage natürlich, wenn etwas nicht in Ordnung ist, denn sie können mir ja nicht helfen, wenn sie nicht Bescheid wissen.

Ärztin: Haben Sie körperliche Beschwerden?

Patientin: Es geht mir sehr gut, aber ich möchte natürlich das tun können, wonach ich mich sehne.

Ärztin: Was zum Beispiel?

Patientin: Ich möchte aufstehen und den ganzen Weg nach Hause zu Fuß gehen können.
Ärztin: Und danach?
Patientin: Das weiß ich nicht – vielleicht schlafen gehen. (Sie lacht.) Es geht mir sonst gut, ich habe augenblicklich keine Schmerzen und Beschwerden, seit gestern das Prickeln in den Beinen wieder aufhörte. Zu Hause habe ich mir vielleicht zuviel Mühe gemacht, weil ich da schon nicht mehr richtig laufen konnte. Vielleicht hätte ich gleich Bescheid sagen und mich behandeln lassen sollen – aber ich glaube ja immer, daß der nächste Tag schon Besserung bringen wird.
Ärztin: Sie warten und hoffen, daß die Beschwerden verschwinden.
Patientin: Ich warte und warte, bis ich merke, daß es nicht besser wird. Dann gehe ich zum Arzt.
Ärztin: Und müssen die Tatsachen anerkennen.
Patientin: Ich muß die Tatsachen anerkennen.
Ärztin: Wie wird es sein, wenn Sie am Ende Ihrer Tage angelangt sind – werden Sie es ebenso aufnehmen?
Patientin: Warten wir ab, bis es soweit ist – ich hoffe es jedenfalls. Ich glaube, daß auch meine Mutter es gelassen hinnahm. Sie wußte nicht, daß sie Leukämie hatte, denn die Ärzte wollten nicht, daß ich es ihr mitteilte.
Ärztin: Wie beurteilen Sie das heute?
Patientin: Mir war es nicht recht, denn sie hat vermutlich die Behandlung der Ärzte durchkreuzt, weil sie nicht Bescheid wußte. Sie erzählte den Ärzten, sie habe Gallenblasenentzündung, und nahm von sich aus Medikamente, die sicher bei ihrem Leiden nur geschadet haben.
Ärztin: Warum hat man ihr die Wahrheit verschwiegen? Was meinen Sie?
Patientin: Ich weiß es nicht. Ich habe den Arzt gefragt, was denn passieren würde, wenn man ihr die Wahrheit sagte, aber er sagte nur, nein, sie sollte es nicht erfahren.
Ärztin: Wie alt waren Sie damals?
Patientin: Etwa siebenunddreißig Jahre.
Ärztin: Sie hielten sich aber an die Anweisung des Arztes, und Ihre Mutter starb, ohne ihr Leiden zu kennen, jedenfalls ohne darüber zu sprechen?
Patientin: Ja.

Ärztin: Dann kann man auch kaum beurteilen, wie sie es aufgenommen hat. Was ist denn wohl für den Kranken leichter?
Patientin: Das ist sicher individuell verschieden. Ich selbst bin froh, daß ich weiß, was mir fehlt. Ich habe mehrere Patienten gekannt, die über ihr Leiden nicht Bescheid wußten, zum Beispiel Frau J., die der Herr Pfarrer auch gekannt hat. Sie kämpfte mit allen Mitteln, sie wollte unbedingt nach Hause zu ihrem Mann. Ihre Familie hat ihr aber nicht gesagt, was ihr fehlte, sie ahnte es nicht. Vielleicht hat man ihr damit das Ende leichter gemacht – ich weiß es nicht. Wahrscheinlich können die Ärzte am besten beurteilen, wie sie in jedem einzelnen Fall vorgehen sollen.
Ärztin: Sie gehen also individuell vor?
Patientin: Das scheint mir so.
Ärztin: Man kann natürlich nicht alles über einen Kamm scheren, da sind wir Ihrer Meinung. Deshalb versuchen wir hier ja auch festzustellen, wie wir den verschiedenen Typen von Patienten am besten helfen können. Sie gehören gewiß zu den Menschen, die bis zur letzten Stunde sich nicht ergeben.
Patientin: Das werde ich auch nicht tun.
Ärztin: Und wenn Sie es dann hinnehmen müssen, werden Sie es tun. Ihr Glaube hat viel dazu beigetragen, daß Sie immer noch lächeln können.
Patientin: Das hoffe ich.
Ärztin: Welcher Konfession gehören Sie an? Womit hilft Ihr Glaube Ihnen am meisten?
Patientin: Ich weiß es nicht. Ich bin lutherisch. Ich habe viel Trost aus den Gesprächen mit dem Herrn Pfarrer gewonnen, ich habe ihn sogar manchmal angerufen, um mit ihm zu sprechen.
Ärztin: Wenn Sie sehr niedergeschlagen sind und sich einsam fühlen und niemand in der Nähe ist, was tun Sie dann?
Patientin: Ach, das weiß ich nicht – was mir gerade einfällt. In den letzten Monaten habe ich mich viel durch Fernsehen abgelenkt. Es kommt nur darauf an, daß man sich mit etwas anderem beschäftigt. Ich rufe auch meine Schwiegertochter an und unterhalte mich mit ihr und den Kindern.
Ärztin: Basteln Sie etwas?
Patientin: Ich tu irgend etwas, das mich ablenkt. Ich rufe gelegentlich den Pfarrer an, um ein bißchen moralische Unterstützung zu finden. Doch über meinen Zustand spreche ich mit niemandem. Wenn ich meine Schwiegertochter anrufe, hört sie

meistens heraus, ob ich niedergeschlagen bin. Dann ruft sie eins der Kinder an den Apparat oder erzählt mir, was sie inzwischen unternommen hat. Dabei geht die Depression vorüber.
Ärztin: Ich bewundere es, daß Sie mutig genug waren, in unser Seminar zu kommen. Wissen Sie, warum?
Patientin: Nein.
Ärztin: Wir haben hier jede Woche ein Interview mit einem Patienten. Sie sind eine Kranke, die nicht über ihre Krankheit sprechen will – und trotzdem kamen Sie zum Interview, das sich ja um Fragen der Krankheit dreht.
Patientin: Gewiß, wenn ich damit helfen kann, will ich es gern tun. Aber was meinen Zustand betrifft – ich fühle mich genau so gesund wie Sie und der Herr Pfarrer. Ich bin nicht krank.
Ärztin: Es ist sehr anzuerkennen, daß Frau L. zum Interview bereit war, weil sie uns damit helfen wollte.
Patientin: Ich möchte so gern helfen, aber ich kann ja nicht aus dem Haus. Doch wenn ich noch längere Zeit hierbleibe, können wir vielleicht noch mehrere Interviews veranstalten. (Sie lacht.)

Frau L. war zwar unserer Aufforderung gefolgt, uns etwas von ihren Sorgen mitzuteilen, zeigte dann aber ein besonders ausgeprägtes Pendeln zwischen der Anerkennung und der Leugnung ihrer Krankheit. Erst nach diesem Interview verstanden wir den Widerspruch besser.
Frau L. kommt nicht ins Seminar, um über ihren Zustand und den bevorstehenden Tod zu sprechen, sondern um damit das zu leisten, wozu sie auch als bettlägerige Patientin noch imstande ist. „Solange ich etwas leiste, lebe ich", sagte sie einmal. Sie tröstet andere Kranke, vermißt aber im Grunde die Schulter, an die sie sich anlehnen kann. Dem Pfarrer vertraut sie telefonisch und fast im geheimen sehr persönliche Geständnisse an, gibt aber im Interview nur flüchtig zu, daß sie Depressionen durchmacht und ein Bedürfnis nach Gesprächen hat. Wenn sie das Interview mit der Bemerkung beendet, daß sie so gesund wie die anderen sei, will das heißen: „Ich habe den Schleier gelüftet. Jetzt ziehe ich ihn wieder vor das Gesicht."
Das Interview macht klar, daß für sie Klagen und Sterben eng zusammenhängen, wie sie ja auch bei ihren Eltern erlebt hat, daß sie erst kurz vor ihrem Tode über Krankheit klagten. Frau L. muß etwas leisten, muß tätig sein, wenn sie leben will, muß für ihren Mann sehen und ihm helfen, den Verlust des Augenlichts zu

leugnen: Wenn ihm ein Mißgeschick passiert, simuliert sie ein ähnliches, damit er es nicht auf seine Behinderung zu beziehen braucht. Ist sie deprimiert, muß sie mit jemandem sprechen, doch nicht über ihr Leiden: „Leute, die klagen, sind für siebzehn Jahre an den Rollstuhl gefesselt!"

Die Angehörigen halfen der Patientin; sie konnte anrufen und „über andere Sachen" reden. Auch der Fernsehapparat im Zimmer half, später dann kleine Bastelarbeiten, die ihr das Gefühl gaben, noch „leistungsfähig" zu sein. Wenn man bei einem Interview mit einem Patienten wie Frau L. betont, daß es lehren und vermitteln soll, kann auch ein solcher Kranker seine Sorgen und Belastungen aussprechen, ohne fürchten zu müssen, daß man ihn als wehleidig abstempelt.

Reaktionen auf das Seminar über Tod und Sterben

Der Sturm der Nacht hat den Morgen mit goldenem Frieden gekrönt.
Tagore

Die Reaktion der Klinikangehörigen

Wie schon erwähnt, reagierte man in der Klinik sehr reserviert, wenn nicht geradezu offen oder versteckt feindselig auf unsere Seminararbeit. Zu Beginn war es fast nicht möglich, die Erlaubnis zum Interview mit einem Patienten zu erhalten, wobei sich Assistenzärzte unzugänglicher als Medizinalassistenten, diese wiederum schwieriger als die Externen und Medizinstudenten erwiesen: Je länger ein Mediziner tätig war, um so weniger schien er bereit zu sein, sich mit unserer Tätigkeit zu befassen. Die Einstellung von Ärzten zu Tod und Sterben ist von anderen Autoren behandelt worden, wir haben sie nur registriert.

Eine Änderung der Haltung ließ sich feststellen, sobald unser Seminar begonnen hatte. Die Ärzte hörten jetzt das Urteil von Kollegen und Patienten; Studenten und Krankenhausseelsorger trugen dazu bei, unsere Arbeit bekanntzumachen. Am meisten haben uns aber wohl die Schwestern geholfen.

Es ist sicher kein Zufall, daß die Ärztin Cicely Saunders, die wegen ihrer umfassenden Fürsorge für Kranke im Endstadium bekannt geworden ist, ihren Berufsweg als Schwester begann. Heute leitet sie eine eigens für todkranke Patienten eingerichtete Abteilung in einem Krankenhaus. Sie bestätigt, daß die meisten Patienten ihr nahes Ende ahnen, ob man sie davon informiert hat oder nicht. Cicely Saunders unterhält sich völlig unbefangen mit ihnen darüber, und da sie selbst keine Scheu vor dem Thema hat, stößt sie bei ihren Patienten kaum auf den Versuch, ihren Zustand abzuleugnen; andererseits respektiert sie es natürlich, wenn der Kranke nicht darüber sprechen möchte. Sie betont, wie wichtig es ist, daß der Arzt sich die Zeit zum Zuhören nimmt; nach ihrer Erfahrung sind es meistens die Patienten – nicht umgekehrt! –, die von sich aus erkennen lassen, daß sie sich über den nahenden Tod nicht täuschen. Sie warten ohne Angst auf den Tod, der meist still eintritt. „Besonders wichtig ist es", sagt sie, „daß alle, die sich dieser Sonderaufgabe widmen wollen, die Möglichkeit zu gründlicher Überlegung haben. Sie müssen Befriedigung in einer Atmosphäre finden, die sich wesentlich von der gewohnten Tätigkeit und Zielsetzung der Pflege unterscheidet. Wenn sie aber an ihre Arbeit glauben und Freude daran haben, helfen sie den Patienten mehr durch ihre Haltung als mit vielen Worten."

Auch J. M. Hinton war von der Einsicht, der Klarheit und dem ruhigen Mut beeindruckt, die er bei Kranken im Endstadium antraf. Ich nenne diese beiden Beispiele, weil sie nach meiner Meinung ebenso die Einstellung dieser Ärzte wie die Reaktion ihrer Patienten spiegeln.

Unter unseren Ärzten gab es zwei Gruppen, die imstande waren, über Krebs, drohendes Ende oder die Diagnose einer unheilbaren Erkrankung zu sprechen. Einmal waren es Menschen, die erst kurze Zeit in ihrem Beruf standen und entweder den Tod eines nahestehenden Menschen erlebt und verarbeitet oder monatelang am Seminar teilgenommen hatten; die andere, kleinere Gruppe setzte sich aus älteren Ärzten zusammen, die vermutlich in einer weniger an Abwehrmechanismen und Euphemismen gewöhnten Umgebung aufgewachsen waren und den Tod als Realität begriffen; hinzu kamen Ärzte, die schon Erfahrung in der Behandlung todkranker Patienten hatten. Sie waren in der alten humanitären Schule der Medizin ausgebildet worden und sind nun auch erfolgreich in der neuen wissenschaftsbetonten Welt der Medizin; es sind die Ärzte, die ihren Kranken die Wahrheit mitteilen können, ohne ihnen zugleich jede Hoffnung zu nehmen; sie haben nicht nur ihren Patienten geholfen, sondern auch uns bei der Durchführung unseres Seminars. Wenn wir mit ihnen nicht sehr häufig in Kontakt kamen, lag es daran, daß sie nicht zahlreich sind und daß außerdem ihre Patienten unsere Intervention weniger brauchten.

Etwa neun von zehn Ärzten reagierten mit Unbehagen, Verärgerung, offener und versteckter Feindseligkeit, wenn wir sie um die Erlaubnis zum Gespräch mit einem ihrer Kranken baten. Während sich manche auf den schlechten körperlichen oder seelischen Zustand ihrer Patienten beriefen, leugneten andere rundheraus, daß sich unter ihren Patienten überhaupt Kranke im Endstadium befanden. Manche ärgerten sich, wenn ihre Patienten uns um ein Gespräch baten, als sei das ein Indiz für ihre eigene Unfähigkeit zum richtigen Umgang mit ihnen; manche sagten kurzerhand nein, aber die meisten gewährten uns dann schließlich doch ein Interview als besondere Gunst. Diese Haltung hat sich allmählich dahin gewandelt, daß sie uns jetzt oft bitten, den einen oder anderen ihrer Patienten zu besuchen.

Die Patientin Frau P. bot Anlaß zu einem der typischen Wirbel, die das Seminar unter den Ärzten hervorrufen konnte. Sie war über manche Einzelheiten ihres Krankenhausaufenthaltes verstört, wünschte sehnlich, ihre Sorgen auszusprechen, und wollte vor allem herausfinden, wer eigentlich der für sie zuständige Arzt sei. Denn da sie zur Zeit des allgemeinen Belegschaftswechsels Ende Juni in die Klinik kam, hatte sie kaum Zeit, sich an die Ärzte zu gewöhnen, als sie schon durch eine neue Mannschaft ersetzt wurden. Einer der Neuen, der an unserem Seminar teilgenommen hatte, bemerkte ihre unglückliche Verfassung, konnte sich aber nicht mit ihr befassen, weil er sich selbst erst zurechtfinden mußte. Er war sofort einverstanden, als ich ihm ein Interview mit Frau P. vorschlug. Ein paar Stunden nach dem Seminar kam sein Vorgesetzter, ein Assistenzarzt, auf dem Gang auf mich zu und machte mir heftige, laute Vorwürfe, weil ich die Patientin aufgesucht hatte: „Es ist die vierte Patientin, die Sie aus meiner Station geholt haben." Er nahm dabei weder Rücksicht auf mich als älteres Fakultätsmitglied noch auf die Tatsache, daß alle Passanten seine Vorwürfe mitanhörten; es regte ihn sichtlich am meisten auf, daß junge Ärzte aus seinem Team die Genehmigung erteilt hatten, ohne sich vorher an ihn zu wenden. Statt sich nun zu fragen, warum denn gerade seine Patienten mit vielen Problemen nicht fertig wurden und sich doch nicht an ihn wandten und warum die Kollegen vermieden, mit ihm darüber zu sprechen, verbot er sofort seinen Medizinalassistenten, mit den Patienten über den Ernst ihrer Erkrankung zu sprechen oder uns ein Interview zu gestatten. Er sprach zwar bewundernd und respektvoll von unserer Arbeit, lehnte aber jede Zusammenarbeit strikt ab.
Ein anderer Arzt rief mich an, als ich gerade nach einem ergreifenden Interview mein Arbeitszimmer betrat. Mehrere Seelsorger und Oberschwestern konnten mitanhören, wie er durchs Telefon dröhnte: „Wie können Sie die Dreistigkeit haben, mit Frau K. über

das Sterben zu sprechen! Sie weiß nicht einmal, wie krank sie ist, und rechnet damit, nach Hause entlassen zu werden!" Als ich mich schließlich gefaßt hatte, berichtete ich ihm vom Verlauf des Interviews. Die Kranke wünschte einen Gesprächspartner, der nicht unmittelbar mit ihrer Pflege zu tun hatte. Sie wollte uns mitteilen, daß sie genau wußte, ihre Tage seien gezählt, daß sie aber die volle Bedeutung dieser Tatsache nicht erfassen konnte. Wir sollten ihr dazu verhelfen, daß ihr behandelnder Arzt (der Kollege, den ich am Telefon hatte!) es ihr zu verstehen geben werde, wenn das Ende da sei; sie wollte sicher sein, daß man nicht Versteck spielte, bis es zu spät sei. Die Patientin hatte größtes Vertrauen in ihren Arzt und war nur unglücklich, weil sie ihm nicht mitteilen konnte, daß sie ihre Lage durchaus begriffen hatte.

Als der Arzt hörte, wie sich unsere Tätigkeit abspielte (ganz anders, als er vermutet hatte), wich sein Ärger der Neugier, und schließlich war er bereit, sich das Tonband des Interviews mit Frau K. anzuhören – also eine flehentliche Bitte, die im Grunde an ihn selbst gerichtet war.

Für die anwesenden Geistlichen war das Telefongespräch ein lehrreiches Beispiel dafür, daß unser Seminar auch eine Wirkung in falscher Richtung haben konnte.

Gleich zu Beginn meiner Beschäftigung mit todkranken Patienten fiel mir das dringende Bedürfnis der Ärzte auf, die Anwesenheit von Kranken im Endstadium auf ihrer Station zu leugnen. In einem Krankenhaus suchte ich Stunden hindurch nach einem Kranken, den wir interviewen konnten, erhielt aber immer nur die Antwort, unter den Schwerkranken sei keiner noch dazu imstande. Schließlich entdeckte ich einen alten Mann bei der Lektüre einer Zeitung mit der Schlagzeile: „Alte Soldaten sterben nie". Er sah sehr elend aus, und ich fragte, ob ihn diese Worte nicht erschreckten. Ärgerlich und verächtlich meinte er, ich gehöre wohl zu den Medizinern, die für den Kranken sorgen, solange es ihm einigermaßen gehe, sich aber von der Nähe des Todes verscheuchen lassen. Das war mein Mann! Ich berichtete ihm von meinem Seminar über Tod und Sterben (wie ich es als Einführung in die Psychiatrie zu halten pflegte, ehe ich das hier geschilderte Seminar aufnahm) und über meinen Wunsch, einen Schwerkranken vor den Studenten zu befragen, um sie von der Scheu vor dem Tode abzubringen. Er war erfreut und gab uns ein unvergeßliches Interview.

Diejenigen Ärzte, die nicht wie die meisten mit der Erlaubnis zum Interview oder gar mit ihrer eigenen Teilnahme am Seminar zögerten, haben viel zum Gelingen der Arbeit beigetragen. Sicherlich gehört Mut und Bescheidenheit dazu, wenn man neben Studenten, Schwestern und Fürsorgern im Seminar sitzt und damit rechnen muß, öffentlich über die Rolle aufgeklärt zu werden, die man in Wahrheit oder in der Vorstellung des Patienten spielt. Wer sich fürchtet, das Urteil anderer über sich selbst anzuhören, wird nicht gern zu uns kommen, ganz abgesehen davon, daß ja weitgehend das Thema selbst noch tabu ist. Die Ärzte, die trotzdem teilnahmen, erkannten erstaunt, wieviel sie von den Patienten und aus den Beobachtungen und Urteilen anderer an Ermunterung und Einsicht gewinnen konnten.

Wenn das Eis einmal gebrochen war, zeigten sich die Ärzte aufgeschlossen, ließen sich über unsere Arbeit berichten (statt nur Vermutungen anzustellen), nahmen auch am Seminar teil und waren weiterhin zur Zusammenarbeit bereit. In fast drei Jahren haben wir mehr als zweihundert Interviews durchgeführt, oft mit auswärtigen Gästen, die durch Chikago kamen, Ärzten aus Europa und aus dem Westen und dem Osten der Vereinigten Staaten. Aber nur zwei Fakultätsmitglieder unserer eigenen Fakultät haben uns jemals mit ihrem Besuch beehrt. Es ist vermutlich einfacher, über Tod und Sterben zu sprechen, wenn es sich nicht um die eigenen Patienten handelt, wenn man also in der Loge sitzt und nicht im Drama mitspielt.

Die *Schwesternschaft* reagierte sehr viel unterschiedlicher, zunächst aber oft mit Zorn und unangebrachten Bemerkungen; wir wurden als Aasgeier bezeichnet und in aller Deutlichkeit darauf aufmerksam gemacht, daß wir auf der Station unerwünscht seien. Andere allerdings begrüßten uns erleichtert und erwartungsvoll: Manche Schwestern hatten sich über die Art entrüstet, in der die Ärzte einen Kranken über seinen Zustand informierten; andere waren empört, weil der Arzt das Thema vermied und die Todkranken bei der Visite überging. Manche quälte es, daß sie den Sterbenden hilflos gegenüberstanden, und sie reagierten übermäßig heftig, wenn sie dieselbe Empfindung auch bei einem Arzt feststellten. Sie warfen den Ärzten vor, daß sie es nicht zugeben wollten, wenn für einen Kranken medizinisch nichts mehr getan werden konnte, und statt dessen immer neue Untersuchungen sozusagen als Ablenkungsmanöver anordneten. Die Schwestern bedrückte es auch, daß man nicht besser auf die Angehörigen – mit denen sie ja viel mehr als die Ärzte umgehen müssen – eingestellt war; sie empfanden es als bedrückend, daß sie mit dem Patienten mehr zu tun hatten und mehr mit ihm fühlten als die Ärzte, daß aber ihre Möglichkeiten viel beschränkter waren.

Viele Schwestern bedauerten den Mangel an spezieller Schulung und an Instruktionen für solche Fälle. Sie waren eher als die Ärzte imstande, ihre Konflikte einzugestehen, und gaben sich unerwartete Mühe, um zeitlich den Anschluß an unsere Seminarsitzungen zu erreichen. Ihre ganze Haltung änderte sich rascher als die der Ärzte; sie sprachen in der Diskussion frei heraus, sobald sie merkten, daß hier Aufrichtigkeit weiter führte als die zu erwartenden konventionellen Äußerungen über die eigene Einstellung zum Patienten, zu seiner Familie und den Klinikangehörigen. Als ein Arzt zugab, daß ihn eine Patientin fast zu Tränen rührte, gestanden die Schwestern ein, daß sie den Raum der Kranken möglichst vermieden, weil sie das Foto der kleinen Kinder auf dem Nachttisch zu sehr ergriff.

Die Schwestern waren bald imstande, ihre Bedenken, Konflikte und ihre Versuche zur Bewältigung auszudrücken – falls man ihre Äußerungen zum Verständnis einer bestimmten Situation heranzog und nicht etwa, um sie danach zu beurteilen. Sie unterstützten einen Arzt, wenn er den Mut fand, die Meinung eines Patienten über sich anzuhören, und sie fanden sofort heraus, wenn er auszuweichen begann; ebenso merkten sie es, wenn sie selbst eine Verteidigungsposition bezogen.

In einer bestimmten Station schien man die Sterbenden vornehmlich sich selbst zu überlassen. Die Oberschwester versammelte deshalb ihre Schwestern, um den Sachverhalt mit ihnen zu überprüfen. Wir trafen uns in einem kleinen Raum; jede Schwester wurde gefragt, worin sie ihre Aufgabe bei der Pflege todkranker Patienten sehe. Eine ältere unter ihnen brach das Eis, wies auf den Mangel an Pflegepersonal hin und wiederholte mehrmals, es sei „völlig absurd, die kostbare Zeit an Leute zu verschwenden, denen man doch nicht mehr helfen kann". Eine jüngere gestand, daß es sie sehr bedrückte, wenn „diese Leute mir unter der Hand sterben"; eine andere geriet geradezu in Zorn, wenn es im Beisein von Angehörigen geschah, oder „wenn ich gerade das Kissen aufgeschüttelt habe". Nur eine von zwölf Schwestern war davon durchdrungen, daß auch sterbende Patienten ihre Hilfe brauchen

und daß man ihnen wenigstens körperlich die letzte Zeit erleichtern kann. Schließlich wurde die ganze Besprechung zu einem tapferen Eingeständnis der Abneigung gegen diese Tätigkeit.
Immerhin gelang es, den Schwestern die Hintergründe ihrer Haltung klarzumachen, und vielleicht sind sie jetzt imstande, ihren todkranken Patienten als den Menschen gegenüberzutreten, die ihre Fürsorge noch mehr als die gesünderen Zimmergenossen brauchen. Viele Schwestern haben inzwischen die Rolle übernommen, die wir im Seminar spielten, viele können unbefangen auf Fragen der Patienten nach ihrem Zustand und ihren Aussichten eingehen. Sie fürchten sich nicht mehr davor, ihre Zeit mit Kranken im Endstadium zu verbringen; sie suchen uns auf, um über einen besonders verstörten Patienten oder schwierige Angehörige zu beraten. Gelegentlich bringen sie die Familienmitglieder auch zu uns. Sie veranstalten allgemeine Besprechungen, um die verschiedenen Aspekte der totalen Krankenpflege zu erörtern. Wir haben übrigens dem Verwaltungs- und Aufsichtsstab viel zu danken, weil er unsere Arbeit von Anfang an unterstützt hat und dafür sorgt, daß die Arbeitszeit der Schwestern die Teilnahme am Seminar zuläßt.

Die *Fürsorger*, *Beschäftigungs-* und *Atmungstherapeuten*, deren Zahl sehr klein blieb, haben ebenfalls viel dazu beigetragen, daß es zu einer echten zwischenberuflichen Zusammenarbeit kam. Manche gingen später freiwillig zu Schwerkranken, um ihnen vorzulesen. Unsere Beschäftigungstherapeuten haben vielen Patienten geholfen, wenn sie mit ihnen bastelten und ihnen dadurch das Gefühl gaben, immer noch etwas zu leisten. Die Sozialfürsorgerinnen schienen von allen, mit denen wir zu tun hatten, das geringste Gefühl für die Behandlung kritisch Erkrankter zu haben. Vielleicht hat die Fürsorgerin so viel mit den Lebenden zu tun, daß sie sich nicht um die Sterbenden bemühen kann; sie muß sich um die Kinder kümmern, um die finanzielle Seite der Pflege, vielleicht um Unterbringung in einem Pflegeheim und schließlich auch um die Konflikte unter den Angehörigen. Vielleicht denkt sie deshalb weniger an den Sterbenden als diejenigen, die ihn pflegen und deren Aufgabe mit seinem Tode erlischt.

Ein Buch über die Zusammenarbeit der verschiedenen Berufe auf diesem Gebiet wäre unvollständig ohne ein Wort über die Rolle des *Krankenhausseelsorgers*. Er ist es, der gerufen wird, wenn der Patient die Krise durchmacht, wenn er stirbt, wenn sich die Angehörigen nicht mit einer schlimmen Nachricht abfinden können, wenn die Schwestern einen Vermittler brauchen. Im ersten Jahr habe ich meine Arbeit ohne Hilfe der Geistlichen durchgeführt; ihre Teilnahme hat dann den Charakter des Seminars gründlich geändert. Das erste Jahr war aus mehreren Gründen unglaublich schwierig; niemand kannte mich und meine Arbeit, überall stieß ich auf verständlichen Widerstand, der die unvermeidlichen Anfangsschwierigkeiten noch vermehrte. Ich war ganz auf mich allein gestellt und kannte die Klinik viel zu wenig, um zu wissen, an wen ich mich wenden konnte und wen ich besser umging. Ich mußte Hunderte von Meilen durch die Gänge des Krankenhauses wandern und viele Irrtümer und Versuche hinter mich bringen, bis ich wußte, wer zugänglich war und wer nicht. Wäre nicht die überwältigend positive Reaktion der Kranken gewesen, hätte ich das Vorhaben längst aufgegeben.

Am Ende einer ergebnislosen Suche gelangte ich eines Abends erschöpft, enttäuscht und hilfesuchend in das Amtszimmer des Krankenhausseelsorgers. Er berichtete mir von seinen Schwierigkeiten und Enttäuschungen und seinem Wunsch nach Unterstützung – von da an vereinigten wir unsere Bemühungen. Er besaß eine Liste der Schwerkranken und hatte mit vielen von ihnen schon gesprochen; damit endete das Suchen, und es ging jetzt nur noch darum, wer uns am dringendsten brauchte.

Unter den vielen Kaplänen, Pfarrern, Priestern und Rabbinern, die an unserem Seminar teilnahmen, waren nur wenige, die dem Thema auswichen oder sich so feindselig und unangebracht verärgert zeigten, wie wir es von anderen beruflich Beteiligten gewohnt waren. Trotzdem verblüffte es mich immer wieder, daß viele Geistliche sich auf das Gesangbuch oder ein Kapitel der Bibel als Kommunikationsmittel beschränkten; sie verzichteten darauf, die eigentlichen Bedürfnisse des Kranken zu erkunden, vielleicht, um Fragen zu vermeiden, auf die sie eine Antwort nicht geben wollten oder konnten.

Oft entschuldigten sie ihre ausweichende Haltung mit der Anwesenheit von Familienmitgliedern oder mit der Anordnung des Arztes, „nichts zu sagen“. Im Verlauf mehrerer Begegnungen erkannten sie aber, daß sie den Konflikten nur ausgewichen waren und daß es sich bei ihren Begründungen tatsächlich um Ausflüchte oder um die Rechtfertigung für den Mangel an innerer Beteiligung handelte.

Am packendsten und lehrreichsten demonstrierte uns ein Theologiestudent die veränderte innere Einstellung. Er, der regelmäßig und offensichtlich sehr interessiert am Seminar teilgenommen hatte, suchte mich eines Nachmittags zu einer Besprechung unter vier Augen auf. Hinter ihm lag eine Woche der Qual – er hatte sich der Möglichkeit des eigenen Todes stellen müssen. Eine Probeexzision sollte ergeben, ob es sich bei einer Vergrößerung von Lymphknoten um eine bösartige Geschwulst handelte. In der nächsten Seminarsitzung berichtete er der Gruppe über die Stadien von Zorn, Depression und Hoffnung, die mit äußerster Angst und Unruhe abwechselten. Seine Versuche, die Krise zu meistern, verglich er anschaulich mit der Würde und dem Stolz, die er bei unseren Patienten erlebt hatte; er schilderte, wie sehr ihn das Verständnis seiner Frau getröstet hatte und wie seine kleinen Kinder reagierten, die das Gespräch der Eltern mitangehört hatten. Er war imstande, alles realistisch zu beschreiben, so daß uns der Unterschied zwischen einem Beobachter und einem Patienten anschaulich wurde.
Dieser Mann wird keine leeren Worte sprechen, wenn er an das Bett eines Todkranken tritt. Seine Einstellung ist nicht durch das Seminar geprägt worden, sondern dadurch, daß er sich dem Gedanken an den eigenen Tod in dem Augenblick stellen mußte, in dem er gerade lernte, sich an den Tod ihm anvertrauter Menschen zu gewöhnen.
Unser Seminar hat bewiesen, daß der starke Widerstand der Ärzte gegen ein solches Vorhaben abgebaut werden kann. Sobald die Gruppe die eigene Abwehrhaltung erkannte und die Konflikte analysierte, waren die einzelnen fähig, einsichtiger für den Kranken zu sorgen und füreinander mehr Verständnis aufzubringen. Wo die Hindernisse und die Furcht besonders stark sind, ist auch das Bedürfnis nach Lösung besonders groß. Vielleicht schmeckte uns die Frucht unserer Arbeit so gut, weil der Boden so hart war und so intensiver Pflege bedurfte.

Die Reaktion der Studenten

Die meisten unserer Studenten interessierten sich allgemein für die Thematik, wußten aber nicht recht, was sie im Seminar erwartete; viele wollten gern „wirkliche Patienten" kennenlernen, ehe sie Verantwortung für Kranke zu übernehmen hatten, und wußten, daß der Ein-Weg-Spiegel eine Möglichkeit bot, sich an den Anblick Schwerkranker zu gewöhnen.

Später stellte sich heraus, daß manche Studenten teilnahmen, weil sie durch den Tod eines geliebten oder ihnen wichtigen Menschen in Konflikte geraten waren; andere hofften, sich hier die Technik des Interviews anzueignen. Zwar erklärten die meisten Studenten, sie hätten das Seminar belegt, um sich mit den komplexen Fragen des Sterbens gründlicher zu befassen, aber die wenigsten meinten es tatsächlich so; viele erschienen selbstbewußt zur ersten Sitzung und mußten noch vor Schluß aufgeben und den Raum verlassen. Manche machten mehrmals einen Anlauf, ehe sie imstande waren, Interview und Diskussion standzuhalten, und auch dann noch erschraken sie, wenn ein Patient auf den Spiegel verzichten und sich im Hörsaal selbst befragen lassen wollte.

Erst nach drei oder mehr Sitzungen konnten die Studenten vor der ganzen Gruppe unbefangen über ihre Empfindungen und Reaktionen sprechen; oft diskutierten sie noch lange darüber. Ein Student pflegte sich irgendeine nebensächliche Bemerkung aus dem Interview herauszugreifen, um einen Streit zu inszenieren, bis sich die anderen Teilnehmer fragten, ob das vielleicht seine Methode sei, das eigentliche Thema zu umgehen und vom Tod des Patienten abzulenken. Andere beschränkten sich hartnäckig auf die medizinisch-technischen Aspekte eines Falls und fühlten sich sehr beklommen, als einmal eine Fürsorgerin von der Qual eines jungen Ehemanns und seiner kleinen Kinder berichtete. Als eine Schwester gewisse Prozeduren und Untersuchungen in Frage stellte, waren die Medizinstudenten rasch bei der Hand, sich mit dem Arzt, der sie angeordnet hatte, zu identifizieren und die Maßnahmen zu verteidigen. Dann aber warf ein Student die Frage auf, wie er wohl vorgehen würde, wenn es sich bei dem Kranken um seinen eigenen Vater handele und er selbst der verantwortliche Arzt sei: Seine Frage öffnete den Anwesenden plötzlich die Augen für Probleme und Konflikte der Ärzte und förderte das Verständnis für den Patienten und den ihn behandelnden Personenkreis zugleich.

Aus anfänglicher Hilflosigkeit und purer Angst entwickelte die Gruppe allmählich eine gemeinsame Bewältigung der Probleme, wobei jeder auch die eigene Rolle erkannte. Jeder Teilnehmer mußte sich den wesentlichen Fragen stellen, wenn er nicht von anderen auf seine ausweichende Haltung aufmerksam gemacht werden wollte. Auf diese Weise wurde jeder veranlaßt, die eigene Einstellung zum Tod zu überprüfen und sich und die Gruppe damit vertraut zu machen; wie bei jeder Gruppentherapie half das, was der einzelne an individueller Lösung gefunden hatte, den anderen zur Erkenntnis und Bewältigung der eigenen Schwierigkeiten. Aufrichtigkeit, Offenheit und Aufnahmebereitschaft waren die Voraussetzungen dafür, daß jeder etwas beitragen konnte.

Die Reaktion der Patienten

Im Gegensatz zu den Ärzten reagierten die Patienten auffallend positiv; noch nicht zwei Prozent der Angesprochenen weigerten sich rundheraus, sich einem Interview zur Verfügung zu stellen; unter zweihundert Kranken war nur eine Frau aus Angst vor dem Tod nie bereit, über den Ernst ihrer Erkrankung zu sprechen. Kapitel III schildert diesen Typ ausführlicher.
Alle anderen Patienten waren froh, sich mit einem interessierten Menschen unterhalten zu können, sobald sie „getestet" hatten, ob wir tatsächlich zu einem ernsthaften Gespräch bereit waren. Die meisten gaben ihre Abwehrhaltung erleichtert auf, wenn sie erkannten, daß sie keine belanglose Konversation zu führen brauchten, während sie von begründeten oder unrealistischen Ängsten gequält wurden. Viele reagierten auf den ersten Kontakt, als sei eine Schleuse aufgezogen, ließen allen aufgestauten Gefühlen freien Lauf und fühlten sich nachher sehr erleichtert.
Manche Patienten schoben die Konfrontation hinaus; wer sich mit einer Tätigkeit wie der unseren befaßt, darf aber die anfängliche „Ablehnung" nicht als grundsätzliche Weigerung ansehen, sondern sollte verstehen, daß der Kranke eben im Augenblick nicht bereit ist, seinen tiefsten Kummer auszusprechen. Wenn man daraufhin die Besuche nicht etwa ganz einstellt, wird der Patient zu verstehen geben, wann er zum Sprechen bereit ist. Viele haben später unsere Geduld dankbar anerkannt und uns erzählt, welche inneren Kämpfe sie durchzufechten hatten, ehe sie imstande waren, ihre Gefühle in Worte zu kleiden.
Ein großer Teil der Kranken benutzt nie die Wörter Tod oder Sterben, doch der aufmerksame Therapeut kann ihre Fragen beantworten, ohne die gemiedenen Vokabeln zu gebrauchen, und echte Hilfe bieten. Beispiele dafür finden sich in den Interviews mit Frau A. und Frau K. in den Kapiteln II und III.
Es ist leicht einzusehen, warum so viele Kranke bereit sind, ihre Gedanken und Gefühle mitzuteilen. Im Endstadium empfinden viele von ihnen ihre Existenz als hoffnungslos, nutzlos, sinnlos; Tage

und Nächte verfließen in schrecklicher Eintönigkeit mit Warten auf Visiten, Warten auf die Schwester mit den Medikamenten, Warten auf Besuch. In die zermürbende Eintönigkeit dringt ein fremder Besucher ein, der etwas von ihnen wissen will, der nach ihren Reaktionen, Kräften, Hoffnungen und Enttäuschungen fragt; er zieht sich einen Stuhl heran und hört wirklich zu, er hetzt nicht sofort weiter; er redet nicht in beschönigenden Wendungen, sondern spricht konkret, geradeaus und in einfacher Sprache über das, was den Patienten vor allem beschäftigt und was er nie ganz aus seinen Gedanken verbannen kann.

Vielleicht ist es noch wichtiger, daß der Kranke seine Mitteilungen für wesentlich halten darf, für eine sinnvolle Hilfe, die anderen zugute kommt: In einer Zeit, wo der Patient glaubt, daß er niemandem in der Welt noch irgend etwas nützen kann, vermag er noch einmal zu helfen. Mehr als einer sagte: „Ich möchte für irgend jemanden noch von Nutzen sein, ich könnte ja meine Augen oder meine Nieren spenden. Aber dies ist besser – denn ich leiste es als lebender Mensch."

So mancher Patient nutzte das Seminar, um noch einmal die eigene Kraft zu erproben: Einige hielten uns Predigten, erzählten von ihrem Glauben an Gott und ihrer Bereitschaft, seinen Willen hinzunehmen – während ihnen die blanke Angst aus den Augen sprach. Andere, die ihr tiefer Glaube tatsächlich befähigte, das Ende des Lebens zu akzeptieren, versuchten ihn voller Stolz einer Gruppe junger Menschen zu vermitteln, in der Hoffnung, daß vielleicht doch ein wenig davon hängenbliebe. Unsere Opernsängerin wollte uns noch einmal mit ihrem Gesang beglücken, ehe sie bereit war, auf jedes Publikum zu verzichten.

Die Reaktion war also einhellig positiv, Motive und Begründungen dafür jedoch unterschiedlich. Vielleicht hätten einige Patienten lieber abgelehnt, mögen aber gefürchtet haben, daß die Weigerung ihre Pflege in der Klinik beeinflussen könnte. Viel mehr Kranke benutzten die Gelegenheit, um Verärgerung und Wut über Ärzte und Schwestern, Familie und Welt im allgemeinen in Worte zu fassen.

Wenn die letzte Lebensfrist in dieser Monotonie verstreicht, mit dem Blick durchs Fenster, mit der Hoffnung, daß sich eine Schwester zu einer kleinen Plauderei herbeiläßt, mit Warten auf Visiten und auf Besucher, dann ist es nur zu verständlich, daß jede Abwechslung dankbar begrüßt wird. Vielleicht ist gerade dieses

Maß an „Beschäftigungstherapie" wesentlich, ein bißchen Farbe im monotonen Weiß der Klinik; plötzlich wird der Kranke angekleidet, in den Rollstuhl gesetzt, wird gefragt, ob sein Interview auf Tonband aufgenommen werden darf, und er sieht, daß eine Gruppe interessiert auf ihn wartet. Dieses bißchen Aufsehen bringt wohl schon etwas Sinn und etwas Wärme und schließlich auch Hoffnung in das Dasein des todkranken Patienten.

Daß die Patienten unsere Arbeit zu schätzen wußten, läßt sich vor allem daran erkennen, daß sie alle unsere Besuche am Krankenbett während ihres weiteren Klinikaufenthalts sehr begrüßten. Auch wenn sie nach Hause entlassen werden konnten, hielten sie oft von sich aus die Verbindung aufrecht, riefen in Krisenzeiten oder bei wichtigen Ereignissen an. So berichtete uns zum Beispiel Frau K. erfreut, daß sich die Ärzte, die sie im Krankenhaus behandelt hatten, telefonisch nach ihrem Befinden erkundigt hatten; ihr Wunsch, uns an ihrer Genugtuung darüber teilhaben zu lassen, sprach deutlich dafür, wie vertraulich eine solche zwanglose Beziehung zum Patienten werden kann. Sie meinte: „Wenn ich auf dem Sterbebett läge und einen von Ihnen sähe, würde ich sicher lächelnd sterben."

Ein junger Mann, Vater von drei kleinen Kindern, der an akuter Leukämie erkrankt war, berichtete uns: „Ich war verzweifelt über den gänzlichen Mangel an menschlicher Teilnahme und hätte am liebsten das Krankenhaus verlassen. Den ganzen Tag über erschienen die Medizinalassistenten, um in meine Venen zu stechen, ohne jede Rücksicht darauf, wie Schlafanzug und Bett hinterher aussahen. Eines Tages kam aber Dr. B. und gab mit die Injektion so sanft, daß ich es fast nicht spürte. Dann legte er ein Pflaster auf, was noch nie geschehen war, und zeigte mir, wie ich es möglichst schonend wieder entfernen konnte." Die kleine Episode gehört nach seinen Worten zu den wichtigsten Begebenheiten seiner Leidenszeit.

Manchmal reagierten die Patienten mit geradezu übertriebenem Dank, wenn man sich um sie kümmerte und sich Zeit für sie nahm: In der betriebsamen Atmosphäre von Zahlen und Instrumenten findet die kleinste freundliche Geste ein überwältigendes Echo, und auch das kleinste persönliche Geschenk – der Patient gibt uns seine Erfahrungen, wir geben ihm unsere Zeit und Geduld – zählt in unserer Zeit der Unsicherheit, der Massen, der Verkehrsunfälle und der Wasserstoffbombe.

Die positive Reaktion der Patienten entstand sicherlich auch aus dem Wunsch, noch etwas auf Erden zu hinterlassen, und sei es nur den

Rat, den sie, und nur sie, geben konnten. Wir erklären dem Kranken immer wieder ausdrücklich, daß wir von ihm *lernen* wollen, und er findet eine gewisse Genugtuung darin, daß seine Gedanken, Gefühle und Vorstellungen durch unser Seminar an andere weitergegeben werden.

Noch ein letztes Mal wendet sich der Sterbende an die Umwelt. Dann versucht er, sich aus den menschlichen Bindungen zu lösen, um für die endgültige Trennung vom Leben bereit zu sein. Oft kann er diese Lösung nicht ohne die Hilfe Außenstehender vollziehen, denen er seine tiefsten Qualen anvertrauen darf.

Da wir das sonst allgemein verdrängte Thema offen und unkompliziert anpacken, öffnen wir uns einer großen Vielfalt an Gedankengängen. Wo es offensichtlich notwendig ist, lassen wir den Patienten bei seiner Leugnung des nahen Todes und gehen erst dann auf seine tiefsten Ängste ein, wenn er zu verstehen gibt, daß der Augenblick dafür gekommen ist. Daß *wir* den Tod nicht leugnen und die Wörter Tod und Sterben unbefangen gebrauchen, ist vielleicht die wirksamste Hilfe für unsere Patienten.

Wenn wir kurz zusammenfassen, was wir von unseren Patienten gelernt haben, scheint mir eines das Wesentlichste zu sein: Sie alle waren sich ihres kritischen Zustands durchaus bewußt, ob man es ihnen nun mitgeteilt hatte oder nicht. Sie gaben es allerdings dem Arzt und den nächsten Angehörigen gegenüber nicht immer zu erkennen, denn der Gedanke an diese Realität ist so schmerzlich, daß sie meistens jede offene oder versteckte Bitte der Umgebung, das Thema nicht zu berühren, verstanden und gern erfüllten. Doch für alle Kranken kam der Zeitpunkt, an dem sie die Maske fallenlassen mußten, und sei es, um lebenswichtige Angelegenheiten zu ordnen. Sie begrüßten es, wenn sie ihre Abwehrhaltung aufgeben und mit uns über den nahen Tod und die noch unerledigten Aufgaben sprechen konnten. Aber auch dann noch waren sie bereit, sich wieder ahnungslos zu geben, falls der Arzt und die Familie erkennen ließen, daß dieses Verhalten von ihnen erwartet wurde – denn sie wußten sich abhängig und wollten das Verhältnis zu ihnen nicht gefährden.

Es machte den Kranken wenig aus, wenn Ärzte und Schwestern nicht bereit waren, mit ihnen über die kritische Situation zu sprechen, doch sie wollten nicht wie kleine Kinder behandelt werden. Sie fühlten aus dem veränderten Verhalten der Umgebung die Krise heraus, auch wenn niemand ausdrücklich davon sprach. Diejenigen, die man offen mit der Wahrheit konfrontiert hatte, waren fast alle damit einverstanden, es sei denn, man hatte sie ihnen zu schroff mitgeteilt und ihnen jede Hoffnung genommen.

Alle unsere Patienten reagierten auf die verhängnisvolle Nachricht in einer Weise, die offenbar für die menschliche Reaktion auf jede unerwartete schwere Belastung typisch ist: mit Schock und Ungläubigkeit. Das Nichtwahrhabenwollen konnte ein paar Sekunden und konnte auch Monate dauern, wie aus den hier wiedergegebenen Interviews hervorgeht. Das Leugnen war niemals vollständig. Danach herrschten Ärger und Zorn vor, die sich auf vielfältige Weise äußerten, manchmal durchaus realistisch auf das Verhalten von Pflegepersonal und Familie bezogen waren, in anderen Fällen aber geradezu irrational oder als Wiederholungen früherer Erfahrungen auftraten, wie der Fall von Schwester I. demonstriert. War die Umgebung fähig, den Zorn ohne eigene Verärgerung hinzunehmen, erleichterte sie damit dem Kranken die nächste Phase, das „Verhandeln", dem die Depression, das nächste Stadium auf dem Wege zur endgültigen Ergebung und Loslösung, folgte. Alle Beobachtungen weisen darauf hin, daß sich die einzelnen Phasen nicht klar abgrenzen lassen, sondern auch nebeneinander existieren. Viele Patienten haben die Phase endgültiger Hinnahme ohne Hilfe von außen erreicht, andere brauchten Unterstützung, wenn sie in Würde und Frieden sterben sollten.

Auf jeden Fall aber hielten alle Patienten bis zum letzten Augenblick an der Hoffnung fest, und diejenigen, denen man die Diagnose eines unheilbaren Leidens mitgeteilt hatte, ohne ihnen auch die geringste Hoffnung zu lassen, waren am tiefsten betroffen und söhnten sich niemals völlig mit dem Menschen aus, der ihnen die Mitteilung auf so grausame Weise gemacht hatte. Wir täten gut daran, nicht zu vergessen, daß unsere sämtlichen Patienten die Hoffnung niemals ganz aufgegeben haben! Sie äußerte sich in unterschiedlichen Vorstellungen, von der Hoffnung auf ein Wunder Gottes bis zu der Illusion, daß die Röntgenbilder vertauscht worden seien. Ob wir nun mit dem Patienten übereinstimmen oder nicht: die Hoffnung dürfen wir ihm nicht nehmen.

Obwohl unsere Kranken bereit waren, offen über Tod und Sterben zu sprechen, gaben sie zu erkennen, wann sie das Thema wechseln wollten; Zeitpunkt und Dauer der Aussprache mußten sie selbst bestimmen können.

Wenn man weiß, auf welche Weise jemand Konfliktsituationen bewältigt hat, kann man bis zu einem gewissen Grad vorhersagen, welche Bewältigungsmechanismen er in der letzten Krise seines Lebens einsetzen wird. Einfache Menschen mit geringer Bildung, geringeren geistigen Ansprüchen und wenig gesellschaftlichen Kontakten scheinen allgemein nicht so große Schwierigkeiten in der Überwindung der letzten Leidensphasen zu haben wie wohlhabende Leute, die materiellen Wohlstand und eine ganze Reihe gesellschaftlicher Beziehungen aufgeben müssen. Offenbar sind diejenigen, die Mühe und harte Arbeit kennen, die ihre Kinder aufgezogen und Befriedigung in ihrer Tätigkeit gefunden haben, eher imstande, dem Tod mit Würde und Fassung entgegenzutreten, als diejenigen, die gewohnt waren, ihre Umgebung zu beherrschen, denen es nicht an gesellschaftlichen Kontakten, aber an sinnvollen menschlichen Beziehungen für die Zeit des letzten Leidens fehlt. Das Kapitel IV, in dem die Phase des Zorns behandelt wird, schildert einen solchen Fall.

Religiös gebundene Kranke verhalten sich kaum anders als die Patienten ohne Glauben; der Unterschied ist schwer anzugeben, zumal wir nicht definiert haben, was wir unter einem gläubigen Menschen verstehen. Immerhin läßt sich behaupten, daß wir nur auf sehr wenige wahrhaft überzeugte Gläubige gestoßen sind. Diesen wenigen allerdings hat ihr Glaube geholfen; sie verhielten sich ähnlich wie die überzeugten Atheisten. Die meisten Patienten standen irgendwo zwischen diesen beiden Polen und bekundeten einen Glauben, der in Konflikten oder Ängsten nicht zu wahrer innerer Erlösung ausreichte.

Hatten unsere Kranken die Phase der Ergebung und Loslösung aus allen Bindungen erreicht, dann riefen Eingriffe von außen heftige Erregung hervor und verhinderten manchmal sogar das friedvolle Sterben. Diese Phase ist ja ein unübersehbarer Hinweis auf den unmittelbar bevorstehenden Tod, den wir auch bei einigen Patienten mit Sicherheit voraussagen konnten, obwohl keine medizinischen Symptome darauf hindeuteten. Der Patient reagiert auf ein inneres Signalsystem, das ihm das Nahen seines Todes meldet. Wir können solche Hinweise empfangen, ohne wirklich zu wissen, welche psychisch-physiologischen Signale der Kranke erhält. Fragt man ihn, dann ist er durchaus imstande, sich sein Wissen bewußt zu machen; oft hat es uns ein Patient dadurch mitgeteilt, daß er uns bat, uns *sogleich* zu ihm zu setzen, da es am nächsten Tag zu spät sein werde. Wir müssen sehr genau darauf achten, wenn ein Kranker auf solchem Wunsch beharrt, wenn wir nicht die eine Gelegenheit versäumen wollen, ihm zuzuhören, solange es noch Zeit dazu ist.

Unser interdisziplinäres Seminar über Kranke im Endstadium ist inzwischen als Unterrichtsmethode anerkannt und bekannt geworden; bis zu fünfzig Leute nehmen wöchentlich daran teil – mit sehr unterschiedlichen Voraussetzungen und Berufsabsichten und aus ebenso verschiedenen Motiven heraus. Wahrscheinlich bildet das Seminar eine der wenigen Gruppen, in denen sich die Angehörigen einer Klinik zwanglos treffen und gemeinsam über Bedürfnisse und Pflege von Kranken beraten können. Obwohl der Kreis ständig wächst, ähnelt er oft genug einer Veranstaltung für Gruppentherapie, weil die Teilnehmer bei der ungeschminkten Erörterung der Reaktionen und Vorstellungen von Kranken auch ihre eigenen Motive und Verhaltensweisen analysieren.

Für viele Medizin- und Theologiestudenten, die sich im Seminar auf ihre spätere Tätigkeit in der Fürsorge für Schwerkranke vorbereiten wollen, gehört unser Seminar zu einem festen Bestandteil ihres Studienprogramms; bereits jetzt liegen gute Arbeiten aus diesem Kreis vor. Ältere Praktiker und Fachärzte haben ihre Erfahrungen beigesteuert. Die Teilnahme von Schwestern, Sozialfürsorgern und Leuten aus der Krankenhausverwaltung rundet den Kreis ab: Jeder lernt nicht nur die Arbeit des anderen kennen und richtig einzuschätzen, sondern auch die eigenen Ängste und Bedenken zu äußern; wenn ein Arzt zugeben kann, daß er einem bestimmten Patienten nur mit Schaudern zuhören konnte, dann wird es der Schwester leichter, auch ihre Reaktion in Worte zu fassen.

Eine Patientin schilderte sehr beredt die veränderte Atmosphäre. Sie hatte uns bei einem früheren Aufenthalt in der Klinik angerufen, um sich erbittert über die Isolierung und Vereinsamung auf ihrer Station zu beklagen. Bei einem zweiten Aufenthalt in derselben Station wünschte sie, noch einmal vor dem Seminar zu sprechen, um uns eine völlig veränderte Situation zu schildern: „Stellen Sie sich vor", sagte sie, „manchmal kommt eine Schwester, nimmt sich Zeit und fragt: ‚Bißchen schwatzen?'" Natürlich dürfen wir nicht behaupten, daß unser Seminar die Veränderung bewirkt hat, doch der Wandel der Atmosphäre ist inzwischen von Ärzten, Schwestern und anderen Schwerkranken bestätigt worden.

Daß sich wirklich etwas geändert hat, wird vor allem darin deutlich, daß uns nun oft Ärzte selbst um eine Konsultation bitten, ein Zeichen dafür, daß sie sich immer mehr der eigenen Konflikte bewußt werden, die auch bei der vernünftigsten und zweckmäßigsten Behandlung eines Patienten nicht ausbleiben. Vor kurzem sind auch Schwerkranke und ihre Familien außerhalb des Krankenhauses mit der Bitte an uns herangetreten, irgendwie ins Seminar einbezogen zu werden, um damit ihrem Leben etwas Sinn zu geben und vielleicht Leidensgenossen zu raten und zu trösten.

Statt Gesellschaften zur Einfrierung von Toten sollten wir lieber Gesellschaften zur Erörterung der Fragen von Tod und Sterben gründen, den Dialog über diesen Themenkreis ermutigen und den Menschen helfen, mit weniger Ängsten zu leben, bis sie sterben.

Ein Student erwähnte in seiner Arbeit, das Erstaunlichste sei, daß man im Seminar über den Tod selbst so wenig spreche. War es Montaigne, der sagte, der Tod sei nur der Augenblick, in dem das Sterben aufhört? Wir haben erfahren, daß nicht der Tod, sondern das Sterben für den Kranken so schwer ist, weil es von Hoffnungslosigkeit, Hilflosigkeit und Einsamkeit umgeben ist. Die Teilnehmer unseres Seminars, die solche Fragen durchdacht und frei darüber gesprochen haben, wissen, daß wirklich etwas getan werden kann; sie werden jetzt nicht nur ihren Patienten weniger angstvoll gegenübertreten, sondern auch der Gewißheit ihres eigenen Todes gefaßter ins Auge sehen.

Die psychische Behandlung Kranker im Endstadium

Der Tod gehört zum Leben wie die Geburt. Das Gehen vollzieht sich im Heben wie im Aufsetzen des Fußes.

Tagore

Aus allem geht hervor, daß der Kranke kurz vor dem Tode sehr bestimmte Bedürfnisse hat, die sich erfüllen lassen, wenn wir uns die Zeit nehmen, auf ihn zu hören und sie herauszufinden. Vor allem müssen wir ihn wissen lassen, daß wir bereit sind, seine Ängste und Sorgen aufzunehmen. Beschäftigung mit sterbenden Patienten erfordert freilich eine gewisse Reife, die sich nur mit der Erfahrung einstellt. Wir haben unsere eigene Auffassung von Sterben und Tod gründlich zu prüfen, bevor wir uns gelassen und ohne eigene Angst zum Patienten setzen können.

Das die Tür öffnende Gespräch ist die Begegnung von zwei Menschen, die ohne Furcht und Vorbehalte miteinander sprechen. Der Therapeut – Arzt, Seelsorger oder wer immer die Rolle übernimmt – läßt den Kranken wissen, daß er nicht davonlaufen wird, wenn Vokabeln wie Krebs oder Tod fallen; der Patient wird den Hinweis akzeptieren oder dem Besucher zu verstehen geben, daß er grundsätzlich, aber nicht in diesem Augenblick zu einer Aussprache bereit sei. Der Therapeut wird ihm seine Rückkehr zu einer gelegeneren Zeit zusagen. Viele unserer Patienten haben nur ein solches Eröffnungsgespräch mit uns geführt. Manche wurden nur noch durch unerledigte Aufgaben im Leben festgehalten, oft durch die Sorge um Angehörige, die nicht auf eigenen Füßen stehen konnten. Andere fühlten sich schuldbewußt wegen irgendwelcher realer oder eingebildeter „Sünden" und waren erleichtert, wenn sie sich uns gegenüber aussprechen konnten, vor allem in Anwesenheit des Seelsorgers. Solche Patienten waren, wenn sie ihre „Beichte" abgelegt hatten oder ihre Angehörigen versorgt wußten, sehr viel ruhiger und starben meistens bald darauf.

Sehr selten einmal ist es eine ganz unrealistische Furcht, die den

Kranken am Sterben hindert. Ein solcher Fall lag bei der alten Frau vor (Kapitel IX), die „zuviel Angst vorm Sterben" hatte, weil sie fürchtete, „lebendigen Leibes von den Würmern verzehrt zu werden". Ein einziges Gespräch mit uns brachte diese von ihr selbst als widersinnig erkannte und darum nie geäußerte Angst zutage. Als sie mit ihrer Tochter die Feuerbestattung verabredet hatte, war sie ruhig; sie starb bald, nachdem sie ihre Qual hatte äußern dürfen.
Immer wieder stellen wir erstaunt fest, daß schon eine einzige Sitzung einen Patienten von unerträglicher Last befreien kann, und immer wieder wundern wir uns, daß es der Umgebung im Krankenhaus und den Angehörigen so schwerfällt, die Bedürfnisse des Kranken zu erraten, obwohl eine einzige offene Frage dazu genügen würde.

Zwar war Herr E. kein todkranker Patient, doch sein Fall soll hier geschildert werden, weil er das typische Beispiel für ein die Tür öffnendes Gespräch bietet. Es war um so wichtiger, weil Herr E. selbst glaubte, er werde sterben, weil ihn der Tod eines Menschen, mit dem er nicht ins reine gekommen war, in ungelöste Konflikte gestürzt hatte.
Herr E., ein dreiundachtzigjähriger Jude, wurde in die Innere Abteilung eines Privatkrankenhauses aufgenommen, weil er an bedenklichem Gewichtsverlust, an Appititlosigkeit und Verstopfung litt; er klagte über unerträgliche Leibschmerzen und sah elend und matt aus. Meistens war er niedergeschlagen, weinte oft. Eine gründliche Untersuchung ergab keinen Anhaltspunkt, so daß der Assistenzarzt um die Ansicht des Psychiaters bat.
Es machte dem Patienten nichts aus, daß bei dem diagnostisch-therapeutischen Interview mehrere Studenten im selben Raum saßen. Erleichtert sprach er über seine persönlichen Angelegenheiten und berichtete, er sei noch vor Monaten ganz gesund gewesen, dann aber plötzlich „ein kranker, alter, einsamer Mann" geworden. Auf Fragen erfuhren wir, daß seine Beschwerden einige Wochen nach dem Tod einer Schwiegertochter und vierzehn Tage nach dem unerwarteten, plötzlichen Tod seiner ihm entfremdeten Frau eintraten. Als seine Frau starb, machte er an einem anderen Ort Ferien. Er ärgerte sich über seine Verwandten, die ihn nicht besuchten, wie er erwartet hatte; er beklagte sich über die Pflege und war mit allem unzufrieden, was man für ihn tat; er war sicher, daß seine Verwandten sofort kommen würden, wenn er ihnen nur „ein

paar tausend Dollar nach meinem Tode" versprechen könnte; ausführlich schilderte er uns das Heim, in dem er mit anderen alten Leuten untergebracht war. Jeder Heimbewohner wurde irgendwann zu einem Ferienaufenthalt nach außerhalb eingeladen: Bald war es klar, daß sein Zorn mit seiner Armut zusammenhing; Armut war für ihn gleichbedeutend mit der Tatsache, daß er die Urlaubsreise dann antreten mußte, wenn sie für ihn arrangiert wurde, daß er also keine Wahl hatte.

Nach und nach stellte sich heraus, daß er sich Vorwürfe machte, weil er abwesend war, während seine Frau im Krankenhaus lag, und daß er nun versuchte, die Selbstvorwürfe dadurch loszuwerden, daß er die Schuld auf die Leute schob, die den Ferienaufenthalt für ihn organisiert hatten.

Als wir ihn fragten, ob er nicht seiner Frau zürnte, weil sie ihn verlassen habe, und ob er nicht imstande sei, diesen Zorn einzugestehen, riefen wir einen Sturzbach bitterer Äußerungen hervor. Er konnte nicht verstehen, warum sie ihn mit einem Bruder (den er als Nazi bezeichnete) verlassen, seinen Sohn als Nichtjuden erzogen und ihn schließlich alleingelassen hatte, als er sie am dringendsten brauchte. Da er sich wegen seiner negativen Empfindungen für die Verstorbene schuldig fühlte und sich schämte, übertrug er alle negativen Gefühle auf die Verwandten und die Menschen, die ihn pflegten. Er war tief überzeugt, daß er für seine schlechten Gedanken bestraft werden und Schmerzen und Leiden ertragen müsse, um seine Schuld zu mindern.

Wir erklärten ihm einfach, wir könnten seine zwiespältigen Gefühle verstehen, sie seien menschlich, jeder habe sie. Wir fragten ihn ganz offen, ob er sich nicht den Zorn auf seine Frau bewußt machen und uns bei künftigen Gesprächen mitteilen könne. Er meinte nur: „Wenn dieser Schmerz nicht aufhört, muß ich aus dem Fenster springen." Darauf antworteten wir: „Dieser Schmerz ist vielleicht nur die ganze Masse der heruntergeschluckten Gefühle von Zorn und Frustrierungen. Werfen Sie alles aus sich heraus, schämen Sie sich dieser Gefühle nicht, dann wird der Schmerz wahrscheinlich verschwinden." Er verließ uns offensichtlich mit gemischten Gefühlen, wollte uns aber gern wieder sprechen.

Dem Assistenzarzt, der ihn in das Krankenzimmer zurückbrachte, fiel die gebeugte Haltung des alten Mannes auf. Ganz im Sinne des Interviews versicherte er ihm noch einmal, seine Gefühle seien völlig normal – worauf Herr E. in aufrechter Haltung wegging.

Bei der Visite am kommenden Tag stellte sich heraus, daß Herr E. kaum in seinem Zimmer gewesen war, sondern den Tag mit anderen Leuten und in der Cafeteria verbracht und sein Essen genossen hatte. Verstopfung und Schmerzen waren völlig behoben, er fühlte sich „besser als je zuvor" und machte Pläne für die Zeit nach seiner Entlassung, wo er seine frühere Tätigkeit nach Möglichkeit wieder aufnehmen wollte.
Am Tag seiner Entlassung erzählte er uns lächelnd von den guten Tagen, die er mit seiner Frau erlebt hatte. Er berichtete uns auch, daß er sich jetzt anders gegen das Pflegepersonal, „dem ich das Leben schwergemacht habe", und gegen seine Verwandten eingestellt habe; er hatte vor allem seinen Sohn angerufen, um ihm etwas näherzukommen und „weil wir wohl beide jetzt recht einsam sind". Wir versicherten ihm, daß wir auch künftig bei körperlichen oder emotionalen Schwierigkeiten zur Verfügung ständen, und er antwortete lächelnd, er habe seine Lektion gelernt und könne seinem Tod gelassen entgegensehen.

Aus dem Beispiel wird ersichtlich, daß solche Interviews Menschen helfen können, die nicht eigentlich körperlich krank sind, aber doch – vielleicht weil sie alt und nicht imstande sind, sich mit dem Tod eines unversöhnten Menschen abzufinden – sehr schwer leiden. Herr E. hatte nicht eigentlich Angst vor dem Sterben, aber er fürchtete, sterben zu müssen, ohne für die destruktiven Wünsche „bezahlt" zu haben, zumal seine Frau gestorben war, ohne ihm die Gelegenheit zur Aussöhnung zu geben. Von daher stammten seine Schmerzen und auch die feindselige Haltung gegen die Umgebung, auf die er die eigenen Schuldgefühle übertrug.
Es ist erstaunlich, daß ein einziges Interview eine ganze Reihe von Tatsachen ans Licht bringen kann und daß ein paar Erklärungen und die Versicherung, daß Haß und Liebe menschliche Gefühle sind, für die niemand bestraft zu werden braucht, viele körperliche Symptome lindern können.
Patienten, die sich nicht mit einem einzigen, einfachen Problem herumschlagen, hilft die kurze, wiederholte therapeutische Bemühung. Auch hier muß nicht unbedingt ein Psychiater eingreifen, sondern irgend jemand, der sich die Zeit zum Zuhören nimmt. Ich denke dabei an Kranke wie Schwester I., die wir viele Male besuchten, die aber ihre Therapie ebenso von anderen Kranken wie von uns erhielt. Solche Kranken haben Glück, wenn ihnen die Zeit gegönnt

ist, ihre Konflikte aufzuarbeiten; dann gewinnen sie vielleicht neues Verständnis und sogar Freude an dem, was ihnen noch beschieden ist. Diese Besuche und auch die kurzen therapeutischen Sitzungen mit den Kranken im Endstadium werden nicht turnusmäßig abgehalten, sondern dann, wenn es die körperliche Verfassung und der seelische Zustand des Patienten erlauben. Oft handelt es sich nur um ein paar Minuten, damit wir dem Patienten, der zum Gespräch nicht bereit ist, versichern, daß wir ihm auch ein andermal zur Verfügung stehen. Häufiger besuchen wir die Patienten, die an großen Schmerzen leiden, dann aber helfen wir ihnen eher durch schweigende Anwesenheit als mit einem Gespräch.

Wir haben uns oft gefragt, ob man mit einer kleinen Gruppe ausgewählter Patienten – die ja alle unter der gleichen Einsamkeit und Isolierung leiden – Gruppentherapie unternehmen sollte. Wer auf Stationen mit Schwerkranken zu tun hat, merkt, daß sie untereinander Kontakt aufnehmen und sich durchaus gegenseitig helfen können. Wir wundern uns immer wieder, wie oft Kranke im Endstadium die Erlebnisse aus unseren Seminarsitzungen anderen mitteilen; zuweilen erhalten wir auch Hinweise von anderen Patienten. Wir haben festgestellt, daß Kranke, die wir interviewt hatten, zusammen in der Halle saßen und ihre Erfahrungen zwanglos austauschten. Bisher haben wir es den Kranken selbst überlassen, was sie anderen mitteilen wollten, doch zur Zeit versuchen wir festzustellen, ob der manchmal geäußerte Wunsch nach einer etwas formelleren Veranstaltung von vielen geteilt wird. Chronisch Kranke, die immer wieder in die Klinik aufgenommen werden müssen, haben uns dazu angeregt. Sie kennen einander länger, leiden nicht nur an derselben Krankheit, sondern haben auch ähnliche Erinnerungen an vergangene Krankenhausaufenthalte. Immer wieder stellen wir erstaunt fest, daß sie den Tod eines ihrer Leidensgenossen mit einer gewissen Genugtuung zur Kenntnis nehmen – auch das ist nur eine Bestätigung der unbewußten Überzeugung, daß „es dir, aber nicht mir zustoßen wird". Diese Überzeugung ist vielleicht auch beteiligt, wenn Patienten und ihre Familien – wie Frau G. (Kapitel VII) – so gern andere Kranke aufsuchen. Schwester I. allerdings wurde zu ihren Besuchen durch ihre allgemein feindselige Einstellung veranlaßt; sie erkundigte sich nach den Wünschen der Kranken, um dem Pflegepersonal Unzulänglichkeit nachzuweisen (Kapitel IV). Da sie ihnen als Krankenschwester half, konnte sie nicht nur ihre eigene Insuffizienz zeitweilig leugnen, sondern auch ihren Ärger über diejenigen ausdrücken, die gesund und doch nicht fähig waren, die Kranken besser zu versorgen. Wenn man solche Patienten zur Gruppentherapie zusammenfaßte, könnte man ihnen helfen, das eigene Verhalten besser zu verstehen, und würde schließlich auch den Pflegenden einen Dienst erweisen, weil sie lernten, die Bedürfnisse ihrer Kranken besser zu durchschauen.

Zu den unvergeßlichen Patienten gehörte Frau F., die eine Art zwangloser Gruppentherapie mit sehr jungen Patienten aufnahm; alle litten an Leukämie oder – wie sie selbst seit zwanzig Jahren – an der Hodgkinschen Krankheit. Frau F. war in der letzten Zeit etwa sechsmal im Jahr ins Krankenhaus eingewiesen worden und hatte sich völlig mit ihrem Leiden abgefunden. Eines Tages kam eine Neunzehnjährige, völlig verschreckt durch ihre Krankheit und deren Folgen und unfähig, sich darüber auszusprechen. Die Eltern weigerten sich, mit ihr darüber zu reden, so daß sich Frau F. des jungen Mädchens annahm. Sie berichtete von ihrem eigenen Haus, ihren Söhnen, ihrem Mann und erzählte, daß sie trotz Krankheit und vielen Krankenhausaufenthalten doch noch für alles sorgen könne. Endlich war die Neunzehnjährige fähig, ihre Ängste auszusprechen und wichtige Fragen zu äußern. Als sie entlassen wurde, schickte sie eine andere junge Patientin, die dann wieder eine Kranke brachte, bis schließlich eine Art Gruppentherapie mit einander ablösenden Teilnehmern zustande kam. Meistens waren nicht mehr als zwei oder drei Personen an der Gruppe beteiligt, die bis zur Entlassung der einzelnen zusammenhielt.

Das Schweigen, das über die Worte hinausgeht

Im Dasein des Schwerkranken beginnt eine Phase, wo der Schmerz aufhört, der Geist sich in traumloses Dämmer verliert und die Umgebung kaum noch bewußt wahrgenommen wird; das Nahrungsbedürfnis verschwindet. In dieser Zeit wandern die Angehörigen ruhelos in den Gängen auf und ab, gequält vom Warten und vom Zweifel, ob sie gehen und sich den Lebenden zuwenden oder bis zum Augenblick des Todes bleiben sollen. Es ist die Zeit, in der es für Worte zu spät ist, in der aber die Angehörigen am lautesten nach Hilfe rufen – stumm oder mit Worten. Es ist zu spät für medizinische Eingriffe (und grausam, sie trotzdem vorzunehmen), doch noch zu früh für den endgültigen Abschied vom Sterbenden. Es ist die härteste Zeit für den nächsten Angehörigen, denn es zieht ihn entweder mit Macht fort, oder er klammert sich verzweifelt an das, was er jetzt für immer verlieren wird. Dem Patienten helfen wir nur noch mit Schweigen, den Angehörigen müssen wir zur Verfügung stehen.

Arzt, Schwester, Fürsorgerin und Seelsorger können hier sehr hilfreich wirken, wenn sie die Konflikte der Angehörigen erkennen und helfen, den Menschen heranzuziehen, der es am besten erträgt, bei dem Sterbenden zu bleiben, der also der eigentliche Therapeut des Kranken wird. Den anderen, die es unerträglich finden, hilft man, wenn man ihre daraus entstehenden Schuldgefühle abbaut und ihnen die Gewißheit gibt, daß ihr Kranker nicht alleinbleibt, bis der Tod eingetreten ist. Sie können nach Hause gehen und brauchen sich doch nicht beschämt oder schuldig zu fühlen, weil sie einen Augenblick gemieden haben, vor dem sich viele Menschen so fürchten.

Wer genug Kraft und Liebe empfindet, um bei dem Kranken zu sitzen, in dem Schweigen, das über Worte hinausgeht, weiß, daß der Augenblick nicht peinlich oder erschreckend ist, sondern einfach ein friedliches Aufhören der körperlichen Funktionen. Der Anblick eines friedlich sterbenden Menschen erinnert an einen fallenden Stern, an einen unter Millionen Lichtern in einem weiten Himmel; er flackert auf und verschwindet für immer in der endlosen Nacht. Der Therapeut eines sterbenden Patienten wird sich bewußt, wie einmalig jedes Individuum im weiten Meer der Menschheit ist. Wir sehen unsere Grenzen, unsere enge Lebensspanne. Unser Leben währet siebzig Jahre und manchmal darüber – doch in dieser kurzen Zeit durchleben wir eine unwiederholbare Biographie, die sich in das Gewebe der menschlichen Geschichte schlingt.

Das Wasser im Gefäß funkelt,
das Wasser der See ist dunkel.
Die kleine Wahrheit hat klare Worte;
die große Wahrheit hat großes Schweigen.
Tagore

Leseprobe

Dem amerikanischen Schriftsteller Derek Gill hat Elisabeth Kübler-Ross so ausführlich wie niemandem sonst ihr Leben erzählt. Der Bericht von Derek Gill »Elisabeth Kübler-Ross – Wie sie wurde wer sie ist« ist im Kreuz Verlag erschienen. Diesem Buch sind die folgenden Abschnitte entnommen.

Elisabeth Kübler-Ross strebte für sich und ihre Seminare keine Publicity an. Sie meinte, daß sie dessen nicht bedurfte, da ihr Hörsaal immer gedrängt voll war. Doch außer einigen über das ganze Land verstreuten Geistlichen, die von Freunden aus Chicago etwas über die Seminare gehört hatten, und einer kleinen Gruppe von Ärzten und Studenten in Denver wußten nur wenige von ihrer Arbeit. Zu Beginn des Jahres 1969 kannte kaum jemand außerhalb der Universität von Chicago ihren Namen.
Dann ereigneten sich 1969 in kurzer Folge zwei Dinge, die miteinander in Zusammenhang standen und Elisabeths Anonymität ein Ende setzten. Das erste war eine Aufforderung des Theologischen Instituts der Universität von Chicago an Elisabeth, einen kurzen Artikel über den Zweck ihrer Seminare für die Zeitschrift des Instituts zu schreiben. Sie brachte die gewünschten paar Absätze zu Papier. Obwohl die theologische Zeitschrift keine hohe Auflage hatte, gelangte ein Exemplar auf den Schreibtisch eines Lektors des Macmillan Verlags in New York. Kurz darauf trat der Verlag an sie mit dem Angebot heran, ihr einen bescheidenen Honorarvorschuß zu zahlen, wenn sie bereit wäre, ein Buch von etwa 50 000 Worten über ihre Arbeit mit todkranken Patienten zu schreiben.
Bestürzt über dieses Ansinnen, erklärte sie, daß sie nie daran gedacht hätte, ein Buch zu schreiben, und daß Englisch nicht ihre Muttersprache sei. Doch man versicherte ihr, daß die Lektoren im Verlag ihren Stil, wenn nötig, korrigieren würden.
Viele Wochen lang bedrückte sie der Gedanke an das Buch. Wo sollte sie nur die Zeit hernehmen, um 50 000 Wörter zu schreiben? Als sie von Macmillan den Scheck über einen kleinen Betrag erhielt, reservierte sie jeden Tag einige Stunden zum Schreiben, meistens zwischen Mitternacht und drei Uhr morgens. Sie konnte nur mit zwei Fingern tippen, und ihre Schreibmaschine war schon altersschwach, aber sie hielt durch. Sie hatte Macmillan versprochen, das Manuskript innerhalb von sechs Monaten zu liefern, und war selbst

erstaunt, wie rasch sich die Seiten vermehrten. Sie brauchte kaum etwas zu revidieren, da sie weitgehend auf ihre Krankengeschichten oder auf die Abschriften ihrer Gespräche mit Patienten im Hörsaal zurückgriff.

Sie hatte nur drei Monate und einige Tage gebraucht, um ihr Buch zu schreiben. Zuerst schickte sie das Manuskript an zwei Freunde, Edgar Draper und Jane Kennedy, mit der Bitte, Wiederholungen und allzu grobe Verstöße gegen die englische Syntax auszumerzen. Drei andere Freunde tippten abwechselnd eine Reinschrift, und im Mai konnte sie Macmillan das Manuskript schicken, voll Dankbarkeit, daß sie nun wieder ein bis zwei Stunden länger schlafen konnte. Sie hatte diesen literarischen Versuch fast schon vergessen, als sie im Herbst 1969 das erste Exemplar ihres Buches erhielt, das einer der größten Bestseller aller Zeiten auf dem Sachbuchsektor wurde:

»Interviews mit Sterbenden«.

Doch es war nicht dieses Werk, das ihren Namen so bekannt machte, daß er fast in aller Munde war. In der ersten Novemberwoche 1969 bekam sie einen Telefonanruf von *Life*. Ein Redakteur teilte ihr mit, daß er eben ihren kurzen Artikel in der Zeitschrift des Theologischen Seminars zu Gesicht bekommen hätte. Elisabeth befand sich gerade in ihrem Arbeitszimmer und sprach mit einer Gruppe angehender junger Pfarrer, als der Anruf sie erreichte, und sie brauchte einige Minuten, um sich zu sammeln. Der Redakteur von *Life* fragte, ob sie gestatten würde, daß ein Journalist und ein Fotograf der Zeitschrift in ihr Seminar kämen. Der Redakteur mißdeutete ihr Schweigen und fügte hinzu, daß *Life* eine Millionenauflage im In- und Ausland habe und daß die Leser nur lernen könnten, wenn man sie ermutigte, mit sterbenskranken Menschen über ihre Schmerzen und ihre Lage zu sprechen. Elisabeth erwiderte einfach, daß jeder in ihrem Seminar willkommen sei, und schlug den kommenden Mittwoch für den Besuch vor.

Da sie wußte, daß zwei Reporter ihrem nächsten Seminar beiwohnen würden, wählte sie einen redegewandten älteren Patienten für das Gespräch aus. Er lag schon seit mehreren Monaten im Krankenhaus und war Elisabeth ans Herz gewachsen.

Als sie jedoch Mittwoch früh in die Klinik kam, teilte eine Oberschwester Elisabeth mit, daß der alte Herr in der Nacht gestorben sei. Sie gedachte voll Wehmut des Patienten, als die beiden Mitarbeiter von *Life* erschienen.

Ohne ihnen zu sagen, daß sie keinen Patienten für das Interview hatte, führte sie die Reporter in das Auditorium, damit sie ihre Fotoapparate und Tonbandgeräte an der Hörerseite der Glaswand aufstellen konnten, bevor die Studenten kamen. Dann ging sie auf die Krebsstation der Klinik, um einen Ersatzpatienten zu suchen.
Sie warf einen Blick in ein Zweibettzimmer und fand, wie sie in ihrem Tagebuch vermerkte, »einen der schönsten Menschen, die ich je gesehen habe«. Die Patientin Eva saß im Bett, an ihre Kissen gelehnt, und ihre glänzenden Haare unrahmten ein wie gemeißeltes Gesicht mit hohen Backenknochen von so außergewöhnlicher Schönheit, daß es einem schwerfiel zu glauben, daß das Leben des Mädchens ernsthaft bedroht war. Elisabeth setzte sich an das Fußende ihres Bettes und machte sich mit ihr bekannt. Sie erfuhr, daß Eva vor einer Woche mit fortgeschrittener Leukämie eingeliefert worden war.
Elisabeth erinnert sich lebhaft an diese erste Begegnung mit Eva. Es verband sie mit ihr ein Gefühl des Vertrauens, der Liebe und des Kummers, das ihrer Beziehung eine besondere Innigkeit verlieh. In Eva stauten sich die Gefühle, und sie war bereit, ihr Herz auszuschütten. Elisabeth hielt ihre Hand und erklärte ihr, was im Augenblick zu tun war.
Würde sie kurzfristig bereit sein, ihre Gefühle über ihre Krankheit fünfzig oder noch mehr Menschen mitzuteilen, die lernen wollten, wie sie bessere Ärzte, Schwestern, Therapeuten, Sozialarbeiter, Priester, Seelsorger und Rabbiner werden könnten?
Evas schöne dunklen Augen wurden größer. Was konnte *sie* schon sagen, das für andere eine Hilfe wäre? Sie würde gerne über ihre Gefühle sprechen, aber sie brauchte jemanden, der ihr dabei half und ihr die richtigen Fragen stellte. Elisabeth versprach, daß sie genau dies tun würde, und sagte, daß die anderen von Eva sicher viel lernen könnten, was für ihre Arbeit von entscheidender Bedeutung sei. Eva sollte aber noch in etwas anderes eingeweiht werden. Im Auditorium jenseits der Glaswand würden sich auch ein Journalist und ein Fotograf von *Life* befinden. Würde Eva ihnen erlauben, etwas über sie zu schreiben und sie zu fotografieren?
Evas Augen wurden noch größer. Sie warf ihren Kopf in die Kissen zurück und lachte erregt. »Ich soll in *Life* erscheinen!« rief sie aus. »Bin ich denn wirklich so wichtig? Das würde mir zu Hause kein Mensch glauben!«
Wie bei allen Demonstrationen waren in dem Seminarraum auf der Zuschauerseite, jenseits der von einer Seite her durchsichtigen Glas-

scheibe, auch die Stehplätze schon besetzt, ehe Elisabeth an der erleuchteten Seite der Trennwand erschien. Der Reporter Loudon Wainwright schrieb in *Life*, daß sich Angst in den Gesichtern der Zuschauer spiegelte und daß nur wenig und nur im Flüsterton geredet wurde. Dann öffnete sich plötzlich auf der anderen Seite der Scheibe, die jetzt beleuchtet wurde, eine Tür.

Wainwright berichtete: »Die Zuschauer erlebten einen Schock. ... Evas Auftreten und ihre Schönheit schienen die Tatsache Lügen zu strafen, daß diese junge Frau an einer bösartigen Krankheit litt.«

Die meisten hatten vermutlich einen gebrechlichen, schmerzgekrümmten, alten und müden Patienten erwartet, nicht dieses Mädchen, das in der Rolle einer »Naiven« in einem Film hätte auftreten können. Eva hatte sich mit Sorgfalt gekleidet; sie trug eine feine weiße Bluse und lange Hosen aus Tweed. Sie saß bequem in einem Stuhl ohne jedes Zeichen von Nervosität. Elisabeth deutete auf die beiden Mikrophone auf dem Tisch, der zwischen ihnen stand. Eva gab lächelnd ihre Einwilligung, daß jedes Wort, das sie sprechen würde – auch ihr Lachen und Weinen – von dem unsichtbaren Auditorium mitgehört würde.

Daß diese Demonstration nicht gestellt war, wurde schon klar, als das Gespräch begann. In diesem Dialog gab Eva ihrer Hoffnung, ihrem Zorn, der Bitterkeit, der Ablehnung, beinahe der Verzweiflung, dann einer plötzlichen und unerwarteten Fröhlichkeit, ihren Träumen und wiederum der Hoffnung Ausdruck.

Fast während des ganzen Gesprächs sahen Elisabeth und Eva sich in die Augen. Sie waren in ihren intimen Dialog so versunken, daß es schien, als wären sie allein.

Eva sprach wehmütig von ihrer Krankheit und von dem Freund, den sie im nächsten Jahr geheiratet hätte. Sie sprach auch von Gott. »Als ich klein war, glaubte ich fest an Gott, und ich möchte immer noch an ihn glauben..., aber ich weiß nicht. Manchmal, wenn ich mit jemandem rede und wir sagen, daß wir nicht an Gott glauben, dann schaue ich irgendwie in die Höhe und denke – ach, weißt du – du brauchst mir nicht zu glauben. Ich mache ja nur Spaß, sofern es dich irgendwo gibt.«

Als sie gefragt wurde, welche Art der Hilfe ihr in der Klinik am liebsten wäre, sagte sie mit fester Stimme: »Kommen Sie doch einfach herein und sagen Sie mir, wenn Sie von einem Menschen gehört haben, der keine Chance hatte und trotzdem überlebte.«

Eva sprach offen über ihre Zimmergenossin, eine Frau mittleren Alters, die Brustkrebs hatte. Die Frau weinte Tag und Nacht, und Eva schilderte, was sie empfand, als die Ärzte ihrer Zimmergenossin sagten, daß die Brustamputation erfolgreich verlaufen sei. »Ich weiß, daß niemand zu mir kommen und mir sagen wird, daß ich auch nur eine halbe Chance habe«, sagte sie. »Als ich von der gelungenen Operation meiner Zimmergenossin hörte, lief ich in die Halle hinaus und weinte, und ich glaubte, daß niemand meine Gefühle verstehen würde. Wie gern hätte ich meiner Zimmergenossin meine eigenen Brüste gegeben, wenn ich nur leben dürfte!«
Hin und her geworfen zwischen ihren Emotionen – wenn sie plötzlich Hoffnung schöpfte, daß ihre unerbittlich fortschreitende Krankheit sich würde aufhalten lassen, wenn sie dann aber die Wirklichkeit zur Kenntnis nehmen mußte, daß ihre Jugend und Tapferkeit und ihre auffallende Schönheit bald dahin sein würden–, strahlte Eva manchmal, und manchmal weinte sie.
Der Fotograf fing ihre wechselnden Stimmungen ein – die Fröhlichkeit ihres Lachens, die qualvollen Augenblicke, wenn sie ihre Hände an ihr Gesicht preßte und die langen Strähnen ihres dunklen Haares vornüber fielen und ihren Kummer verdeckten.
Eine Woche später, am 21. November 1969, erschien die von Loudon Wainwright mit viel Einfühlsamkeit geschriebene Story mit den dramatischen Bildern in *Life*. Millionen Menschen kannten nun plötzlich Evas schönes Gesicht, ihre Hoffnungen, Schmerzen und Ängste und ihre Tapferkeit. Auch der Name Elisabeth Kübler-Ross wurde über Nacht in der ganzen Welt bekannt.

Erklärung medizinischer Fachausdrücke
(Von Gabriele Weigel)

Adrenalektomie: Operative Entfernung der Nebennieren
Amyotrophische Lateralsklerose: Rückenmarkserkrankung mit fortschreitenden Lähmungen bis zu völliger Bewegungsunfähigkeit bei erhaltenen geistigen Fähigkeiten. Tod nach einigen Jahren durch Lähmung der Atem- und Schluckmuskulatur
Anämie, aplastische: Schwere Blutarmut, bedingt durch fehlende Neubildung roter Blutkörperchen im Knochenmark
Arthritis: Gelenkentzündung
Autopsie: Leichenöffnung
Barium: Kontrastmittel zum Einnehmen für Röntgenuntersuchungen von Magen und Darm
Bulbär-Paralyse: Lähmungen von Sprach-, Kau-, Schluck- und Atemmuskulatur bei Erkrankungen des verlängerten Rückenmarks
Colitis: Dickdarmentzündung
Colostomie: Operative Verlegung eines Darmausgangs in die Bauchwand
Desoxyribonukleinsäure: Bestandteil des Zellkerns mit wichtigen Funktionen für die Vererbung
Diabetes: Zuckerkrankheit
Diarrhoe: Durchfall
Elektrokardiogramm: Aufzeichnung der bei der Herztätigkeit entstehenden elektrischen Aktionsströme
Hodgkinsche Krankheit: = Lymphogranulomatose. Bösartige Erkrankung des Drüsen-, Lymph- und Milzsystems mit Knotenbildungen unter der Haut und an verschiedenen Organen, begleitet von Juckreiz, Fieber, gelegentlich Hautausschlägen
Infusion: Dauertropf zur Zufuhr von Flüssigkeit, Nährstoffen und Medikamenten durch die Venen
Kardiologie: Lehre vom Herzen und seinen Erkrankungen
Karzinom: Krebs
Kaverne: Geschwürige Höhlenbildung in der Lunge, vor allem bei Tuberkulose
Kobaltbehandlung: Form der Bestrahlung
Koma: Tiefe Bewußtlosigkeit
Leukämie: „Blutkrebs" mit hochgradiger Vermehrung der weißen Blutkörperchen. Hauptsymptome: Schwächegefühl, Blu-

tungen, Anfälligkeit gegenüber Infekten, Milz- und Lymphknotenvergrößerungen u.a. Es gibt verschiedene Formen, besonders bösartige Verläufe kommen bei Kindern und Jugendlichen vor

Lost: Medikament zur Hemmung des Zellstoffwechsels, das besonders bei krebsartigen Erkrankungen des blutbildenden Systems verwandt wird

Lymphadenom: Lymphknotenvergrößerung verschiedener Ursache

Lymphogranulomatose: siehe Hodgkinsche Krankheit

Metastasen: Entstehung von Krebsgeschwülsten in anderen Organen durch Verschleppung von Krebszellen vom Ursprungsherd aus

Miliartuberkulose: Schwere Tuberkuloseform mit Beteiligung fast aller Organe; führte vor der Einführung neuer Medikamente fast immer rasch zum Tod

Multiple Sklerose: Meist langwierig verlaufende Nervenkrankheit, in deren Endstadium der Patient wegen Lähmungen und anderer Störungen pflegebedürftig ist

Mykosis fungoides: Tödlich verlaufende Hautkrankheit mit stark juckenden Hautausschlägen und Geschwüren, entwickelt sich meist langsam

Obstipation: Stuhlverstopfung

Palpieren: Abtasten

Parkinsonsche Krankheit: „Schüttellähmung" – eine Nervenkrankheit, die meist im Alter auftritt mit Zittern und Muskelsteife

Probeexzision: Gewebsentnahme zur mikroskopischen Untersuchung

Proteinfreie Kost: Eiweißfreie Kost

Radiumbehandlung: Bestrahlungsart

Remission: vorübergehende Rückbildung von Krankheitserscheinungen

Ribonukleinsäure: Wichtiger Bestandteil der Körperzellen

Sedativa: Beruhigungsmittel

Tracheotomie: Luftröhrenschnitt

Transfusion: Blutübertragung

Tubus: Röhre zur Freihaltung der Atemwege und zur künstlichen Beatmung

Ulcus: Geschwür

Venogramm: Röntgenologische Sichtbarmachung der Venen nach Einspritzung eines Kontrastmittels